海派中医名家学术思想研究论丛·岳阳名医临证精粹

总主编 郑 莉 周 嘉

沈仲理
妇科学术经验集

主 编 沈春晖 须义贞

上海科学技术出版社

图书在版编目（ＣＩＰ）数据

沈仲理妇科学术经验集 / 沈春晖，须义贞主编. --
上海 ：上海科学技术出版社，2024.1
（岳阳名医临证精粹）
ISBN 978-7-5478-6455-5

Ⅰ．①沈… Ⅱ．①沈… ②须… Ⅲ．①中医妇科学－
中医临床－经验－中国－现代 Ⅳ．①R271.1

中国国家版本馆CIP数据核字(2023)第242328号

沈仲理妇科学术经验集
主编　沈春晖　须义贞

上海世纪出版(集团)有限公司
上 海 科 学 技 术 出 版 社　出版、发行
（上海市闵行区号景路 159 弄 A 座 9F－10F)
邮政编码 201101　　www. sstp. cn
上海光扬印务有限公司印刷
开本 787×1092　1/16　印张 14.5
字数 210 千字
2024 年 1 月第 1 版　2024 年 1 月第 1 次印刷
ISBN 978－7－5478－6455－5/R・2917
定价：69.00 元

内容提要

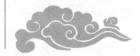

　　本书为"岳阳名医临证精粹"系列丛书之一,主要内容为上海中医药大学附属岳阳中西医结合医院(以下简称"岳阳医院")妇科首任科室主任沈仲理教授的生平简介、主要学术思想、妇科临床经验特色和经典医案医话,并汇集了岳阳医院沈仲理名医工作室主要团队成员的跟师心得。

　　本书共分五章。第一章为名医之路,为沈仲理教授的医事传略,介绍了他学习中医的主要因缘、师从的医学流派、所属流派的特点、艰苦学习的大致过程、中医事业发展的主要脉络、为中医药事业所作出的主要贡献等。第二章为主要学术思想,介绍了沈仲理教授对李东垣学说的独到见解和治疗子宫肌瘤的学术思想。第三章为经验特色,介绍了沈仲理教授对妇科常见病、优势病种子宫肌瘤和崩漏的诊治经验,他的特色用药与用方,以及治疗子宫肌瘤、痛经、经期头痛的主要临床经验特色。第四章为经典医案与医话,主要介绍了沈仲理教授的妇科医案,部分医案加按语作为点评。第五章为名医工作室团队心得体会集萃,汇集了沈仲理名医工作室团队成员以及他的学生们所总结的沈仲理教授在治疗月经失调、闭经、痛经、带下病、崩漏、卵巢巧克力囊肿方面的诊治经验。

　　沈仲理教授为沪上一代中医大家,从事中医临床与教学工作 70 余年,医学经验丰富,临床学术专长主要为中医妇科学、内科学与温病学。为了与他在岳阳医院的工作经验相对应,本书仅选取了他在中医妇科方面的相关内容,读者或可窥一斑而知全豹。

丛书编委会

总主编

郑　莉　周　嘉

副总主编

姚　政　沈　雁　李福伦　赵　庆　王见义

顾　问（按姓氏笔画排序）

王清波　东贵荣　乐秀珍　朱南孙　严隽陶

吴焕淦　何立人　何星海　余小明　张　天

张秋娟　陈汉平　金利国　房　敏　赵粹英

是全福　凌耀星　浦蕴星　黄振翘　曹仁发

彭培初　鲁孟贤

编　委（按姓氏笔画排序）

马晓芃　王　怡　刘慧荣　孙武权　肖　达

吴士延　周韶虹　顾　非　钱义明　徐　佳

董　莉　鲍春龄

编写办公室

闫秀丽　任　莹

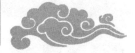

编委会

主　　编　沈春晖　须义贞

编　　委　（按姓氏笔画排序）

　　　　　任金妹　沈春晖　孟　炜　须义贞

　　　　　薛永玲

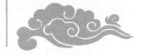

序　言

　　2022年1月16日,祖父沈仲理生前工作单位上海中医药大学附属岳阳中西医结合医院(简称"岳阳医院")举办了"沈仲理诞辰110周年纪念活动"。时隔10余年,祖父的家人、主要学术传承人、主要学生、岳阳医院妇科的主要专家和领导等再次聚集一堂,回忆过去、发表感言,缅怀沈仲理教授为岳阳医院妇科作出的奠基性贡献,以及为中医妇科事业作出的重要贡献。

　　活动结束后,笔者应岳阳医院传承办公室的邀请,为"海派中医名家学术思想研究论丛·岳阳名医临证精粹"编写一部《沈仲理妇科学术经验集》,经原编撰团队主要成员的同意,决定参考2007年出版的《岳阳医家风采录·妇科名家沈仲理》一书中妇科的相关内容,加上祖父和他学生们的历年论文、专著及文稿等,根据上海科学技术出版社的体例要求编写本书。

　　祖父一生在中医妇科上建树良多,生前也很重视归纳整理,中医妇科相关的主要学术思想与临床经验均见于其曾经发表的论文和出版的书籍之中,故整理起来颇为顺利。书中所引用的部分沈仲理教授论文,由于年代久远,部分表述方法和行文内容与现代中医妇科临床标准、中医妇科学教材及书籍出版要求不一致的地方,在不违背原文主旨和行文主要含义的前提下进行了修改,以符合出版要求。希望本书能够成为海派沈氏妇科传承人的一份学习纪念资料,以及中医妇科后学们的一份学习参考。

　　本书从策划、编撰到出版,得到沈仲理名医工作室原主要成员,特别是须义贞老师的支持,她还欣然同意担任本书主编,给予宝贵的指导;同时,也得到了岳阳医院各级领导,特别是医院传承办公室的支持与指导。在此,向他们表示由衷的感谢!

沈春晖

2023 年 10 月

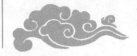

目 录

第一章
名 医 之 路

第一节 人物简介

沈仲理,男,汉族,生于1912年1月28日,浙江慈溪人。沈仲理是我国著名的中医妇科学家,对中医学基础理论及各家学说造诣精深,是一位具有丰富理论教学与临床教学经验的专家。临床专长为中医内科、妇科。早年擅治温热病,晚年尤擅治妇科肿瘤、内科心血管疾病,在教学与临床、科研工作方面作出了突出的贡献。

沈仲理于1931年毕业于上海中医专门学校(1917年创办,1931年改名为上海中医学院)。新中国成立前,曾任私立上海中医学院教授和院部秘书主任。新中国成立后,1956年至1986年执教于上海中医学院(1993年更名为上海中医药大学),1978年晋升为教授。1978年,从上海中医学院调入上海市岳阳医院(现为上海中医药大学附属岳阳中西医结合医院,简称"岳阳医院")负责组建妇科,被聘为首任妇科主任。曾任上海中医学院学术委员会委员、专家委员会委员,上海市中医药研究院专家委员,上海中医学院附属岳阳医院主任医师和专家委员会副主任委员、硕士研究生导师,上海中医学院各家学说教研组副主任、医史教研组副主任、临床教研组负责人、妇科教研组主任等。1992年当选为上海市科学技术协会第五次代表大会代表,1993年开始享受国务院颁发的政府特殊津贴,1994年获上海中医药大学"三·五"系统工程学术梯队建设校内特殊津贴业务专家,1995年荣获上海市卫生局(现上海市卫生健康委员会)颁发的"上海市名中医"荣誉证书。

第二节 缘起、传承与发展

一、遵从祖训,投身中医

沈仲理生于辛亥革命爆发的第二年(1912年),饱受历史变迁带来的时势动荡和生活隐忧之苦。他自幼勤劳朴素,5岁进私塾发蒙,学名天申,继而进小学和中学;少年时期住校学习,养成独立生活的能力,更培养了坚忍不拔的性格。15岁时,其父亲因患急性传染病而早故,于是全家返回沪南,由其祖父抚养。祖父沈遹梅是晚清洋务派官员,曾跟随晚清外交使臣薛福成出使欧洲四国,对时局较为了解。由于看到清末官场的腐败已入膏肓,便给予沈仲理"不为良相,便为良医"的嘱咐,让其选择中医学作为未来的职业方向。

沈仲理于1927年考入丁甘仁先生创办的上海中医专门学校,他牢记"天道酬勤"这一古训,入学后勤奋学习。他深知岐黄之道极为艰深,便四年如一日地默默苦读,潜心学业。为了学习更多的中医知识,他把祖父给他的零用钱积存起来,买些廉价的石印本医书,刻苦研读。就这样,沈仲理在中医经典的海洋中,博览群书,阅读了《黄帝内经》《神农本草经》《伤寒论》《金匮要略》四大经典著作,以及《备急千金要方》《本草纲目》《温病条辨》《张氏医通》等重点医籍,并涉猎历代各家的学术著作,不断提高自己的中医理论水平。

二、师承丁氏,寒温融合

"熟读王叔和,不如临证多"这句中医格言,正是沈仲理的行医写照。1931年,沈仲理年方弱冠,即完成在上海中医专门学校的学业。为了积累更多的临诊经验,他师从丁甘仁先生的长孙丁济万先生,随师门诊和出诊两年多,继承了丁氏学派的经验,深刻领悟了丁氏学派的医学精髓。由于学习刻苦认真,为人诚实稳重,他颇为丁济万所器重,被推荐到丁济万主办的上海华隆中医院任病房住院医师,从而有了临床实践和施展才华的机会。

丁济万先生对学生要求严格,根据丁甘仁祖训,从当时的社会医疗实际出发,要求门生除了学习《伤寒论》为首要经典外,还必须熟谙《温热经纬》《温病条辨》等专著,这样方能全面掌握治疗急性热病的理、法、方、药。沈仲理在学习《丁甘仁医案》的传统经验时，充分继承了丁氏"寒温融合学派"的医学经验，根据病情，灵活而有法度地选方遣药。如邪在表者，可用桂枝汤、小柴胡汤、栀子豉汤（丁氏以清水豆卷易豆豉），也可用阳旦汤、荆防败毒散、银翘散；邪在里者，可用白虎汤、泻心汤、承气汤，也可用清营汤、犀角地黄汤（用水牛角代替犀角）、玉女煎；开窍清神，则用至宝丹、紫雪丹、苏合香丸以急救等。他遵循孙思邈"为医者，行欲方而智欲圆，心欲小而胆欲大"的医训，根据临床实际情况，将经方和时方有机地结合在一起，对邪在三阳经、三阴经的虚实，邪在卫气营血的浅深，严格地遵循辨证论治的根本法则，终能无往而不利。

三、医教相兼，团结抗争

1933 年，沈仲理正式出师，在上海四明医院担任门诊内科医生，同时私人挂牌行医。1935 年夏天，得知母校征聘中药学教授一名，遂投函应聘，在众多应聘者中因所试论文优秀而被录用，先后任教中药学、中医诊断学、温病学、中医妇科学等课程。在学校里，他亦教亦学，更加广泛地阅读了古今中医书籍，学术水平日进，提高了自己的中医理论与实践水平。

20 世纪 40 年代，沈仲理受聘于长寿路平民医院所属的慈善医疗机构，专为老百姓诊治疾病，辟设重病房，担任病房副主任医师，专门治疗高热、副伤寒之类的危重患者。沈仲理运用所学大胆地治疗这些疾病，凡经他处方治疗的患者大多化险为夷而康复出院，被赞为"良医"。

及至抗日战争胜利，全国欢欣鼓舞，沉浸在庆贺的气氛中，唯独中医界遭到上海市教育局奉部旨令，勒令上海三所中医学院停办的打击。沈仲理正值年富力强，于 1946 年至 1947 年加入了上海中医界的请愿斗争行列，数次前往南京请愿，要求当局正式承认中医学校，并组织大规模的签名募捐活动。主要领导者有中医界代表丁济万、朱鹤皋、朱小南、岑志良、陈楚湘等，并商议决定由上海市中医药界联合筹办一所教育部正式备案的中医学校，取名"上海复兴中医专科学校"。1947 年秋，沈仲理等组成筹备委员会，积极开展筹备建校募捐工作。1948 年春，在不到半年的时间里，一切筹备事务准备就绪，无奈因当局的推诿和时局的变化而功亏一篑，但这段历史充分体现了当时上海市中医药界团结奋斗的精神。沈仲理在青年时期充满正义感，为延续我国中医药事业作出了自己的贡献。

四、良医济世，勤奋耕耘

20世纪50年代初期，沈仲理受聘为上海恒丰纱厂、中华烟厂和上海电影制片业工会的中医妇科劳保医师。他运用中医治疗妇科疾病，在月经病、带下病、产后病以及妇科杂病等方面颇具疗效，很受职工们的欢迎，一时声名鹊起，也为其日后将中医妇科作为主攻方向奠定了基础。

1955年，沈仲理响应党和政府的号召，放弃了私人开业的高薪收入，欣然受聘担任新建立的上海市徐汇医院中医科负责人，由于运用中医药治疗血吸虫病疗效显著而受到上海卫生部门的表彰。

1956年，他受聘为上海中医学院教师，开始讲授中药学，继而担任中医基础理论、各家学说及中医妇科学等课程的教学职责。为了讲好每一堂课，沈仲理在授课之前，总是一丝不苟地备课。办公室、家中、操场上，甚至公共汽车上，都能看到沈仲理认真备课的身影。为了探索更好的教学方法，沈仲理还到其他医科大学旁听取经，结合自己的临床实践，仔细推敲教学方法；为了向学生讲明一个医学概念，他经常挑灯夜战，不辞辛苦地钻研备课。在各家学说的教学上，沈仲理博览群书，认真学习历代医家的著作，总结他们的学术观点及医疗特长，结合自己的体会及临床实践，力求讲课形象生动。由于备课认真、普通话标准、板书漂亮，他的课堂效果极佳，备受学生欢迎。就这样，沈仲理在中医药这块芳草地上兢兢业业地耕耘着，为我国中医教育事业培养了一代又一代的高材生，学生遍布海内外，桃李满天下。

由于沈仲理在中医基础知识领域学识精深，在完成本校的教学任务外，还经常受邀担任校外的中医教学老师，如1958年的上海市药物研究所中医学习班，1958年的上海市卫生局干部进修学院中医学习班，1973年的上海空军医训班，1974年的警备区卫生处中医训练班，1975年的中国人民解放军第411医院西学中班，东海舰队军医院长、主任级干部西学中班，1976年的上海市卫生局针麻研究人员中医学习班，全国中医喉科进修班有关中药学、中医基础理论、各家学说、中医妇科学、中医五官科经典医学、针麻学科等各科讲课任务。由于授课效果好而广受学员欢迎，被誉为学识渊博的好老师。

五、科研开发，成果累累

1978年，沈仲理从上海中医学院调入岳阳医院妇科，受聘为首任妇科主任。

沈仲理在任期间,岳阳医院中医妇科在医、教、研三方面都取得全面的发展。他亲自带教培养了一批科室骨干,研制了多种院内制剂,为岳阳医院中医妇科日后的蓬勃发展奠定了扎实的基础。在临床上,沈仲理处方用药独特,临床疗效显著,受到患者的广泛赞誉。

在妇科临床实践中,沈仲理发现子宫肌瘤是妇科的常见疾病,临床发病率较高,而治疗以手术为主,缺乏有效的保守治疗药物。自 1981 年起,沈仲理潜心于子宫肌瘤的中医中药临床治疗研究,以传统中医理论为指导,博采众家之长,合理组方,自创"861 消瘤片"。此方系根据南宋严用和《济生方》香棱丸,金代李东垣《兰室秘藏》散肿溃坚汤,明代陈实功《外科正宗》海藻玉壶汤三方化裁而来。上述三方均有破瘀、导滞、散结之功,但香棱丸偏于行气导滞,散肿溃坚汤偏重解毒消肿,海藻玉壶汤偏于软坚散结。沈仲理通过对"癥瘕"辨证求因而立法,继而组方遣药,将三方化裁为一。此方通过多年的试验研究和临床实践,疗效确切,通过国家新药专家评审,由甘肃医药集团武威制药厂生产,更名为"宫瘤宁片"。

新药开发中的临床试验表明,宫瘤宁片治疗子宫肌瘤的显效率及有效率分别为 44.19％、80.07％,明显优于对照组,对子宫肌瘤患者增大的子宫体积有一定的缩小作用。该新药对子宫肌瘤患者的常见症状,如月经量多、经期延长、小腹作胀、乳房胀痛、倦怠乏力,以及舌象异常、脉象异常等有明显的改善作用。对红细胞计数及血红蛋白水平的提升有一定疗效,并对患者升高的血液流变学指标有降低作用,能降低血液黏稠度,改善血液循环状态。

六、著书立说,后继有人

多年来,沈仲理对自己的医学资料时时整理,对自己的医学知识勤于归纳,撰写了许多著作及论文,为中医学界留下了很多珍贵的学术资料。他曾主编《妇产科学》(1973 年,上海市大学教材),参与编著《中医妇科学手册》(1979 年,全国高等院校教材),主编《中医妇科临床手册》(1981 年至 1999 年),协编《中国医学百科全书·中医妇科学》(1981 年至 1999 年),主编《丁甘仁临证医集》(2000 年,上海市重点图书),主编《子宫肌瘤患者必读》(1999 年,科普读物)等专业和科普医著,并发表了《易州张元素学说的探讨》《戴元礼对临床医学的贡献》《妇科痛证的辨证论治》《试析李东垣脾胃虚则九窍不通论》《中医治疗子宫肌瘤 223 例临床分析》《人参对人体增强免疫力和抗病能力的研究》等 20 余篇学术论文。

2001 年，虽然已届 90 岁高龄，但沈仲理依然参加了国家级继续教育"名老中医治疗妇科疾病经验讲座"，为培养中医人才，使我国中医药事业发展后继有人而呕心沥血。沈仲理非常注重对年轻医师的培养。多年来，他培养了 4 名硕士研究生，带徒 5 名，带教 10 多人。他的学生有的是业务骨干，有的在海外开设诊所。2005 年，岳阳医院沈仲理名医工作室成立，他不顾年事已高，亲临门诊言传身教，还定时让学生上门学习，把自己的经验毫无保留地传授给学生，并督促学生学习中医经典著作，记录学习心得，提高了学生的中医理论水平。在临诊中，沈仲理对学生严格要求，从书写病案的字迹，到辨证论治、处方格式及规范，都仔细批改。在沈仲理的指导下，学生以其为榜样，努力学习中医经典著作，总结老师的临床经验，发表了多篇学术论文。

沈仲理躬耕于中医事业的园圃中 70 余年，受其培育的学子数以千计，经他诊治的患者不计其数。如今他虽已离世 10 余年，依然以卓越的医学成就和崇高的医德师德为中医后学们所怀念与颂扬。

第二章
主要学术思想

在上海中医药大学期间,沈仲理致力于中医理论研究,尤其对中医各家学说进行了深入研究,并结合自己的临床及教学经验,提出了独到的见解。

第一节　对李东垣"内伤学说"的独到见解

沈仲理根据李东垣"内伤学说"有关"内伤脾胃"是"变化百病"主要因素的学说观点,通过大量的临床实践和长期的经验总结,对内伤病的病机特性提出了一些新的认识。归纳起来,主要有以下3个方面。

一、"阴火与元气不两立"学说

沈仲理指出,"阴火"之说首创于李东垣,李氏认为阴火是内伤病病理变化的一种重要病机,由于元气不足,产生阴火,把阴火叫作"元气之贼"。"阴火与元气不两立",李氏在著作中反复论述了这个学术观点,可见李氏对保护"元气"的重视。元气充足,才能及时消灭阴火,这是李氏"内伤学说"的一个主要环节。沈仲理认为,阴火的病机应当从元气与心火失调的关系中探求。实际上,李氏所说的"元气"是指正气,"阴火"是指病邪。内伤病的病理变化,就是元气与心火失调,引起正邪斗争的结果,从而可以了解到元气与阴火具有相互制约的关系,元气充沛,则阴火自息,由此阐明阴火是内伤病的发病因素之一。因此,李氏在创制补中益气汤等方剂时,在加减法中加入少许黄连、黄芩、黄柏及石膏、知母等泻火清热之品,意在重视补其元气的同时,不忘去除星星之邪火,即"祛邪所以扶正"之理。

二、升降运动失调的普遍现象

升降出入是人体生理功能活动的普遍现象,若升降出入的正常生理功能发生障碍而失去平衡,则易致疾病形成。脾胃的气化作用是主持升降运动的枢纽,脾胃升降运动的实际意义是生化气血以营养经络、脏腑、四肢、百骸,传化糟粕,排出废物而推陈出新。脾胃升降失常,则清阳之气易于下陷,而浊阴之气易于上逆,形成浊阴在上、清阳在下的病理现象,由此导致脾胃气虚、元气不足、升降失常、气血不得生化,久之影响脏腑气化紊乱,使精气衰少而致病。所以,脾胃的升降失常是内伤病的主要病机,其根本原因在于脏腑升降功能发生障碍,而外来的致病因素仅是构成发病的条件罢了。李氏所指的"脾胃",是指脾胃的"气化"功能,他认为脾胃气虚引起升降失常,可影响五脏六腑的相互协调,导致内伤病的发生。但我们也必须看到,李氏对脏腑间的相互关系,过度强调了以脾胃为主,这是不足之处。从临床实践来说,有些病因是由于其他脏腑先病而后影响脾胃的。因此,沈仲理认为对李东垣学说应该有一个全面而客观的认识。

三、对"九窍不通论"的发挥

沈仲理为了临床上的需要,结合学术上的发挥,对李氏"脾胃虚则九窍不通论"颇有体会。"九窍不通论"源于《黄帝内经》,由于李氏的重视而得到发挥。李氏在《黄帝内经》理论的基础上,进一步指出:"九窍者,五脏之主,五脏皆得胃气,乃能通利。""胃气一虚,耳目口鼻俱为之病。""中气不足,溲便为之变。"这些论述说明了九窍与脾胃之间的内在联系。沈仲理认为,既然脾胃与九窍之间在生理、病理等方面有着密切联系,那么在临床治疗九窍之疾时,应综合考虑脾胃因素而辨证施治,从而体现了中医的整体观。所以,沈仲理在临床上,对于五官七窍之疾,常以"从脾胃论治"为主遣方用药,用意即在于此,反映了其立足继承、注重创新发展的学术新理念。

第二节 中医中药治疗子宫肌瘤的学术思想

子宫肌瘤是西医的病名,是妇科的常见疾病,属于中医学"癥瘕"的范畴,而以"石瘕"尤为接近。沈仲理经过多年的临床实践,发现子宫肌瘤(石瘕)常与阴道流血(崩漏)并见,因此在治疗子宫肌瘤的过程中,首先从癥瘕与崩漏的病因病机中寻求理论依据,密切联系临床实际,以中医中药为主防治子宫肌瘤,提高子宫肌瘤的保守治疗成功率;再进一步将中医妇科有关癥瘕成病因素的论述,与西医所述子宫肌瘤的病理和分型联系起来,加以分析对照,形成了自己独特的辨证论治体系。

一、谨守病机,辟癥瘕新说

沈仲理对癥瘕病症的探讨,首先是从癥瘕与崩漏的病因病机中寻求理论依据。他依据《黄帝内经》《金匮要略》《景岳全书》等中医历代医家理论来探究子宫肌瘤与出血的病因,认为出血的发生源于肌瘤,肌瘤的形成是因气滞血瘀,气滞血瘀则源于正气不足;总之,脏腑、气血、冲任的平衡失调是产生癥瘕的病因。沈仲理对子宫肌瘤患者进行过一些发病原因的调查,在 120 例患者中,84 例(70%)在子宫肌瘤发生前 2～5 年有流产史,32 例有盆腔手术后继发月经过多史,而未婚患者均有冲任失调而致月经过多;或患者常由于产后恶露留滞、手术后积血或排经不畅等因素,致衃血依附于胞宫内外,日久凝结成积血、瘀血、蓄血。由于瘀血的存在,复加外感六淫、内伤七情等诱因,引起脏腑功能失调,气血不和,以致气滞血瘀,结于胞宫内外,日久结为石瘕。从上述各方面的论证,可以说明子宫肌瘤相当于古代的石瘕,是符合实际的。

从中医临证观察,子宫肌瘤的主要证候表现可概括为"肿块、崩漏、腹痛、带下"四症。沈仲理在前人对本病认识的理论基础上提出自己的独到见解:因瘀血内结胞宫,日久成为石瘕积块,此为其一;瘀血阻络,致新血不得归经,故临床常见月经崩冲、夹有紫黑血块、久漏不净或非时而下的症状,少则数月,多至经年;瘀血内结,久必化热化火,使冲任受灼,迫血妄行,年复一年,每致肝脾统藏失职,阴血亏耗,或肝肾封藏不固,相火偏亢,故而显示"阴常不足,阳常有余"之象而见崩中、漏下不止,并见经前面部发出红疹、口唇溃疡、乳头肿痛等症,此为其二;凡患者子宫肌瘤日久,导致体质虚弱,或经期、产后体虚,外受风寒,寒邪入内,客于子门,致胞宫虚冷,而血得寒则凝,故有腹痛、腹胀之症,此为其三;有因肝郁脾虚,湿热下注,带脉、任带两脉损伤,而致带下赤白、白带、黄带,或带下清冷之症,此为其四。

二、审因论治,辨证合辨病

沈仲理对子宫肌瘤以中医为主进行辨证论治的设想,是指通过目前妇科常见的 3 种类型,即肌壁间、浆膜下、黏膜下肌瘤患者所表现的症状,结合中医病因病机与辨证分型,提出 5 种类型的中药治疗方案。第一种,血瘀气滞型,多见于肌壁间肌瘤、多发性小型肌瘤。第二种,肝郁脾虚型,多见于浆膜下肌瘤、肌壁间肌瘤和子宫颈肌瘤。第三种,阴虚肝旺型,多见于黏膜下肌瘤、多发性肌瘤。第四种,肝肾同病型,多见于肌壁间肌瘤、多发性肌瘤。第五种,脾肾同病型,多见于多发性肌瘤、浆膜下肌瘤。临床治疗根据以上 5 种类型辨证用药,效果尤佳。

三、以清化立法,消瘤止血兼顾

沈仲理多年来专注于子宫肌瘤的临床研究,带领 4 位研究生开展了诸多科研工作,在对该病的辨证论治方面,由于结合了科学实验数据的验证,确有独特的收获。沈仲理认为本病的形成,多因产后、流产、房劳、七情所伤等,导致血结胞宫,癥瘕病久,血结化燥,必致化热化火伤津,耗伤气血而致气血愈加虚弱等各种变化;如再用温化之法,必致血去过多,故沈仲理一改治疗癥瘕用温散化瘀的常用治法,立方侧重于清化,擅以活血化瘀、清热软坚法,对古人的寒凝血滞之说有了新的理解。故临证选药多用半枝莲、石见穿、海藻等味苦性微寒之品,功在清热化瘀、软坚散结,以避温散易动血之虞。每于平时消癥软坚之时,不忘佐以扶正固血之品;在经期养血止血之时,不忘佐以化瘀消癥之品,标本兼顾,疗效较好,体现了其"消瘤不动血,止血不留瘀"和"止血不忘消瘤,消瘤兼顾止血"的治法特色。

沈仲理以中药为主治疗子宫肌瘤,遵循首重治法治则,其次以法选方,再则以方选药的严谨原则,因此"辨证细、立法严、疗效佳",给人们颇多启发。沈仲理的用药步骤,是以"活血化瘀、清热软坚"法为起点,同时灵活变通,对伴发月经过多者,不墨守"塞流、澄源、复旧"之传统顺序,而主张"止血不忘消瘤,消瘤兼顾止血"的原则,根据瘀血的轻重程度而辨证施治,并配伍应用。如正气未虚,而邪气实者,则以挫其锐势为当务之急,采用"活血化瘀、清热攻坚"法,常用石见穿、三棱、水红花子、蛇莓、海藻、生贯众、夏枯草、鬼箭羽、天葵子,使血无积滞之虞;血崩甚而腹痛者,此乃血欲出未出之际,停在胞宫,经血蕴积,煎熬成瘀,则应免用三棱、莪术、石见穿等动血之品,而用"活血化瘀、清热止血"法,常用鹿衔草、花蕊石、五灵脂、侧柏叶,使无破血之弊,亦无留瘀之患;对月经崩冲者,常用"活血化瘀、凉血止血"法,用生地黄、水牛角、赤芍、牡丹皮、紫草等,既清其火,兼和其血,则经血自循经而不妄行;经漏不止或带下色黄,绵绵不断者,以"活血化瘀、清热固涩"法,常用马鞭草、马齿苋、炒槐花、景天三七、羊蹄根、玉米须、禹余粮、赤石脂等。

四、渐消缓散,顾护脾胃

沈仲理在治疗子宫肌瘤时较少用虫类药,与其治疗本病"止血不留瘀,化瘀不动血"的宗旨有关,因其在治疗子宫肌瘤的临床实践中,发现水蛭、虻虫为代表的虫类药物,虽破血逐瘀、散结消癥的功效较佳,但均有破血通经、引起经量增多,亦即化瘀动血之弊,显然和以经行崩冲、经期延长为主症的子宫肌瘤不相匹配,故沈仲理治疗子宫肌瘤时采用了"渐消缓散"的治法。正因为子宫肌瘤的形成是一个长期的过程,如用猛剂急攻,则致积未消而正已伤,若一味攻伐,易犯"虚虚之戒",故用渐消缓散之品,既软坚散结,又不伤正,方为上策。

沈仲理根据本病日久可见虚象变生的情况,认为是瘀血日久,阻碍"生机"所致,本着中医"祛邪不伤正,扶正以祛邪"的原则,认为治疗要正本清源,重视扶正,遣药组方,顾护脾胃,配以性味辛甘、补脾益气、生津养血之品以养正消积,并维护脾胃,有助于祛邪消癥之药力的发挥,常用党参、白术、山药、鸡内金、生山楂等,以达扶正祛邪、消散癥瘕之目的。

沈仲理对药物配伍精练确当,立足"攻邪不伤正,扶正不留邪"的组方原则,一药多用,多药力专,故所选药物具有多重作用。有的以软坚消痰为主,兼以活血作用;有的既能活血化瘀,又可凉血止血;有的治有形之瘀结,但可兼顾无形之气分。沈仲理用药除按传统的中药性味归经应用外,还参照现代药理分析指导用药,如海藻能促进病理产物和炎性渗出物的吸收,并能使病理组织崩散和溶解;又如用马齿苋、贯众等对子宫平滑肌有收缩作用,都是很有实际意义的。

第三章

经 验 特 色

第一节　常见病种诊治经验

一、月经病

（一）基本概念及月经产生的机制

中医学认为，月经的产生与女性解剖生理上内在的特点有关，只是同现代医学名词和阐述方式有所不同，但其生理上的机制是接近或一致的（参考图3-1-1）。

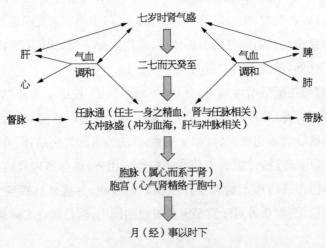

图3-1-1　"月经产生的机制"参考示意图

《黄帝内经》指出"女子七岁，肾气盛，齿更发长"，是指发育成熟的开始，肾气开始旺盛，促使女性生理发育。它的特征是"齿更"（乳齿更换到恒齿的生长阶段），"发长"（毛发开始显得丰润）。"二七"，即十四岁左右"天癸"开始作用，天癸是促使生长发育的一种物质，及至"天癸至"，则显示了肾中精气的充盈。也就是说，对于正常发育的女性，天癸具有促进性成熟和维持激素水平等作用，并认为天癸至，则致任脉流通，太冲脉充盛，而出现月经初潮。但天癸至不等于已经完全成熟，这仅仅是生殖功能发育的开始，虽然能够生育"故有子"，但还未臻健壮阶段。

至于月经产生的机制，除胞宫和胞脉为其生理（生殖）上的主体外，气血、脏腑、经络体系亦与之密切关联。

例如：

气血与月经的关系，主要是血，血赖气以生化，气靠血以营养，气血调和，血海充满，下行则为月经。

脏腑与月经的关系，主要是肾、肝、心、脾，特别是肾、肝二脏（经脉）对于胞宫的作用。

经络与月经的关系，主要指冲、任二脉作用于月经，为其主要条件。

因此，月经产生的机制，是指在气血、脏腑、经脉作用于胞脉的影响下，才产生了月经和受孕的功能。与此同时，可认为胞宫和胞脉的相互作用，是基于胞脉附属于胞宫的组织。正如《黄帝内经》所说，"胞脉者，属心而络于胞中""胞络者系于肾"。说明心、肾对胞脉和胞宫的生理功能有着重要的作用，是产生经血的物质基础，也是月经以时下，形成月经周期的生理基础。

《女科经纶》引程若水说："妇人经水与乳，俱由脾胃所生。《经脉别论》云，食气入胃，其清纯津液之气，归于心，入于肺，变赤而为血。血有余，则注于冲任而为经水……冲为血海，任主胞胎。若男子媾精，阴阳和合而成孕，则其血皆移荫于胎矣。胎既产，则胃中清纯津液之气，归于肺，朝于脉，流入乳房，变白为乳，是禀肺金之色也。或儿不自哺，则阳明之窍不通，其胃中津液，仍归于脉，变赤而复为月水矣。"这段话充分说明了妇女月经与乳汁皆由脾胃所生，是值得参考的文献之一。

（二）月经病的辨证与诊断

月经病的辨证，是以八纲（表、里、寒、热、虚、实、阴、阳）为准则，运用四诊（望、闻、问、切）分析所得出的结果。

1. **月经病的辨证** 月经病的辨证,主要辨其月经期间的失调情况。也就是说,主要辨别分析妇女常见的月经病,包括月经失调、崩漏(即功能失调性子宫出血)、闭经、痛经(即子宫内膜异位症)、经前乳胀、经行吐衄、经行泄泻等症。一方面,从临床上来讲,中医妇科是以辨证为主的,但对某些疾病还是要结合现代医学进行辨病,例如功能失调性子宫出血,是崩漏中的一种病。另一方面,我们有时在辨病中又要结合现代医学进行分型,例如功能失调性子宫出血有排卵型与无排卵型的不同,所以我们应该在辨证的基础上,结合辨病,来辨别月经病在寒热、虚实、气血、脏腑等方面之所属,从而掌握月经病的主要因素,区分主次矛盾,作出辨证要点的分析(表3-1-1)。

表3-1-1 月经病常见证型辨证简表

辨证分型		月经病特征	全身症状	舌 诊	脉 象
虚证	气虚	月经先期,月经过多,崩漏或见延期,经色淡红、质稀薄	面色㿠白,怕冷,四肢不温	舌质淡白,苔薄润,舌边可有齿痕	脉虚弱或濡缓或迟细
	血虚(肝旺)	月经后期,月经过少,逐渐减少至闭经,经后腹痛,经色淡红、质稀薄	面色萎黄,低热,皮肤干燥,形体消瘦,头眩,心悸,失眠,烦躁易怒	唇舌淡白,苔花剥,或舌质红	脉虚细,或弦,或细数
	脾虚	月经大多延期,经量减少而质薄,或经量反多,崩漏,经色淡红,经行泄泻	面色淡白,面目虚浮,倦怠无力,不思食,大便溏薄	舌色淡,舌体胖嫩,舌边可有齿痕,苔白滑	脉缓弱,或迟缓
	肾虚 肾阴虚	月经量少、色鲜红,崩漏,经行吐衄,或闭经	面颊烘热,头眩,耳鸣	舌质红,苔或光剥	脉细数,或沉弦
	肾阳虚	月经量多、色淡红或黯,或突然大量出血,崩漏	面色㿠白,或有黯斑,腰痛,肢冷,小溲频数	舌质淡白	脉沉迟,或细小

辨证分型		月经病特征	全身症状	舌　诊	脉　象
实证	气滞（肝郁）	月经先后不定期，经行不畅，痛经，经前乳胀	精神抑郁，烦躁易怒，胸胁胀满，夜寐多梦，喜太息	舌色黯，苔薄白或微黄	脉弦
	血瘀	月经后期，痛经，崩漏，闭经	少腹胀痛拒按，面色紫黯，口干不渴，皮肤甲错样	舌色紫黯，或边有紫斑	脉沉弦，或沉涩
	痰湿	月经后期，量少色淡，闭经	肥胖体质，头重眩晕，纳呆，疲倦	舌质淡，苔白腻	脉滑，或沉缓
热证	实热	月经先期，量多、有腥气、色紫红，夹有血块，经行吐衄，崩漏	心烦易怒，口干口苦，烘热汗出，阴部红肿	舌质红绛，或干苔黄糙	脉滑数，或洪大
	虚热	月经先期，色鲜红，或淋漓不止，绝经期前后诸症，闭经	面色潮红，潮热汗出，心烦，少寐	舌质红，无苔，或有裂纹	脉细数无力
寒证	寒凝	月经后期，经行不畅，经色黯黑，夹有血块，痛经，闭经	面色苍白，少腹冷痛，拒按	舌质淡而青，苔白腻	脉紧
	虚寒	月经后期，经行量少，经色淡红，或似黑豆汁，痛经，闭经	少腹坠胀，腹冷痛，喜按，喜温暖，腰痛，怕冷	舌质淡，苔白润	脉沉迟，或虚细
	寒湿	痛经，经行量少，经色淡红，夹有血块	畏寒，大便溏薄	舌苔白腻	脉沉紧

15

2. 月经病的诊断　月经病的诊断,是将四诊与八纲相结合,进行详细的分析、归纳,然后加以思索,作出诊断。与此同时,应联系气候、环境、饮食、性情、起居生活等进行全面的观察。

比如上海市卫生局(今上海市卫生健康委员会)曾组织慰问团和医务工作人员一同前往黑龙江,特别重视调查女知识青年到黑龙江地区生活后所发生的月经病,共调查 1 026 人,其中有 68 人月经失调,12 人闭经,其他以患痛经者较多。这是什么原因导致的呢? 因黑龙江地处寒冷地带,上厕所时没有避风措施,容易使下部受寒,所以据了解,痛经病人数不断增加,发现痛经有 84 人。又如冬令采鹿茸工作较紧张,也易受寒,还和冷坑、冷水刺激、缺乏月经病治疗药物等有关系。同时,该地区对女知识青年的月经病也缺乏一定的防治措施。为此,我们特别提供中成药,创造了适应当地环境、气候,又简便易用的治疗方法。

从上述例子中可以看出,充分了解患者的生活、工作环境及其生活习惯、民风民俗等,对于中医的辨证施治有着重要的意义。

中医对月经病的诊断,更主要的是突出问诊,重视了解月经史的全部过程及现在病史,然后根据各病的症状表现和舌诊、脉象方面的变化,结合证型进行分析,如此方能作出比较正确的诊断。

(三) 月经病的治法与方剂

月经病的治法与方剂的配合选择,首先必须具有正确的辨证,分析辨别它属于什么病、什么病因。病的形成有在气、在血、属肾、属肝、属脾(胃)、属心等不同,对于具体的事物作出具体的分析,才能抓住其主要矛盾。但是每个人的体质和工作不同,往往会引起疾病的变化,增加其治疗的复杂性。因此,看问题要从各方面去看,不能只从单方面看。治法与方剂的选定,也必须是用不同的方法去解决不同的矛盾。例如崩漏症就是一个很复杂的疾病,它可由各种原因和病理变化所形成,但它必然有一个主要矛盾,如病在气,就必须用益气摄血的治法与方剂;其病在血,就必须用补血止血(或凉血止血)的治法与方剂。又如现代医学的功能失调性子宫出血,虽然属于崩漏,但不同于崩漏的一般治法,它的治法与方剂的运用,必须从病因"肾虚"着手,分而言之,有肾阴虚、肾阳虚的不同,因而治法上有滋肾阴和温肾阳的区别,如肾阴肾阳两虚,则两法同用。另一方面,妇女以血为主的理论认为精血易于损耗,为此,应处处将"血"作为主要因素,而以补血或活血为主,但也不能忽视气的作用。但是,我们中医习惯的治疗方法,有时也易为旧条框所限制，犯有"近视眼"的毛病，如多用炭药止血，不敢提前用止血药来预防，或唯古方是重，墨守成规，"只看见树木，不看见森林"。在临床应用上，面对复杂的月经病，往往脱离实际，缺乏治疗的创造性。因此，我们在诊治妇科疾病和决定治法的时候，必须对复杂的病情进行深入分析研究，必须认识到"不破不立"就无法跳出老一套。如对带有普遍性的功能失调性子宫出血，必须敢于发掘中草药，创造新的中药方和中成药，真正做到在中西医结合治疗妇科病的临床实践中，不断提高对月经病的诊疗水平。

关于临床治疗经验，将在功能失调性子宫出血和痛经两个专题中展开讨论。现在先将月经病的一般治法规律和方剂介绍如下。

1. **调补气血法** 月经的产生，是依赖气血作用于胞宫的正常生理现象。气血与月经的关系，主要是血，血赖气以生化，气依血以营养，气血调和，冲任通盛，血海满盈，则下行为月经。反之，则气血失调，或气血亏损，或气血逆乱，甚至气不摄血，冲任二脉不固，而引起月经失调、血崩漏下、闭经、痛经、经行吐衄等病症。

调补气血的方法是补血调经、补气养血、补血止血、温阳固脱等法。现将临床治法举例如下。

补血调经法，方用四物汤。

补气养血法，方用归脾汤。

补血止血法，方用胶艾四物汤。

温阳固脱法，方用独参汤、参附汤。

上述调补气血的方剂，仅是月经病的一部分治疗方法，如见肾虚、肝旺、血瘀等情况，应参考其他方剂合用，或于原方剂中加减常用药物。如气虚者，重用党参、黄芪；血虚者，重用熟地黄、阿胶；血热者，加用生地黄、牡丹皮、槐花、苎麻根、芒种草、贯众等；出血过多者，加用仙鹤草、鹿衔草、花蕊石、煅牛角䚡、煅龙骨、炮姜炭等。以上应辨别虚、实、寒、热，适当配合运用。

2. **健脾和胃法** 脾胃为气血生化之源，为人身营养之本，而冲脉隶于阳明（胃），谷气盛而营养充沛，则血海溢而月经正常。如果脾胃受病，脾虚则血失统摄（气不摄血）而妄行，引起血不循经的病理现象，在临床上常见月经过多、崩漏，或经行过少、闭经等症。还有因体胖"脂痰凝塞"，致脾虚生痰，阻塞胞宫，亦可出现闭经；脾虚气陷，则出现经行泄泻；胃虚而阴血不足，则出现经行过少。在这种情况下，首先要健脾和胃，资其化源，则病自愈。健脾和胃法大概有以下几种治法。

健脾调经法,方用八珍汤。

健脾摄血法,方用补中益气汤。

健脾化痰、理气调经法,方用苍附导痰丸。

健脾止泻、理气调经法,方用七味白术散加益母草。

3. 滋肾温肾法　肾为先天之本,主藏精气。肾精即肾阴,肾气即肾阳,又称"命门火"。精能化气,精生髓,髓聚脑,所以它是人体生长发育和身体功能的根本。女子发育成熟后,肾气旺盛,则任脉通,冲脉盛,特别是肾与任脉有密切联系,肾气盛,才有促进月经和孕育的功能,因此,肾和人体的生长、发育、生殖、衰老都有关系。临床上遇到肾精(阴)或肾气(阳)不足时,常会发生月经初潮推迟、月经失调、功能失调性子宫出血,或闭经等病症,以及发育迟缓、早衰、围绝经期综合征等。治疗上,多从补益肾阴或补助肾阳着手。因此,补肾阴或补肾阳,阴阳并补,是治疗妇科疾病的一个重要法则。尤其是对于青春期女子,肾中精气未充及,围绝经期肾中精气衰退,补肾法是必要的措施。至于补的方法,又有滋补和温补之分。肾阴虚者宜滋肾益精,肾阳虚者宜温肾助阳,阴阳俱虚者宜并补之。其治法与方剂列举如下。

滋肾调经法,方用两地汤。

滋肾止血法,方用滋肾固冲汤。

温肾调经法,方用大营煎。

温肾固血法,方用固本止崩汤。

4. 疏肝养肝法　肝主藏血,其性喜疏泄条达。若情志舒畅,肝气和平,则气血流通;血海宁静,则月经来潮正常。

肝和冲脉,在妇科发病机制上有着密切关系,故肝病势必损及冲脉,而致影响血海的盈亏安宁。如因忧郁忿怒,损伤肝气条达,肝气郁结,则血为气滞;肝气上升,则血随气升;或因肝血不足,肝阳上亢,甚而化火,致肝火炽盛,影响藏血功能,均可引起气血失调,损及冲任,而致月经失调、经行腹痛、经行乳胀、经行吐衄、经前头痛等症。根据这一理论,在治法上应以疏达肝气为主;肝血不足者,补其肝血;肝体阴而用阳,并宜佐用育阴潜阳之法。因此,疏肝养肝的具体方法是:郁结者疏之,上逆者抑之,不足者补之,阳亢者柔之。总之,要使肝气疏泄和平,则冲脉之血充盈而正常,故妇科病多用疏泄肝气一法,兼用补养肝血之法。

疏肝理气、和营调经法,方用逍遥散。

疏肝理气、养阴调经法,方用一贯煎。

疏肝解郁、调经止痛法,方用通瘀煎。

养血平肝、顺经止血法,方用顺经汤。

5. **活血化瘀法** 活血化瘀法,适用于瘀血阻滞的各种疾病。血液运行于经脉中,原不应该有瘀阻的现象。正如《灵枢·邪客》说:"营气者,泌其津液,注之于脉,化以为血,以荣四末,内注五脏六腑。"由于营气和血液循行于脉中,周流不息地循环而营养全身。从月经病来说,多因气滞、血瘀、寒凝,而形成瘀血的因素,使冲任通盛失常,以致月经过少、闭经、痛经、崩漏和癥瘕等症。根据气滞血瘀、气虚血瘀、寒凝血瘀的不同原因,可分别采取行气逐瘀、补气化瘀、散寒化瘀等法。

活血调经法,方用红花桃仁煎。

祛瘀止血法,方用逐瘀止血汤。

活血化瘀、理气止痛法,方用膈下逐瘀汤。

补气散寒、活血通经法,方用温经汤。

(四)功能失调性子宫出血

中医学认为,本病的发病因素,主要与肾、肝二脏有关,常涉及心、脾同时有病所致。西医学认为,由于卵巢功能失调引起子宫内膜变化是功能失调性子宫出血的主要原因,但无生殖器官的器质性病变。可分为有排卵型子宫出血和无排卵型子宫出血两类。

辨证施治:据临床所见,本病可归纳为肾虚型与肝郁型两类。

1. **肾虚型** 本病分为肾阴不足、肾阳不足两种不同证型。

(1)肾阴不足:症见出血量多、血色鲜红,两耳响鸣,舌质红,或光剥,脉细数。兼心火上炎,则见心悸、失眠。这种肾阴虚型多见于有排卵型功能失调性子宫出血。

治疗原则:滋肾清热,养血止血。

方用滋肾固冲汤(岳阳医院协定方,生地黄、枸杞、山茱萸、煅龙骨、煅牡蛎、龟甲、黄柏、墨旱莲、侧柏叶、血余炭、藕节炭)。兼心火亢甚者,加栀子、黄连。

(2)肾阳不足:症见出血淋漓不断,或突然大量出血,少腹寒冷,腰痛,小便频数,脉沉细。兼脾阳不振,则见出血量多,大便溏薄,舌质胖润、边有齿痕。这种肾阳虚型多见于无排卵型功能失调性子宫出血。

治疗原则:补肾温阳,固气止血。

方用固气汤加味(人参、白术、熟地黄、当归、杜仲、山茱萸、五味子、炙甘草、远志、茯苓。轻者加淫羊藿、紫河车、紫石英,重者加附子、炮姜、煅牛角腮、鹿角胶)。兼脾胃气虚者,方用补中益气汤加味(人参、黄芪、炙甘草、白术、升麻、柴胡、陈皮、当归炭,加仙鹤草、菟丝子)。

2. 肝郁型　本病分为肝郁气滞、肝旺血热两种不同证型。

(1) 肝郁气滞:症见出血量或多或少,两乳作胀,少腹胀痛,舌苔黄腻,脉弦紧。伴有面浮足肿者,多因肝强脾弱。

治疗原则:疏肝理气,凉血止血。

方用平肝开郁止血汤(生地黄、当归、牡丹皮、柴胡、白芍、白术、荆芥炭、甘草、参三七)。兼有脾弱者,上方加党参、茯苓、陈皮。

(2) 肝旺血热:症见出血量多,或淋漓不止,血色黯红有块,皮下常见散在瘀血点,烦躁易怒,口干,便闭,尿赤,舌质紫红、边有瘀紫斑点,脉弦细,或细数。

治疗原则:养阴清热,祛瘀止血。

方用逐瘀止血汤(生地黄、当归、赤芍、牡丹皮、龟甲、桃仁、枳壳、蒲黄炭、熟军炭)。

(五) 痛经

痛经,以青年妇女最为多见。痛经是指发生在月经将至或经行期间的下腹部胀痛等不适。一般仅一两日即消失,还有痛经延续至经净时止,或经净后仍时有腹痛的现象。

痛经,是由于内伤气血、外受寒湿、情志所伤等因素所造成的。具体辨证施治本章第二节有专题论述,此处不再赘述。

(六) 方剂组成

月经病常用方剂整理如表3-1-2。

表3-1-2　月经病常用方

序　号	方　　名	药　物　组　成
1	四物汤	当归、生地黄、白芍、川芎
2	归脾汤	党参、黄芪、白术、茯神、酸枣仁、桂圆肉、木香、甘草、当归、远志、生姜、红枣

序　号	方　　名	药　物　组　成
3	胶艾四物汤	阿胶、炒艾叶、熟地黄、当归、川芎、白芍、炙甘草
4	独参汤	人参
5	参附汤	吉林参、熟附块
6	八珍汤	当归、熟地黄、白芍、川芎、党参、茯苓、白术、甘草
7	补中益气汤	黄芪、党参、当归、白术、升麻、柴胡、陈皮、甘草
8	苍附导痰丸	苍术、香附、陈皮、茯苓、枳壳、天南星、甘草
9	七味白术散	党参、白术、茯苓、甘草、葛根、藿香、木香
10	两地汤	生地黄、地骨皮、玄参、麦冬、白芍、阿胶
11	滋肾固冲汤	生地黄、枸杞子、山茱萸、煅龙骨、煅牡蛎、龟甲、黄柏、墨旱莲、侧柏叶、血余炭、藕节炭
12	大营煎	当归、熟地黄、枸杞子、炙甘草、杜仲、牛膝、肉桂
13	固本止崩汤	熟地黄、白术、黄芪、人参、当归、炮姜
14	逍遥散	当归、白芍、柴胡、白术、茯苓、甘草、薄荷、煨姜

二、痛经

痛经是妇女常见疾病之一,尤以青年妇女为多见。痛经是以月经来潮和经行前后出现下腹部疼痛,且逐年加剧为主症,往往伴有其他全身症状,如乳房作胀或痛,或有结块,恶心呕吐,腰痛如折,甚则昏晕等症。未婚与已婚妇女均可随着月经周期变化而持续发生痛经,严重者可影响学习、工作和劳动,是尤其值得重视的。

痛经的名词,是指"经行腹痛症"所属的各种疾病而言。以下将从其病因病机、诊断、辨证施治几个方面来加以分析与阐述。

（一）痛经的病因病机

痛经的病因根据"不通则痛"的理论,无论其为寒、热、虚、实,主要由于气血运行不畅所致。沈仲理认为临床上所见的痛经,可概括为 4 种不同病因,即寒凝血瘀、肝郁气滞、气血虚弱、肝肾亏损。此外,前人有经前及经将行时腹痛属实,经水来后腹痛属虚之说,但从临床上观察,本病多见虚中夹实。

痛经的病机,在于肝、脾、肾三经,有因寒湿之邪侵袭,导致脾阳失展,肝气上逆,寒湿搏于冲任而作痛,应以脾为主;有因七情所伤,引起肝气郁结,气滞血瘀而作痛,应以肝为主;有因内伤气血,血虚气少,血虚则血清,气少则气亦滞,冲任之脉失于温煦濡润而作痛,则属肝脾同病;有因肝肾亏损,胞宫虚寒,阴血不足,水不生木,则肝气逆行而作痛,为肝肾同病,应以肾为主。

(二)痛经的诊断

大体上,有经前腹痛、经行腹痛和经后腹痛之别。在痛的部位方面,有整个腹部疼痛,脐下小腹疼痛,少腹两侧疼痛,或偏于少腹一侧痛,向上可痛连脘胁和乳房,向下可涉及外阴、肛门、股内侧,向后常连及腰等处痛。在痛的性质方面,有胀痛、刺痛、攻痛、隐痛、绞痛、冷痛和坠胀痛等不同感觉。

根据临床诊断进行辨证分析,以区别其寒、热、虚、实之病情。除上述痛经的诊断之外,一般认为经前腹痛多属寒凝血瘀及寒化为热之病变;经行时腹痛多属肝郁气滞;经后腹痛多属气血虚弱,以及由肝肾亏损所致。

(三)痛经的辨证施治

1. 寒凝血瘀 因经期受寒淋雨,下田涉水,以及游泳时感受寒湿之邪,或北地冰雪凛冽,或饮食寒凉瓜果,或产后遭受风寒和早下冷水等,以致寒气稽留,气血运行不畅,不通则痛,故见经行腹痛之症。

症状特征:经前或经行时小腹冷痛或少腹两侧抽痛,以及少腹坠痛、酸痛、绞痛等,往往牵及腰脊酸楚,喜按,得热痛减,经血量少,色淡或如黑豆汁,夹有小血块,畏寒便溏。苔白腻,舌边色紫或瘀斑,脉沉紧,或濡缓。

治疗方法:感受寒湿之邪者,治宜温经散寒法,采用温经散寒汤,或用桂枝四物汤合失笑散,或用温脐化湿汤。平日可常服艾附暖宫丸或四制香附丸。气滞血瘀者,治宜活血调经、理气止痛法,采用桃红四物汤合金铃子散,或膈下逐瘀汤,或少腹逐瘀汤。

典型病例 桂某,25 岁。

初诊(1976 年 2 月 10 日) 患者月经将临,来则腹痛隐隐不止,腰酸乏力,大便溏薄。舌淡,脉濡弦。肝脾不足,气滞血瘀,冲任不和,起于农田劳动时受寒湿之邪。治宜养血活血、健脾理气法。

当归 12 g,赤芍 9 g,白术 12 g,柴胡 6 g,制香附 9 g,木香 6 g,陈皮 3 g,紫石英(先煎)30 g,胡芦巴 9 g,川续断 12 g,橘叶、橘核(各)8 g。

5 剂。

二诊(1976 年 2 月 15 日)　腹痛减轻,除橘叶、橘核,加怀山药 12 g,服 4 剂。患者于 3 月复诊时,经行腹痛已愈。嘱服艾附暖宫丸,以巩固疗效。

2. 肝郁气滞　由于肝气郁结,气机不得通畅,气滞则血瘀,血瘀则气愈滞,引起冲任不调,经血不得畅行,不通则痛,而致经行腹痛。若痛经因热郁而发生腹痛者,多因肝气郁结,气有余便是火,郁而化热化火,阻于冲任二脉而作痛。

症状特征:本病有虚、实之分。实证多见于经血或经期少腹胀痛,经量或多或少,乳房胀痛,大便时溏,苔薄白,脉沉弦;血瘀者,舌质浮紫或舌边有瘀斑,脉沉紧或沉涩。虚证多见于经行腹痛绵绵或经后腹痛不止,头晕目花,心烦汗出,舌质暗红或淡红,苔薄,脉弦细、带数。

治疗方法:肝郁气滞之实证,治宜和血疏肝、理气止痛法,采用四物汤合金铃子散或逍遥散合金铃子散;血瘀者,采用膈下逐瘀汤;肝郁化热而见血虚者,采用红酱金灵四物汤或姜芩四物汤。

典型病例　虞某,27 岁。

初诊(1976 年 10 月 11 日)　患者痛经久而不愈,脐下腹痛,来潮第一日腹痛甚剧,及至见膜样脱落前又有一阵剧痛,继而血块落下则痛减,舌质红,脉弦。月经周期已近,肝郁血热,气滞不利,冲任失调,证属热郁痛经。治宜养血凉血、疏肝止痛法。方用红酱金灵四物汤。

当归 9 g,生地黄 12 g,川芎 9 g,赤芍 9 g,苏木 9 g,红藤 30 g,败酱草 30 g,川楝子 9 g,失笑散 12 g(包煎),延胡索 9 g,炙乳香、炙没药(各)4.5 g,青皮、陈皮(各)4.5 g。

7 剂。

加服膜样痛经辅佐方:黄连 10 g,川贝粉 15 g,公丁香 10 g,肉桂 6 g。上药共研细末,分成 12 包,每日 1 包,分 3 次化服。

患者于工厂工作,因复诊不便,嘱由厂单位医务室复方配服。连服 3 个月,每月经来前 3 日开始服药,共服 7 剂。经向患者家属回访得知,服药 3 个月后,其痛经已获治愈。

3. **气血虚弱** 因素体虚弱或因大病、久病之后,或因产后出血过多,以致气血两亏,气主温煦,血主濡润,血亏则胞宫胞脉不得濡润,气虚则胞宫胞脉失于温煦,而致气虚郁结,经水不得畅行,不通则痛,故见经行腹痛绵绵或经后亦腹痛者,均属气血虚弱痛经,或称"虚寒痛经"。本病往往兼因肝郁气滞,乘虚阻于冲任,故又多见虚中夹实之证。

症状特征:经行前后小腹绵绵作痛,腹内冷痛,且有下坠感,腹痛偏于一侧或两侧,其痛如芒刺感或筋脉抽掣,喜按喜温,经水色淡,经量少而质清稀,面色苍白或萎黄,形体瘦弱,头眩心悸,大便溏薄或干燥。苔薄白,舌质淡、边有齿痕,脉虚细。

治疗方法:气血虚弱、肝脾不足者,治宜补益气血、温经疏通法,采用益气养血温经汤;兼因肝郁气滞、虚中夹实者,治宜温经散寒、理气止痛法,采用温经止痛汤。

典型病例 秦某,32岁。

初诊(1973年10月2日) 患者痛经治疗后较轻,适值经水来潮,绵绵作痛,小腹坠胀,面色萎黄,素体瘦弱,畏寒怯冷,精神倦怠,腰肢酸软无力。舌淡白,脉细小。乃气血不足,肝脾气滞,冲任不和。治宜益气健脾、养血疏肝法,佐入温阳止痛之品。

党参12 g,白术9 g,赤芍、白芍(各)9 g,当归9 g,川芎6 g,生地黄12 g,柴胡4.5 g,炙甘草5 g,紫石英(先煎)30 g,制香附9 g,淫羊藿9 g,金狗脊12 g,广艾叶6 g。

5剂。

4. **肝肾亏损** 先天不足,肾气素亏。肾乃肝之母,肾藏精,肝藏血,肝肾不足,则精亏血少,血海空虚,冲任不足,而致血虚气滞,不通则痛,多见小腹空痛,或腹内冷痛或经后作痛。正如清代傅青主所说:"妇人有少腹疼于行经之后者,人以为气血之虚也,谁知是肾气之涸乎!"又说:"何以虚能作疼哉,盖肾水一虚,则水不能生木,而肝木必克脾土,土木相争,则气必逆,故而作疼。"

症状特征:经来色淡量少,经后小腹空痛或有冷痛感,腰酸痛。苔薄白,舌质淡红,脉沉细。

治疗方法：肝肾两亏、精亏血少、血海空虚所致的痛经，治宜补肾温宫法，采用温肾四物汤或补肾温宫汤；兼因血虚而肝气失于疏泄者，治宜温肾疏肝法，采用温肾疏肝汤。

典型病例 陈某，23岁。

初诊(1976年6月29日) 患者痛经已有多年，月经适来，腹痛连绵三四日方止，小腹坠胀、有冷痛感，腰酸痛。舌淡白，脉沉小。素体肝肾不足，厥气不利，导致肾阳不足，胞宫虚寒，冲任不和。治宜益肾温宫、养血疏肝法。

当归12 g，川芎6 g，赤芍、白芍(各)9 g，熟地黄12 g，柴胡6 g，炙甘草5 g，紫石英(先煎)30 g，胡芦巴9 g，制香附9 g，川续断12 g，金狗脊12 g，青皮、陈皮(各)4.5 g，橘叶、橘核(各)9 g。

4剂。

患者每于月经来潮时服药，自6月至8月的3个月期间连续复诊治疗，投以补肾疏肝之剂。痛经由重转轻，后经了解，痛经基本治愈。

三、妇科痛证

妇科痛证，是指妇科经、带、胎、产中的各种疼痛症状而言。妇科痛证的诊断，主要是分辨痛的病因、部位和性质，还要分析患者平素的饮食、起居、体形之肥瘦、体质之强弱、发病的季节和疼痛的时间等，即在运用中医学四诊八纲、经络辨证、脏腑辨证、气血辨证的基础上，配合妇科及实验室等检查，认真、全面地探索痛证的主要依据和病变所在。

痛证有冷痛、灼热痛、隐痛、胀痛、刺痛、阵痛、抽痛(挚痛)、坠痛、吊痛(牵引痛)、剧痛(绞痛)、疠痛(绵绵作痛)，以及小腹痛、少腹痛、时痛时止等轻重缓急不同性质的疼痛。如冷痛即为寒痛，多属实寒，也有阳虚冷痛；灼热痛多属实热或湿热，也有因伤阴血燥的虚热痛；隐痛和绵绵作痛多属虚寒；胀痛、阵痛多属气滞积聚；刺痛、吊痛和时痛时止多属血虚气郁；抽痛、剧痛多属血瘀气滞；坠痛多属气虚；小腹痛多属子宫病，少腹痛多属子宫及附件、盆腔病。也有两三种痛证同时出现的。

妇科痛证的发病机制，与各科的痛证大致相同。所不同者，"妇人以血为主""以肝为先天"。肝藏血，喜条达，主疏泄气机。肝气郁结易滞，不通则痛；或因血瘀阻络,瘀阻胞宫、胞脉而作痛。痛证的病因,一般分为寒、热两大类,寒则收引拘急,热则红肿壅滞,都可引起疼痛或胀痛,但以寒痛比较多见。而寒痛中又以寒凝气滞或气滞血瘀多见。

妇科痛证的治疗,在妇女"以血为主"和"以肝为先天"的理论指导下,重在养血柔肝、疏泄肝气、通利血脉。现将妇科经、带、胎、产、杂病中的痛证及其辨证论治特点分述于后。

（一）月经病的痛证

月经病的痛证,以经行腹痛为常见,经期来潮和经行前后出现下腹部疼痛为其主症,严重者可见腹部剧痛而致昏厥等症。沈仲理临床观察发现,本病以虚夹实者多见,如寒湿搏于冲任而作痛,由血虚气滞化热而作痛。认为寒因痛证的特征是小腹冷痛,或两侧少腹抽痛,以及少腹坠痛、酸痛、绞痛,舌质淡,脉迟缓,或弦细。热因痛经的特征是小腹胀痛,腹内觉热,舌质红,脉弦或弦数。治疗方法,如因感受寒湿者,治宜温经散寒法,采用温经散寒汤,药用当归、川芎、赤芍、紫石英、胡芦巴、五灵脂、川楝子、延胡索、制香附、小茴香、艾叶 12 味。紫石英性味甘温,入心、肝经,以温暖子宫。《神农本草经》指出:"治女子风寒在子宫。"《本草纲目》云:"紫石英主治肝血不足,及女子血海虚寒不孕者宜之。"胡芦巴味苦、性大温,入肾经以补命门之火,有温肾阳、逐寒湿的功用,故与紫石英同用,则直达子宫,起到散寒镇痛的作用。并可根据其受寒的轻重、疼痛的缓急、兼症的主次,加减应用。受寒重者,加吴茱萸、桂枝之品;血瘀重者,加桃仁、红花之品。若属热因痛经,多因肝郁气滞,郁而化热化火,以致火郁血热,阻于冲任二脉而作痛。实证者,多见经前或经期少腹胀痛,伴有乳房胀痛,或乳头痛,苔薄,脉沉弦,治宜和血疏肝、理气止痛法,采用逍遥散合金铃子散加败酱草。虚证者,多见经行腹痛绵绵,或经后腹痛不止,舌质暗红,脉弦细带数,治宜养血疏肝、清热止痛法,采用红酱金灵四物汤,药用四物汤加红藤、败酱草、川楝子、五灵脂、乳香、没药等 10 味。二方之止痛特点在于败酱草,李时珍曾说:"败酱草治血气心腹痛……古方妇人科皆用之,乃易得之物,而后人不知用,盖未遇识者耳。"再配以红藤之清热消肿、五灵脂之散瘀止痛,用于治疗热因痛经有明显的疗效。

经行头痛,又称经临头痛,有经前头痛、经后头痛之别。其痛为在头额或两太阳穴处有轻微胀痛,或头顶痛,甚则头额角剧烈疼痛,连及脑后。本病实证多属肝阳偏亢,化风上扰巅顶所致。《难经·四十七难》曰:"人头者,诸阳之会也。"

唯风可到，必其肝阳气盛，则头脑为之疼痛。肝为藏血之脏，肝体阴而用阳。由于肝血供养经血，以致肝阴见衰，则肝用（阳）必有所偏盛，于是化为风阳而上升，而致经行头痛。虚证多属阴阳两虚、水不涵木所致，其痛在脑后，脑后为督脉所过，证属肝肾两亏、督脉经虚。督脉属肾，肾生髓，上行入脑，正如《素问·骨空论》曰："督脉者，起于少腹……上额交巅上，入络脑，还出别于项。"又见《素问·奇经论》曰："髓者以脑为主，脑逆故令头痛。"故经行头痛，以经前痛者，多属肝经风阳上亢；经后痛者，多属肝肾虚损、水不涵木。

治疗方法上，经行头痛属肝阳上亢者，或伴血压偏高者，舌质红，苔薄黄，脉弦紧者，治宜平肝潜阳，或清肝泻火法，采用天麻钩藤饮，药用天麻、钩藤、石决明、牛膝、桑寄生、杜仲、栀子、黄芩、益母草、朱茯神、夜交藤；肝火偏亢者，采用龙胆泻肝加苦丁茶，甚则加用羚羊粉，或重用水牛角、山羊角亦佳；如属肝肾两亏，头痛连及脑后者，治宜滋肾柔肝、息风止痛法，方用杞菊地黄丸（改用汤剂）合石楠白芷苦丁茶汤，药用生地黄、熟地黄、山茱萸、山药、牡丹皮、泽泻、茯苓、石楠叶、白芷、苦丁茶。此为沈仲理经验方，用石楠叶之苦辛入肝、肾二经，有祛风止痛之功，专治头风头痛；配以苦丁茶之甘苦性凉，有散风热、清头目的作用。两药合用，从而起到调理阴阳、平肝止痛之效。有于经前或经适来时头痛者，病因瘀血内阻，引起冲任二脉失调，血流不畅，络脉壅滞，上致清窍不清，多见偏头痛，痛如锥刺，经畅行则头痛减轻以致消失，舌边瘀斑，脉弦紧。治宜活血化瘀、疏肝止痛法，方用桃红四物汤加生白芷、蔓荆子。

经期乳房胀痛、乳头痛者，一般在经前两侧乳房胀痛，甚则结块，兼有乳头痛，或乳头作痒，经后消失，周而复始。从经络联系看，乳房属胃，乳头属肝。如因血脉不和，或肝血不足，则肝气不得疏泄，下达冲任，而反上逆，故于经期前乳房胀痛和乳头痛，治宜和胃通络、疏肝理气法，则其痛自除，可用逍遥散为主方加减。如见乳房胀痛甚者，加全瓜蒌、蒲公英、薜荔果、路路通之品；乳头痛，或刺痛不能近衣者，加牡丹皮、王不留行、地龙；乳头作痒者，加服龙胆泻肝丸有效。其中薜荔果即木馒头，性味酸平，有温阳补精、活血消肿和通乳的作用，故有直通乳房、消散胀痛的特效。

经行腰痛，症见经临环腰痛，经后消失，也有经停后带多，而继见腰痛，病因为肝肾不足。腰为肾之府，肝气不得下达，带脉拘急，带脉系于腰脐之间，环腰一周，宜弛缓，不宜拘急，急则引起腰痛，俯仰不便，治宜补肾和肝法，缓带脉之急，方用傅氏宽带汤，药用白术、巴戟天、补骨脂、人参、麦冬、杜仲、熟地黄、肉苁蓉、白芍、当归、五味子、莲子等。利腰脐间之气，重在补益肾阴肾阳、健脾缓肝，则带脉通利而腰痛亦平，为本方用药之特点。

其他如经行身痛，治宜养血活血、散寒通络法，补之以景岳舒筋汤，疏之以蠲痹汤。经行口舌碎痛，一名"经行口疳"，有属心火、胃火之不同。心火旺者，治宜养阴清心法，方用清心莲子饮加马勃。胃火炽者，治宜滋阴清胃法，方用玉女煎加大青叶。均可外用野蔷薇花、野菊花适量泡汤漱口，外搽锡类散或珠黄散。经行足跟痛者，多因肾亏骨弱，方用景岳大补元煎为主方。属肾阴亏者，加龟甲、牛膝；肾阳亏者，加金狗脊、鹿角霜。经行肛门坠痛者，为肠中热结肿胀，方用东垣润肠汤加红藤、重楼，以解肠中热结。经行吊阴痛者，以经产妇和围绝经期妇女多见，为冲任之脉衰，肝脉络阴器，肝血不足，气失疏泄所致，方用金铃子散加鸡血藤、制何首乌、小茴香、蛇床子，以养肝血、疏肝气。络脉濡润，其痛自止。如为输卵管结扎后所引起的，自觉阴道内有吊痛感者，重在温养肾精，方用河间地黄饮子加鹿角霜（胶）、紫石英、菟丝子、韭菜子、川椒之品，或加用淡菜、海参、鲍鱼等血肉有情之品，以滋肾补精、通补奇经。故《温病条辨》"保胎论"中有通补奇经丸一方，效甚佳。

（二）带下病的痛证

症见带下增多，带色黄白相杂，或赤白带，或脓样带。伴有小腹隐痛或坠痛，腰骶酸痛，即今急慢性子宫颈炎。经妇科检查确诊后，进行中药治疗。对慢性子宫颈炎者，治宜清热化湿、凉血止带法，采用完带汤加马鞭草、土茯苓、白芷炭。沈仲理常配用马鞭草以活血化瘀、利湿止带，必要时配合外用药，以加快治愈。急性子宫颈炎在临床上比较少见，大多由产后或子宫颈损伤后感染所致。沈仲理认为本病为湿热或湿火蕴聚，损伤带脉、任脉。急性发作时，治宜清热解毒、化湿止带法，采用马鞭蒲丁汤，药用马鞭草、蒲公英、紫花地丁、大青叶、黄柏、知母、白薇、海螵蛸。

急慢性盆腔炎者，多见白带增多，下腹部疼痛，或剧痛拒按，以及月经失调。急性发作者，症见发热为主，带下色黄，或有臭味，或呈脓样带。治宜清热解毒、化瘀止痛法，方用银翘红酱解毒汤，药用金银花、连翘、栀子以清热解毒，红藤、牡丹皮、赤芍、桃仁、薏苡仁以清营化瘀，败酱草、延胡索、川楝子以止痛。慢性盆腔炎多由急性者迁延而成。本病常在经期前后发病，症见少腹一侧或两侧隐痛或胀痛,白带增多,兼有结为癥瘕之疾。治宜活血化瘀、理气止痛法,瘀化则带止,方用王清任少腹逐瘀汤,或膈下逐瘀汤;伴有癥瘕者,方用《金匮要略》桂枝茯苓丸。以上均为临床常用而有效之方剂。

(三)妊娠病的痛证

妊娠痛证,主要为妊娠腹痛,多由肾气不足、脾虚气滞所致。所谓"腹乃脾之分野",脾肾阳虚,则温运失常,以致虚气内阻,胎气不安,故见妊娠腹痛,轻者一阵隐痛,重者腹中绵绵作痛,舌质淡白,脉沉细,或细弦。治宜补脾安胎、顺气止痛法,方用《金匮要略》当归芍药散。沈仲理常用东垣乌药汤,药用当归、甘草、乌药、木香、香附加生白术、桑寄生。本方以乌药为君药,入脾、肾经;如因内热而引起者,采用张景岳之泰山磐石散;因气郁者,加青皮以疏肝气。以上均为治疗妊娠腹痛之良方。

(四)产后病的痛证

产后痛证,又称"儿枕痛"。分娩后,由于子宫收缩而引起的下腹疼痛;或产时失血较多,胞宫失养所致。症见腹痛隐隐,其痛喜按,按之痛缓。治宜养血止痛法,方用《备急千金要方》内补当归建中汤以温阳润燥;兼见瘀血者,加失笑散;如因恶露不下、少腹疼痛拒按者,用生化汤以祛瘀止痛。产后身痛,是指产后气血不足,或由感受风寒引起,症见周身肢节疼痛,屈伸不利,手足发冷,苔薄,脉濡细。治宜益气养血、舒筋通络法,方用《妇人良方大全》趁痛散加鸡血藤、秦艽,以濡润筋脉之气。

此外,如妇科手术后肠胀气而腹部胀痛者,可用扶正理气汤,药用党参、白术、云茯苓、炙甘草、枳壳、青木香、厚朴、大黄以养正祛邪。肠梗阻或严重肠胀气者,方用粘连松解汤,药用大黄、枳壳、厚朴、芒硝、桃仁、炒莱菔子、木香、赤芍。以上二方服后,均有缓解疼痛的疗效。

四、女阴白斑症

女阴白斑症是妇科常见病,而且是妇科中难治的疾病之一。几年来,沈仲理通过临床观察和运用以中医中药为主治疗女阴白斑症,初步探索到点滴经验,由于探索时间短和病例不多,仅以个人的临床心得作一次肤浅的介绍。沈仲理在参加1973年上海市川沙县某公社对女阴白斑症的学术交流和中西医结合的临床讨论的启发下,对本病进行了不懈的临床研究,采用中药内服、外治的方法,并着重以西医诊断为主的鉴别诊断,在中西医结合理论联系实践的基础上,取得一定疗效,整理了比较完整的典型病例并制定了新的治疗方法。现将初步的经验小结阐述于后,以供参考和指正。

（一）发病原因

本证多发生于绝经期前后,故中医认为其发病原因乃冲任二脉虚衰,精血亏损,血虚化燥,影响阴部阴液,使阴部皮肤缺乏营养。其病机多因肝肾不足,脾虚生湿,化为湿热下注,以及损伤冲、任、督三脉,由于督脉与冲任二脉同出于胞宫,循会阴（外阴部）,其别络循阴器分行前后,说明经络与阴部有密切联系,故冲、任、督三脉病,则可影响冲、任、督三脉的调节,使阴部皮肤失去正常营养,从而引起局部病变。故本病多发生于育龄期和老年绝经期前后妇女。

根据临床所见,本症发生于育龄期妇女,则因产育过多,体质虚弱,有的因生育后哺乳期过长,希望借此造成停经而达到避孕目的,特别多见于农村中年妇女,结果导致冲任损伤,阴中色素变白,以及外阴干枯、萎缩等情况。至于老年女阴白斑,多由冲任虚衰、肝肾精血两亏所致。但本病初起多因肝旺脾虚,肝经郁热,脾虚生湿,酿成湿热下注阴部;或因肝血虚则血虚生风,肾气亏则精衰失荣于阴部等。

关于本证的病理,由于女阴白斑的确切病因及形成原理尚未阐明,近几年来日益唤起中西医妇科学者的重视。为此,对本症的临床治疗和科研工作,沈仲理相应地采取中西医结合方法进行探讨。现将女阴白斑症的辨证分型、分型论治、典型病例分别阐述如下。

（二）辨证分型

1. 血虚肝火型　本证多见于青春期和围绝经期女性。由于血虚肝亢,肝火下移外阴,或肾阴不足,水不涵木所致。症见月经先后不定期,或绝经期间头晕目眩,阴部初期稍有红肿,或有黄带,继则阴部表皮增生、肥厚、角化、干燥、变白,奇痒难忍,或有触痛,伴有湿疹,或有灼热感,心烦易怒。舌质红,苔薄黄,或花剥,脉弦细,或沉涩带数。

2. 肾阳不足型　本证多见于中年和老年妇女,如育龄期与绝经期间。症见面色不华,腰疲乏力,阴部表皮角化、干燥、变白,伴有水肿,或有裂纹,甚则组织萎缩,弹性消失,局部瘙痒或触痛。舌苔淡白,或白滑,脉沉小。

3. 湿热下注型　本证多见于女阴白斑发病初起时,类似一般阴痒症,或瘙痒较频,由于瘙痒刺激,或外阴部与手指甲的感染,有见湿疹样,或痒或痛,外阴红肿,阴部表皮角化、变白、弹性减低,或阴唇部伴有破裂、溃疡、带下黄而腥臭,小便短赤,大便干燥。舌苔黄腻,脉弦滑。本病多由肝、脾二经湿热侵犯外阴部所致。

(三)分型论治

1. 中药内服方

(1)养阴凉营、清肝泻火、滋阴清火法。有4种方剂可以选用。

1)清营汤(《温病条辨》):水牛角(代犀角)30 g、鲜生地 30 g、玄参 12 g、竹叶心 9 g、金银花 9 g、连翘壳 9 g、黄连 3 g、丹参 9 g、麦冬 9 g。以养阴凉营法为主。

2)龙胆泻肝汤(《医宗金鉴》):龙胆草 6 g、栀子 9 g、黄芩 9 g、泽泻 9 g、车前子 9 g、生地黄 15 g、当归 6 g、木通 3 g、生甘草 3 g;或服中成药"龙胆泻肝丸",每服 6 g,每日 2 次。

3)苏甲马鞭散(沈仲理方):苏木 15 g、炙鳖甲 15 g、小生地 30 g、马鞭草 15 g、龙胆草 9 g。共研细末,每服 3 g,每日 3 次,或改用煎剂亦可。以上二方均以清肝泻火法为主。

4)益阴煎(《医宗金鉴》):生地黄 15 g、炙龟甲 15 g、知母 9 g、黄柏 6 g、砂仁 3 g、炙甘草 3 g;或服中成药"知柏八味丸",每服 6 g,每日 2~3 次。以上二方均以滋阴清火法为主。

(2)温肾补阴、祛风止痒法。有2种方剂可以选用。

1)中成药"右归丸"(《景岳全书》),每服 6 g,每日 2 次,或改用煎剂亦可。

2)石楠二灵散(沈仲理方):石楠叶 15 g、淫羊藿 15 g、威灵仙 9 g、蛇床子 9 g。共研细末,每服 3 g,每日 3 次,或改用煎剂亦可。第一方以温肾补阳法为主,第二方以温肾、祛风、止痒法为主。

(3)健脾柔肝、清利湿热法。方用四君子汤(《太平惠民和剂局方》)合萆薢渗湿汤(《疡科心得集》):党参 9 g、白术 9 g、茯苓 9 g、生甘草 3 g、萆薢 9 g、薏苡仁 12 g、黄柏 6 g、牡丹皮 6 g、泽泻 9 g、通草 3 g、滑石 12 g。

2. 中药外用方

(1)炉甘石 30 g、密陀僧 12 g、煅龙骨 9 g、枯矾 6 g、煅石膏 9 g、炮山甲 6 g、飞滑石 15 g、制南星 9 g、肥皂荚(去子、筋)9 g。上药共研细末,用麻油或凡士林调成软膏,于每次坐浴后拭干外阴部,将软膏搽敷于白斑患处;或将软膏摊于纱布夹药棉的纱布上,用橡皮膏固定,或用月经带固定于患处,开始时每日换药 2 次,如症状减轻或好转时,可减为每日 1 次。

(2) 白斑兼见湿疹样:可先用青木香 30 g,研细末,用麻油或凡士林调匀,每日搽于外阴白斑与湿疹患处,每日 2~3 次;或见外阴红肿灼热痛和小粒溃疡者,以青黛散干搽,或用凡士林调匀,将药膏摊于纱布上,用橡皮膏固定于患处。

(3) 鸡蛋黄油制法:熟鸡蛋不限多少,去壳剥除蛋白、留蛋黄,置烧热之麻油中,文火熬之,20~45 分钟后,锅底有胶样油液即蛋黄油,贮瓶备用。

(四) 典型病例

案1 邱某,21 岁。

初诊(1974 年 12 月 27 日) 据述经由上海某医院妇科门诊多次检查,在病理变化上见到外阴部有红肿和局限性白色病变,小阴唇黏膜增厚变白,皮肤干燥,弹性有轻度消失。诊断为青春期女阴白斑症,并在沈仲理的门诊治疗时又经复查,同意上述病变的确诊。患者的临床表现为平日外阴瘙痒难忍,覆被睡觉时,由于温度升高,奇痒不堪,不能入睡,因而影响上课和学习。曾经中西医药治疗,效果不显。诊得脉象弦细带数,苔薄黄,舌质淡红。诊断:青春期女阴白斑。证属肝火下移阴部。遂予内服苏甲马鞭散,同时外用白斑外敷方和白斑外洗方。

初用外敷药时,因药物刺激疼痛而时用时停,当言明本病性质严重需坚持外敷。嗣后,患者对药物适应,渐能忍受而至不痛。白斑皮损逐渐减退,瘙痒减轻以致完全平息,经治 3 个月而痊愈。本例由于发现较早,确诊为青春期女阴白斑症,属于肝经湿火下注,故用苏甲马鞭散重在清利湿火,再加外敷药,使表皮组织及时获得改善,故奏效较为良好。

案2 姜某,33 岁。

初诊(1974 年 6 月) 女阴白斑发生于 1963 年,经哈尔滨医科大学某院多次妇科检查,确诊为女阴白斑。经用紫外线照射治疗及中药熏洗,外擦北京某中医院之藤黄膏,疗效不显。1970 年经黑龙江省某中医院开具外用药治疗和西药乙烯雌酚、氢化可的松软膏等外擦而无效。1973 年又至天津某医院内服"龟柏散",并同时制成软膏外用,亦无效。同年 4 月又经医科大学某院妇科检查:大小阴唇和阴蒂色皮均萎缩,显灰白色,外阴裂纹,阴道黏膜正常,宫体后倾、稍大、质软,可活动,双侧附件正常。1974 年 6 月,患者家属来沪叙述病情(患者因病卧床已年余):外阴瘙痒异常,小腹与阴部感觉寒冷,精神萎靡,外阴病变如上述。诊断:女阴白斑。证属肾阳不足。处方:

熟地黄 15 g,黄芪 12 g,炙甘草 9 g,淫羊藿 15 g,石楠叶 12 g,阳起石 30 g,紫石英(先煎)30 g,益母草 12 g。

每日 1 剂。同时佐用外敷方和外洗方。

治疗 2 个月后,来信叙述病情好转,外阴瘙痒症状减轻,晚间已能入睡,白斑已见浅淡。治疗半年多后,临床症状消失,精神振作,并能上班工作。本例为中年已婚妇女,生产 2 胎,人工流产 1 次,在人工流产时发现有女阴白斑。从中医辨证角度来说,根据患者小腹与阴部感觉寒冷,以及伴有阴裂、阴蒂萎缩等症状,故诊断为肾阳不足型。因患者已卧床不起,由其家属刘某代述,并将其既往病史带来参考。除用外敷药和外洗方外,因外阴部干燥皱裂,加用鸡蛋黄油外搽。由于患者家属多次来沪,口述病情好转经过,及时、针对性地解决主要矛盾,故能获得康复。经去信追访,得知已能恢复工作。

案3 洪某,55 岁。

初诊(1972 年 5 月)　1971 年 3 月确诊为外阴白斑,遂由上海市某医院行外阴白斑切除术,术后复发,外阴仍感奇痒。1972 年 5 月经介绍至门诊部由沈仲理治疗。复经妇科检查:外阴阴道下 1/3 有白斑,阴门两侧亦有 2 条白斑。症见形体消瘦,心烦易怒,舌质淡红,脉象弦细。诊断:外阴白斑切除术后阴痒复发。证属肝肾两亏。治宜清肝泻火的龙胆泻肝丸内服,每次 12 g,每日 2 次。续诊时内服养阴平肝、清心安神之剂。同时外用外敷药、外洗方。经过 6 个多月的内服外治后,残余白斑消退,瘙痒平息,精神安静,诸症痊愈。本例为老年性女阴白斑,属于肝肾两亏,系经过外阴白斑切除术后复发的典型病例。当时患者产生恐惧心理,认为手术后不愈,恐有癌变之虞。因此,对外阴白斑切除术后复发者,必须耐心指导,再用中药肃清其病变,是完全可能治愈的。

(五)体会

(1)女阴白斑症的临床特征是既有外阴白色病损,又有外阴瘙痒。因此,中医妇科学对女阴白斑症的探讨,多从中医妇科和外科文献的"阴痒"方面进行推敲。由于历史条件的限制及患者受封建思想的束缚,因此古代医籍对阴痒等病症的叙述,缺乏完整的分析和论述。

近几年来对女阴白斑症的科学研究,已引起中医与西医专科的重视,如西医妇外科、皮肤科、病理科对本病的科研,中医有关妇科阴痒专题的研究。通过"人的认识一点也离不开实践"(《实践论》)的辩证法思想,沈仲理运用了中医理论进行审因论治,结合西医妇科实验、病理检查的鉴别诊断为辅助诊断,对女阴白斑症获得比较明确的诊断。例如应区别女阴白癜、瘙痒症。又如女阴白斑症的主觉症状是阴痒,必须注意鉴别外阴部组织白色病损、弹性消失等特征。通过这些研究工作,沈仲理提高了对本病的认识水平。究竟应如何确切地阐明其病因及形成原理,尚有待同仁共同探讨。

(2) 女阴白斑症的中医病理研究,仅仅是不成熟的初步认识,沈仲理在临床上"通过实践而发现真理,又通过实践而证实真理和发展真理"(《实践论》)的过程而有所领会。近几年通过中医和西医的互相切磋琢磨,沈仲理进一步认识到从现代医学病理学来说,本病是由神经、内分泌系统失调引起的,以及与慢性炎症刺激、机械性刺激、性激素水平有密切关系。从中医理论来说,可看作局部与整体的关系,局部的表现源于脏腑功能的失调,主要是肝、脾、肾三脏失调,且与冲、任、督三脉的经络联系相关。由于气血衰弱、湿热感染等因素,导致外阴局部病变。这似乎与现代医学所推求的病理有一致性。

(3) 女阴白斑症的中药治疗,分内服和外治二法。内服药,重在调理肝肾、健脾渗湿、清热化斑之法;外治法,分外敷软膏、外洗方 2 种方法。外敷药,重在消肿化斑、敛疮生肌、收湿止痒等法,但要避免辛热燥湿、易损伤表皮的药物,在药物配伍上,必须做到既能收湿止痒,又能润肤化斑,由此起到改变其病损表皮增厚、角化、炎症和改善后期阴部皮肤萎缩的作用,并达到防止复发或癌变的功效,使之尽可能在采取非手术保守疗法的情况下获得治愈。至于中药的药理作用如何,有哪些有效中药尚未用上,有待继续作出深入的分析和研究。

五、前庭大腺炎

前庭大腺炎散见于中医学妇科"前阴诸症"的文献记载中,根据临床症状,可认为接近于"阴肿""阴痛""阴疮"三症。

本病发生于两侧阴唇后部的前庭大腺部位,它开口在小阴唇内侧。在性交、分娩或由其他接触而女阴被细菌感染时,会引起炎症反应。腺体黏膜充血肿胀,甚至形成前庭大腺脓肿,日久可成为前庭大腺囊肿,发生部位常为单侧。

《诸病源候论·妇科杂病诸候》"阴肿候"载:"阴肿者,是虚损受风邪所为,胞经虚而有风邪客之。风气乘于阴,与血气相搏,令气血痞塞,腠理壅闭,不得泄越,故令阴肿也。""阴痛候"载:"阴痛之病,由胞络伤损,致脏虚受风邪,而三虫九虫,因虚动作,蚀阴则痛者,其状成疮。"《女科经纶》引徐春甫说:"阴肿有因房劳过度,伤损阴户致肿,宜节欲调治;有欲胜而热甚生虫,以致肿痒甚者,皆宜戒房室,速治之;有邪气渐盛,致阴户溃烂不收,失于早治也。"《金匮要略·妇人杂病脉证并治》曰:"少阴脉滑而数者,阴中即生疮,阴中蚀疮烂者,狼牙汤洗之。"《医宗金鉴·妇科心法要诀》曰:"妇人阴疮,名曰䘌,由七情郁火伤损肝脾,气血凝滞,湿热下注,久而虫生,虫蚀成疮,浓水淋漓,时疼时痒,有若虫行,少腹胀闷,溺赤频数,食少体倦,内热晡热,经候不调,赤白带下,种种证见,宜分治之。"

(一)发病原因

大致可分为肝脾湿热、阴虚郁热、感受外邪 3 种类型。

1. **肝脾湿热** 妇人阴户,为肝经之分,所谓"肝脉络阴器",由于郁怒伤损肝脾,肝郁则化火,脾郁则湿盛,湿火下注阴部所致。《妇人良方大全》曰:"妇人阴内痛痒,内热倦怠,饮食少忌,此肝脾郁怒,元气亏损,湿热所致。"本病的主要症状表现为外阴一侧局部初起红肿疼痛,继而发生脓肿疮疡,舌质淡红,苔黄腻,脉弦滑或弦数。

治疗法则,以清肝火、利湿热为主。初起症见肿痛者,方用龙胆泻肝汤或丹栀逍遥散;如见脓肿疮疡者,方用加味四物汤(四物汤加天花粉、王不留行、木通)。

2. **阴虚郁热** 病由产时损伤阴户或房劳所伤,阴液不足,化为郁热,下注阴部,初起阴户肿胀,甚则焮肿疼痛,或干燥灼热。舌苔黄腻,或舌质光红中剥,脉弦细或细数。

治疗法则,以育阴清热、润燥消肿为主,方用六味地黄汤,或益阴煎(生地黄、知母、黄柏、炙龟甲、砂仁、甘草)。

3. **感受外邪** 病因房事或产时损伤,由于产时脉络虚损,伤及阴户和感受外邪,症见阴户局部红肿胀痛,带下色黄,胸闷纳少,小便赤色,舌苔黄腻,脉弦滑。

治疗法则,以清热解毒、祛风消肿为主。阴户肿痛、有化脓现象时,方用内疏黄连汤加减(《医宗金鉴》:黄连、栀子、黄芩、连翘、赤芍、当归、槟榔、大黄、木香、生甘草,减桔梗、薄荷,加防风)。

(二)外治方法

(1)局部外敷金黄膏(上海群力草药店制方:蛇六谷、生大黄、天葵子、一见喜、野菊花、芙蓉花、黄芩、蒲公英、樟脑)。摊于纱布上,敷于患处,每日更换1次;或用热毛巾湿敷,每日2~3次。

(2)野菊花15 g,紫地丁、蒲公英各30 g,龙胆草15 g,赤芍9 g,煎汤,趁热先熏后洗,或温水坐浴。

(3)发现前庭大腺脓肿和前庭大腺囊肿患者,均应进行西医妇外科手术治疗。

六、宫外孕

宫外孕,或称"异位妊娠",即受孕在子宫外面,其中包括输卵管妊娠、卵巢妊娠、腹腔妊娠等。由于98%的宫外孕均为输卵管妊娠,故习惯上的宫外孕指输卵管妊娠。中医妇科学方面无此病名,根据本病临床表现的症候群,从中医妇产科的文献记载中,可以考证到与它相似和接近的症状。在临床上,沈仲理采用历来的经验方剂,包括古方和今方(即现在的经验方)进行研究、讨论,运用到临床上,都已获得一定疗效。当然,沈仲理实际看到的病例不多,现仅将沈仲理所观察的异位妊娠患者,以及学习的有关临床经验文摘综述于后,以供研讨,相信能够增强各位运用中医中药治疗宫外孕的信心。

(一)宫外孕辨证论治的考证

宫外孕,因中医妇科学无此病名,只有它的症候群,所以只能在中医妇科文献中探索它共同具有的临床症状,进行辨证论治。这原是中医学的特色,因为任何事物都有其客观存在,可以从客观规律中找到正确的答案。根据沈仲理的初步体会,《金匮要略·妇人妊娠病脉证并治》提到"有妊娠下血者,假令妊娠腹中痛,为胞阻,胶艾汤主之""妇人怀娠腹中疞痛,当归芍药散主之"。宋代陈自明《妇人良方大全》曰:"妊娠心腹痛,或宿有冷疾,或新触风寒,或痰饮相搏。若痛胞络,必致动胎,甚则伤堕。"陈自明取《金匮要略》方剂当归芍药散,改称当归芍药汤,用治妊娠心腹急痛,或失血过多而眩晕。用阿胶散(当归、川芎、阿胶、白术、茯苓、陈皮、甘草），治胎动腹痛，以及轻者妊娠腹痛、漏下，或有癥病而得漏下，重者腹内急痛如刀割，伴面色苍白、冷汗淋漓、汗出如珠、气息急促等危急症状。

（二）中医治疗宫外孕的体会

沈仲理当时对宫外孕的治疗，看诊的和经历的不多，所以体会还不够深刻。仅遇到过两三个病例，获得一些浅薄的体会，大概有以下 3 点。

（1）约在 1958 年间，为了带教学生实习，沈仲理到上海市嘉定区中心医院中医科指导妇科学习，经该院妇科病房邀请会诊（会诊过程已记不清）。记得是一位青年女工，经西医诊断，印象中为"陈旧性输卵管妊娠"，已有 60 日左右的停经史，经尿妊娠检验呈阳性。少腹痛不止，有时剧痛，腹部扪及包块，有压痛。因患者新婚，不同意手术，故采取中医保守疗法。沈仲理投以活血化瘀、理气止痛法，方用膈下逐瘀汤，合大黄䗪虫丸加减。其后调理月经，治疗约 2 个月，月经来潮。恢复健康后，追访得知已正常怀孕。

（2）1962 年在上海中医学院附属曙光医院，经该院妇科主任董珊云邀请会诊，还有庞泮池主任一同会诊观察。记得当时是一位中年妇女，约 40 岁，为气虚血脱的宫外孕休克型，诊断为"输卵管妊娠破裂"，引起急性大量腹腔出血，血压下降，汗出如珠，少腹剧痛，神思恍惚，已见休克。回忆当时，可能因患者患有心脏病，故准备好手术，但尽可能不动手术。会诊时正当抢救治疗，为了患者的生命安全，沈仲理让其频饮独参汤，血压有所回升。与庞主任共议方药后，选用参附龙牡汤和桂枝茯苓丸之意加减，结合西医抢救措施，患者病情获得缓和。事后经了解，该患者已获得康复。

（3）沈仲理所在的上海中医学院妇科教研组为了编写上海高校教材（1973年），曾向上海市第一纺织医院了解该院治疗宫外孕专科治疗情况。该院完全采用中药治疗，基本上不动手术，让患者一进院即服中药煎剂。予宫外孕协定方药，配合西医急救及护理措施。

（4）中药治疗宫外孕，主要采用活血化瘀的药物，促进血积包块吸收及粘连的松解，增强肠道蠕动，促使粘连消除，并可预防肠粘连的发生。宫外孕采用活血化瘀止血法。据山西医科大学附属医院和山西省中医药研究院的总结经验，所用宫外孕方为：丹参 15 g，赤芍 10 g，乳香、没药（各）6 g，桃仁 10 g，有包块者加苏木、水蛭、䗪虫及三棱、莪术之类，有良好的疗效。中医妇科学理论指出本病属于血瘀气滞、血瘀胞络,多数为瘀血阻于少腹。

宫外孕患者停经 3 个月,见有间歇性少量阴道出血,伴腹部撕裂痛者,包块可由小变大,腹腔内游离血多,如行腹腔穿刺,极易抽出不凝固的血性液体。予腹诊按压,可见全腹压痛,有反跳痛,下腹部或左或右有轻度肌紧张,移动性浊音阳性,符合血色形成过程的自然表现。如为输卵管破损,可见反复的少量出血,因而导致局部血块增大的可能,还可出现下腹部疼痛、肛门坠痛,以及血红蛋白水平下降等,并随时有再次破裂致休克的危险,故治疗应密切观察病情变化。

宫外孕破损后形成的血肿包块,经中药治疗可完全吸收。其吸收过程是血包周围粘连逐渐松解,子宫被游离出来转为可活动,包块缩小、变软,以致形成囊性,而后囊内张力减低,形成增厚,最后完全消失。一般宫外孕的发病时间以闭经 40～60 日者为多,此时胚胎很小,治疗后经浸软、自溶,也可被完全吸收。若胎儿发育较大,已形成骨骼,未及时治疗,年久可形成"石胎"。在宫外孕中如属间质部妊娠,一般发病较晚,多于孕 3～4 个月突然破裂,发病急,出血多,瞬间即可陷入深度休克,应立即手术(部分内容摘自《天津医药》1978 年 6 卷 9 期,第 432 页)。

第二节　优势病种诊治经验

一、子宫肌瘤

子宫肌瘤为现代医学名称,是妇女生殖系统最常见的良性肿瘤。近年来,我国各医疗单位对本病颇为重视。尤其实行妇女健康预防普查工作以来,本病的发现更为普遍,是目前妇科临床常见病之一。本病好发于中年妇女及围绝经期老年妇女,患者年龄在 30～50 岁。因其普遍,各医学院、医院都进行了专题研究及临床观察。各方面的总结报道都有一定的成果,并可为之借鉴。上海岳阳医院以中医中药治疗子宫肌瘤的临床观察与科研工作,也仅仅是初见成果,尚有待深入研究。

(一)以中医妇科学癥瘕论述子宫肌瘤

以中医妇科学癥瘕理论论述子宫肌瘤的前提,是怎样阐明子宫肌瘤的实质性,使西医病理与中医病因病机相对一致的? 为此,沈仲理从实践和理论两方面,结合现代科学实验、妇科诊断检查等手段,对中医妇科学中所述癥瘕之疾和胞宫癥瘕合并崩漏之症进行了探讨,又密切联系子宫肌瘤的临床症状,作出了判断、分类和初步诊断,这对开展以中医中药治疗子宫肌瘤的科学实验有重要的意义。沈仲理还进一步将中医妇科学有关癥瘕成病因素的论述,与西医所述子宫肌瘤的病理、分型联系起来,并加以分析对照。

子宫肌瘤属于中医妇科学中的"癥瘕"范畴,但癥瘕与崩漏并见。在临床观察中,沈仲理观察到子宫肌瘤(癥瘕)患者又有阴道流血(崩漏)的症状,且较多见。因此,沈仲理在研究治疗子宫肌瘤的方案中,首先从癥瘕与崩漏的病因病机中寻求它的理论根据,并将中医妇科学癥瘕合并崩漏的病机制论,密切联系实际,从而提高对子宫肌瘤的认识。明确地说,是以中医中药为主治疗子宫肌瘤,提高子宫肌瘤保守疗法的医疗水平,并结合妇科双合诊检查、B超检查和有关实验检查,以科学依据证实其正确性,以达到以中医药为主防治子宫肌瘤的目的。

(二)妇科癥瘕理论对子宫肌瘤的认识

沈仲理从子宫肌瘤在临床上所表现的症状,探索子宫肌瘤、阴道流血与癥瘕、崩漏的一致性,并进一步了解子宫肌瘤在现代医学中的所属范畴,以确立其分型,再以中医手段依据癥瘕的病因病机进行治疗。为了与临床实际情况相符,作者仍以子宫肌瘤为主题,以符合客观实际。在使用现代医学名称的同时,仍以中药治疗子宫肌瘤,在治疗子宫肌瘤的临床实践中建立起优良的保守疗法。如见子宫肌瘤增大至3个月妊娠大小以上者,或治疗后久而未见改善及好转者,以及血崩不止者,沈仲理认为也应考虑手术治疗,使中西医治疗有机地结合起来。

关于妇科癥瘕的病因病机,历代妇科医籍均有较详细的记载,如早在2 000多年前的《灵枢·水胀》已提道:"石瘕生于胞中,寒气客于子门,子门闭塞,气不得通,恶血当泻不泻,衃以留止,日以益大,状如怀子,月事不以时下,皆生于女子,可导而下。"《素问·骨空论》曰:"任脉为病,男子内结七疝,女子带下瘕聚。"上述两段记载,指出寒邪与瘀血凝结,损伤冲任二脉,引起子宫癥瘕之疾,接近今天有关子宫肌瘤的描述。东汉张仲景《金匮要略·妇人妊娠病脉证并治》"妇人宿有癥病,经断未及三月,而得漏下不止,胎动在脐上者,为癥痼害……所以血不止者,其癥不去故也,当下其癥"的描述,类似今天有关子宫肌瘤合并妊娠之症。

尔后,有《诸病源候论》"癥瘕候"认为:"癥瘕者,由冷热不调,饮食不节,积在腹内,或肠胃之间,与脏相结搏,其牢强,推之不移者,名曰癥……癥瘕之病,其形冷结,若冷气入于脏,则使无子;若冷气入于胞络,搏于血气,血得冷则涩,令月水不通也。""八瘕候"说:"瘕者,皆胞胎生产,月水往来,血脉精气不调之所生也。"上述引证了癥瘕之疾多生于子脏(宫)、胞络(附件)之内,病由胎产、月经不调所产生之理。宋代《妇人良方·妇人腹中瘀血方论》曰:"妇人腹中瘀血者,由月经闭积,或产后余血未尽,或风寒滞瘀,久而不消,则为积聚癥瘕矣。"同时代的《陈素庵妇科补解·经闭成癥瘕积聚方论》指出:"血滞经闭,不必琐屑分七癥八瘕、五积六聚之名,但诊其脉浮沉迟数滑涩虚实,病属阴阳,属脏属腑,瘀血成块,其块或硬或软,痛与不痛,或暂时作痛,或痛之不止。审其病在何处,胸、膈、腰、胁、大小腹及脐之上下、左右,可随症用药。"及至明代《景岳全书·妇人规》曰:"癥瘕之病,即积聚之别名,《内经》止有积聚疝瘕,并无癥字之名,此后世之所增设者。盖癥者征也,瘕者假也。征者成形而坚硬不移者是也,假者无形而可聚可散者是也。"指出识别癥瘕之疾,又说:"瘀血留滞作癥唯妇人有之,其证则或由经期,或由产后。凡内伤生冷,或外受风寒,或恚怒伤肝,气逆而血留,或忧思伤脾,气虚而血滞,或积劳积弱,气弱而不行。总由血动之时,余血未净,而一有所逆,则留滞日积,而渐以成癥矣。"上文概括地阐述了癥瘕的病因,十分类似对子宫肌瘤病因的阐述。沈仲理认为子宫肌瘤的形成,不外六淫之邪乘经产之虚而侵袭胞宫,涉及胞络同病。有因多产房劳、产后积血、七情所伤等引起脏腑功能失调,气血不和,冲任损伤,以致气滞血瘀,瘀血内阻,血结胞宫,始因气血相搏,新血与旧血凝聚成块,而致瘀者愈瘀,蔓延宫体或内或外。本病少则数月,多至经年,久必化热化火,火热损伤冲任,于是导致血海失于宁静,迫血妄行,多见血崩突发,经年不愈,病邪日盛,甚则脾胃元气不足,阳气衰微,气不摄血,而致数脱血,血海空虚,势必导致严重血亏。此皆由于肝脾统藏失职,或由肝肾封藏不固等所致。

综上所述,血瘀是癥瘕的主要原因之一。血瘀的形成,在古今医籍中有瘀血、蓄血、恶血、败血、积血、留血、干血等不同名称,以及气滞血瘀、血虚血瘀、寒因冻结、热因凝聚等各种错综复杂的原因。因此,中医的审证求因是十分重要的,辨析明确后,才能达到消瘀散结的疗效。为此,沈仲理除对血瘀进行详细的研究以外,还参考了现代医学"血液流变学",与中医"血瘀学说"理论互相渗透。

所以,沈仲理认为血液流变学的"血液黏滞"诸因素可为诊断与防治子宫肿瘤提供重要的研究资料。

(三)以癥瘕理论对子宫肌瘤辨证论治

中医中药治疗子宫肌瘤的临床研究,是将中医的辨证与西医的辨病相结合,重视整体观念和脏腑辨证。沈仲理在临床实践中依据实事求是的指导原则,研究子宫肌瘤所属癥瘕的性质及其出血原因,以及与西医子宫肌瘤的区别。按生长部位的不同,子宫肌瘤可分为肌壁间、黏膜下及浆膜下3种主要肌瘤。在临床表现方面,子宫肌瘤的主要症状为小腹肿块、崩漏、腹痛、带下等4个主症。

关于子宫肌瘤的辨证论治,根据沈仲理对临床证候的分析,初步可归纳为血瘀气滞、阴虚火旺、肝脾同病、肝肾同病、脾肾同病等5个类型。根据沈仲理的临床体会,在诊断方面,应注意参考其舌苔、脉象的变化来进行辨证。例如血瘀气滞者,因血瘀胞宫,舌质紫暗,或边有瘀紫斑点,苔薄白,脉象细小或细涩、沉迟;阴虚火旺者,因心火偏亢,多见舌尖红,或舌质红;心肝火旺者,舌之边尖红,苔薄黄,脉弦或弦细或细数;肝脾同病者,因脾胃气虚,肝血不足,统藏不固,舌质淡白或苔薄白,脉象濡细,或细弱,或芤弦;肝肾同病者,多为精血不足,水不涵木,木旺气滞,舌质淡红,或苔光滑,脉象左关部弦细,两尺沉细;脾肾同病者,多为血虚气弱,冲任损伤,血海空虚,舌质淡白或浮紫,脉象沉细,或细数或芤。上述5种类型是通过临床实践体会而来的,从对舌苔、脉象的具体诊断中可以了解到某种类型与气血、脏腑、经络的关系,从而判断其属于5种类型中的某一类。

关于治疗子宫肌瘤的主要方法,沈仲理尤其重视调理脾胃元气,培补肝肾精血,佐以软坚消瘤,滋养子宫肌体,恢复子宫功能,以达到扶正祛邪、消散癥瘕之目的。对于子宫肌瘤出血过多者,总结出"止血不忘消瘤,消瘤兼顾出血"的经验,达到"止血不留,化瘀不动"的效果,从而控制肌瘤发展,缩小肌瘤,改善子宫出血,最终对照B超检查提示结果,来确定子宫肌瘤的明显缩小与消失。因此,适用中药治疗的患者,为体质虚弱、不能胜任手术者;或有严重合并症不能进行手术者;或年龄较轻,又需保留生育能力者;或肌瘤不大,但症状明显,本人拒绝手术者;或近绝经年龄者;或经西药保守治疗无效的子宫肌瘤患者。为避免手术创伤,在患者的合理要求下,可采用中医中药治疗,并可长期服用,又无副作用,确实是比较优越的保守疗法,与西医有所不同。如见子宫肌瘤的子宫增大达3个月妊娠大小以上者,病久未见改善和好转者,以及血崩不止者,沈仲理认为应考虑手术治疗。现将辨证论治分为 5 种类型阐述如下。

1. 血瘀气滞　症见经前或经期乳房胀痛,小腹腹痛拒按,小腹或肛门部有下坠感,经行血崩,或暴崩不止,或漏下不绝,血色暗红,夹有血块。方用当归芍药散合济生香棱丸,或膈下逐瘀汤合胶艾汤加减。

2. 阴虚火旺　症见月经先期而来,经行崩冲,或漏下不止,胸胁胀满,胸中灼热,或腹内觉热,烘热汗出,颧赤口干,心烦易怒,乳头刺痛,经后带多赤白或黄白相杂,大便干结。方用犀角地黄汤合生脉散加味。

3. 肝脾同病　症见月经后期,量多如崩,或漏下不止,小腹有下坠感,面目虚浮,大便溏薄,经后白带多。方用景岳举元煎加味,或归脾汤合傅氏平肝解郁止血汤加减。

4. 肝肾同病　症见月经先期或后期,经量或多或少,或下血淋漓不断,头晕耳鸣,腰尻疼痛,足跟痛,手足心热,面色黧黑,带下清冷,大便干结。方用一贯煎加味,或傅氏逐瘀止血汤加减。

5. 脾肾同病　症见每月暴崩不止,经色淡红,面浮足肿,面色萎黄或淡白,心悸心慌,畏寒怯冷,夜尿频多,大便溏薄。方用急救独参汤,或傅氏固本止崩汤加味;以及症见痛经、附件肿块等,可依据不同病情,斟酌加减方药,以免贻误治疗。

除上述辨证论治和应用方剂之外,为了加强消散癥瘕肿块,各方均可加用消散肌瘤的基本药物,如生贯众、海藻、天葵子、半枝莲、石见穿、夏枯草、马齿苋等,以及重用软坚散结的三棱、莪术、黑丑、蛇莓之类。

(四)典型病例

案1　史某,36 岁。

初诊(1981 年 10 月 10 日)　患者于 1978 年经上海市某医院妇科检查发现子宫肌瘤。月经超前、量多 4 年余,经后带下绵绵,并有腥味,大便秘结。1981 年 10 月 31 日 B 超检查报告:子宫前位,大小 4.3 cm×6.1 cm×7.8 cm;子宫左后壁向外突出,呈一实质性暗区,大小 2.4 cm×3.0 cm,与宫壁间无明显分界,提示为小型子宫肌瘤。诊断:子宫肌瘤。证属肝脾同病。经一年调治,经量减少,经期提前。1982 年 11 月 16 日 B 超复查显示:子宫中前位,大小 4.5 cm×7.0 cm×7.3 cm,宫内光点分布均匀,提示子宫偏大,未见明显肌瘤。

案2　刘某,44岁。

初诊(1982 年 6 月 15 日)　患者月经超前而至,经常淋漓不净,来则十来日,甚则 1 个月方净,小腹胀痛,大便溏薄。患者于 1972 年发现肌壁间型子宫肌瘤,1982 年 7 月 8 日 B 超检查报告:子宫中前位,大小 4.5 cm×7.3 cm×7.8 cm;子宫右前壁见一暗区,2.5 cm×3.3 cm×2.7 cm;左下方见一暗区,2.2 cm×2.3 cm×2.5 cm。诊断:子宫肌瘤。证属肝脾肾同病。经 6 个月调治,1982 年 11 月 12 日 B 超复查显示:子宫大小 4.0 cm×5.0 cm×5.9 cm,宫内光点分布均匀,未见实质或液性暗区,子宫内未见明显异常。

案3　奚某,36岁。

初诊(1982 年 6 月 22 日)　患者月经过多如崩,于 8 年前普查发现子宫肌瘤,经期动辄提前 1 周。经潮须注射止血针剂,后方能控制。经前乳胀,经行小腹胀痛,平时带下色黄。1982 年 6 月 26 日 B 超检查:子宫大小 4.5 cm×5.8 cm×5.6 cm;后壁内是一实质性暗区,大小 2.6 cm×3.6 cm×4.2 cm,提示小型子宫肌瘤。诊断:子宫肌瘤。证属肝肾同病。服中药 1 个月后即见经量减少(停用西药)。5 个月后复查 B 超提示:子宫中位,大小 4.0 cm×5.7 cm×7.9 cm,宫内光点分布均匀,子宫外形整齐、光洁,提示子宫未见明显异常,原检查所见暗区本次检查未发现。3 个月后随访,月经恢复正常。

(五)结语

(1)本文为沈仲理总结的 1981 年至 1983 年指导研究生期间所提出对子宫肌瘤专题的科学研究,并阐明了有关学术见解,以及临床治疗本病的经过,是有关研究的初次总结。

(2)沈仲理通过中医辨证分类,联系西医辨病分型,以西医子宫肌瘤的病理联系中医妇科癥瘕病机的特点,形成了一系列新的理解,是治疗本病的一个新起点。沈仲理运用中药汤剂与片剂结合使用的治法,加速了对子宫肌瘤症状的改善和肌瘤的缩小,并使有的患者获得子宫肌瘤消失的疗效。这仅仅是初步摸索到的点滴治疗规律。

(3)中医妇科学认为,癥瘕的主要病理是血瘀气滞。目前对血瘀的研究,认为中医血瘀学说的理论与血液流变学的某些论述有其共同点,血瘀证患者大多存在血液流变学上的异常和改变,局部血液微循环存在障碍,组织、器官的功能与新陈代谢也都有一系列病理变化。妇女子宫肌瘤也不例外,故今后还要对血瘀学说结合临床血液流变学作进一步研究,以此加深对子宫肌瘤的研究,推动理论上的发展。

(4)沈仲理在临床诊断方面,除采用B超检查与妇科双合诊检查以外,还对血液黏稠度与甲皱微循环变化进行了实验室观察,今后还将考虑增加宫腔镜的探查等,以此加深对子宫肌瘤的进一步了解和认识。

二、崩漏

崩漏是妇科月经出血异常的症候群,概括了阴道出血证候的综合表现,是针对胞宫出血,或因合并胞脉损伤引起的出血症状而言。本病的临床表现特点是出血来势急而量多者谓之"血崩",或"崩冲";出血来势缓而量少淋漓者谓之"经漏",或称"漏下"。

崩与漏二者性质不同,同样是指子宫有周期或无周期的出血,但发病程度上有轻重缓急之不同。崩与漏在发病过程中可以相互转化,有着互为因果的关系。如血崩日久,气血耗损,可变成漏,漏下不止,病势日进,亦能成崩。正如《济生方》所概括的论述:"崩漏之疾本乎一证,轻者之漏下,甚者谓之崩中。"因此,崩为急症,漏为缓症。

崩漏的形成,从临床证候反映,是概括了多种妇科疾病的子宫出血症,如经行血崩、经水漏不止、室女经漏,以及老年血崩、闪跌血崩等,其他有因女性生殖器炎症和生殖器肿瘤、癌肿等引起的子宫出血,都可属于崩漏的范畴。

(一)历代文献

崩漏之名,分而言之,为血崩、漏下两种名称。血崩之名首见于《黄帝内经》,漏下之名续见于《金匮要略》。血崩之记载,《素问·阴阳别论》说"阴虚阳搏谓之崩",是以脉法论妇女血崩症,王冰注"阴脉不足,阳脉盛搏,则内崩而血流下",但其脉为何部位,据《济阴纲目·血崩门》汪淇眉笺:"阴虚阳搏,是阴中有火也,故以尺脉为诊。"正所谓"阴络损伤,则血内溢",因阴虚阳亢,则迫血妄行,而见血崩之症。陈梦雷解释"阴虚阳盛,则迫血妄行",颇为简练而精确。

漏下之记载,见于汉代张仲景《金匮要略·妇人妊娠病脉证并治》论漏下症,指出:"妇人宿有癥病,经断未及三月,而得漏下不止,胎动在脐上者,为癥痼害。妊娠六月动者,前三月经水利时,胎也。下血者,后断三月衃也。所以血不止者,其癥不去故也,当下其癥,桂枝茯苓丸主之。"该文所指接近妊娠患者瘀块,如今称为"子宫肌瘤"或"卵巢囊肿"等病。又说:"妇人有漏下者,有半产后因续下血,都不绝者,有妊娠下血者,假令妊娠腹中痛,为胞阻,胶艾汤主之。"所谓"胞阻",为妊娠下血加腹痛,无癥病史,此因胞中气血不和,气不顺而逆行,阻碍胞胎化育之常,是为胞阻,为临床上常见之疾,但往往为今之妇科医生所忽略。前者为漏下,后者为下血,均应预防血崩的危害。

晋代王叔和在《脉经·崩漏脉法》指出:"诊妇人漏血,下赤白,日下血数升,脉疾急者死,迟者生。妇人带下,脉浮恶寒,漏下者,不治。"说明下血过多如崩,其脉数疾者,血必不止,或见漏下久不止者,均可导致生命危险。

隋代巢元方在《诸病源候论·妇人杂病诸候》"漏下候"说:"漏下者,由劳伤血气,冲任之脉虚损故也。冲脉、任脉为十二经脉之海,皆起于胞内。而手太阳小肠之经也,手少阴心之经也,此二经主上为乳汁,下为月水。妇人经脉调适,则月下以时。若劳伤者,以冲任之气虚损,不能制其经脉,故血非时而下,淋沥不断,谓之漏下也。诊其寸口,脉弦而大,弦则为减,大则为芤,减即为寒,芤即为虚,虚寒相搏,其名曰革,妇人则半产漏下。又尺寸脉虚者,漏血。漏血脉浮,不可治也。""崩中候"说:"崩中者,脏腑伤损,冲脉、任脉血气俱虚故也。冲任之脉,为经脉之海,血气之行,外循经络,内荣脏腑,若无伤则脏腑平和而气调。适经下以时。若劳动过度,致脏腑俱伤,而冲任之气虚,不能约制其经血,故忽然暴下,谓之崩中。诊其寸脉微迟,尺脉微于寸,寸迟为寒,在上焦但吐耳。今尺脉迟而弦,如上小肠痛,腰脊痛者,必下血也。"上述巢氏对血崩、漏下的病因病机和诊断叙述颇为详细。

"崩中漏下五色候"说:"崩冲之病,是劳伤冲任之脉。冲任之脉,起于胞内,为经脉之海。劳伤过度,冲任气虚,不能统制经血,故忽然崩下,谓之崩中。而有瘀血在内,遂淋漓不断,谓之漏下。漏下不止,致损于五脏。"巢氏对崩漏较诸上述各朝代之记载更为详细,主要内容重在理论。

宋代陈自明在《妇人良方·暴崩下血不止方论》指出:"妇人冲任上脉,为经脉之海,外循经络,内荣脏腑,若阴阳和平,经下依时。若劳伤不能约制,则忽然暴下,甚则昏闷。若寸脉微迟,为寒在上焦,则吐血衄血;尺脉微迟,为寒在下焦,则崩血便血,大抵数小为顺,洪大为逆,大法当调补脾胃为主。"阐明血崩属于气虚血脱之症。陈自明的《崩中漏血生死脉方论》《妇人崩中漏下之症》,已见前文,指出崩漏脉小虚滑者,预后较好,脉大紧实者预后不良,对临床有一定的指导意义。陈自明《产后血崩方论》指出:"产后血崩,因经脉未复而劳伤,或食酸咸之味,若小腹满痛,肝能已伤,最为难治,急服固经丸主之。"指出产后血崩,属于肝肾两亏者,因其劳伤,或过食酸咸而致血崩症,故不用寒凉止血法而用温养止血法,正所谓"治肝肾以固封藏之本",药用艾附暖宫,木贼草行肝止血,补骨脂加赤石脂以封固止血。但此法今人很少采用,特别是木贼草之止血功用有待进一步研究。

南宋严用和在《济生方·崩漏篇》指出:"崩漏之疾,本乎一证,轻者谓之漏,甚则谓之崩中。且妇人平居经脉调适,冲任二脉互相滋养,阴阳二气不相偏胜,则月事以时下。倘若将理失宜,喜怒不节,被极过度,大伤于肝,盖肝为血之府库,喜怒劳役,一或伤之,肝不能藏血于宫,宫不能传血于海,所以崩中漏下。漏下者,淋漓不断是也,崩中者忽然暴下,乃漏症之甚者。其状或如豚肝,或成五色,与血俱下,又或如沺涕,如烂瓜汁,又或如豆羹汁,如蓝靛色,至有黑如干血相杂,亦有纯下瘀血,此皆冲任虚损,喜怒劳役之过,致伤于肝而然也。久久不止,面黄肌瘦,虚烦口干,脐腹冷痛,吐逆不食,四肢虚困,甚则为胀为肿,诊其脉,寸口脉弦而大,弦则为减,大则为芤,减者为寒,芤则为虚,虚寒相搏,其脉为革,主半产漏下。又尺寸脉虚者漏血,漏血脉浮者不可治,治之之法,调养冲任,镇注血海,血海温和,归于有用,内养百脉,外为月事,自无崩中漏下之患矣。"论证了崩漏及其辨脉要点,均应辨其寒热、虚实之不同。又论崩漏有轻重之别,指出:"轻者谓之漏下,漏下者淋漓不断是也。重者谓之崩中,忽然暴下,下而过多,真阴走耗,遂致头晕眼花,气乏怔忡,身体羸瘦,饮食减少,腹内冷痛,四肢无力,惊惕恐怖,此其证也。"阐明了崩漏本为一疾之特点,或崩或漏,均有寒热、虚实之区别,必须据脉辨证,则可无犯误差之戒,言简意赅,诚是精辟之论。

金代张从正在《儒门事亲·血崩六十二》说:"妇人年及五十以上,或悲哀太甚。《内经》曰,悲哀太甚则心系急,心系急则肺布叶举,而上焦不通,热气在中,故经血崩下。心系者,血衰也,如久不愈,则面黄肌瘦,慎不可与燥热之药治之,岂不闻血得热而流散? 先以黄连解毒汤,次以凉膈散、四物汤等药,治之而愈。四物汤是凉血者,乃妇人之仙药也,量虚实如减,以意消息用之。"《经血暴下六十五》说:"夫妇人年及五十以上,经血暴下者,妇人终血终于七七之数,数外暴下。《黄帝内经》曰'火主暴速'。亦因暴喜、暴怒、忧结惊恐之致然也。慎不可作冷病治之，如下峻热之药则死，止可用黄连解毒汤以清于上；更用莲壳灰、棕毛以渗于下。然后用四物汤加玄胡散，凉血和轻之药是也。"张从正一向主攻寒凉法，因而启示后人，认为血崩多为属热属实者，应以凉血止血法为主。

其后，李东垣在《兰室秘藏·妇人门》指出经漏不止有三论，说："《阴阳别论》云：阴虚阳搏谓之崩。妇人脾胃虚损，致命门脉沉细而数疾，或沉弦而洪大有力，寸关脉亦然，皆由脾胃有亏，下陷于肾，与相火相合，湿热下迫，终漏不止，其色紫黑，如夏日腐肉之臭，中有白带者，脉必弦细，寒作于中，中有赤带者，其脉洪数疾，热明矣。必腰痛或脐下痛，临经欲行，先见寒热往来，两胁急缩，兼脾胃证出现，或四肢因热，心烦不得眠卧，心下急，宜大补脾胃，而升举血气，可一服而愈。或人故贵脱势，人事疏少，或先富后贫，心气不足，其火大炽，旺于血脉之中，又致脾胃饮食失节，火乘其中，形质肌肉容颜似不病者，此心病者，不行于诊，故脾胃饮食不调，其证显矣。而经水不时而下，或适来适断，暴下不止，治当先说恶死之言，劝谕令拒死，而心不动，以大补气血之药，举养脾胃，微加镇坠心火之药。治其心，补阴泻阳，经自止矣。《痿论》云：悲哀太甚，则胞络绝也，阳气内动，发则心下崩，数溲血也。故本病曰：大经空虚，发则肌痹，传为脉痿，此之谓也。"上述"经漏之论"指出：① 阴虚阳搏谓之崩，为脾肾同病。② 心气不足，心火炽旺，为心脾同病。③ 七情悲哀所伤，心阳内动，亦为心脾同病。李东垣强调无论其经漏原因如何，首先重视培补脾胃元气，以克制君火（君火、相火），调理阴阳及子宫胞络，使脾、心、肾三经协调，则漏下自止，脾即健脾，心即清心，肾即滋肾，为治疗的 3 个方面。

李东垣论治漏下用调经升淋除湿汤，说："治女子漏下恶血，月经不调，或暴崩不止，多下水浆之物，皆由饮食不节，或劳伤形体，或素有心气不足，因饮食劳倦，致令心火乘脾，其人必怠惰嗜卧，四肢不收，因倦乏力，无气以动，气短上气，逆急上冲，其脉缓而弦急，按之洪大，皆中之下得之，脾土受邪也。脾主滋荣周身者也，心主血，血主脉，二者受邪，病皆在脉，脉者血之府也，脉者人之神也。心不主令，包络代之，故曰：心之脉主属心系，心系者包络命门之脉也，主月事。因脾胃虚而心包乘之，故漏下月事之调也。况脾胃为气血阴阳之根蒂也，为除湿祛热，益风气上伸以胜其湿。"又云："火郁则发之。"又说："此药乃从权之法，用风胜湿，为胃下陷，而气迫于下，以救其血之暴崩也。并血恶之物住后，必须黄芪、人参、炙甘草、当归之类，数服以补之，于补气升阳汤中，加以和血药便是也。若经血恶物下之不绝,无宜究其根源,治其本经,只益脾胃,退心火之亢,乃治其根蒂也。若遇夏日,白带下,脱漏不止,宜用此汤,一服立止。"李东垣阐明了升阳正所以止血之义。

李东垣说:"凉血地黄汤,治妇人血崩,是肾水阴虚,不能镇守包络相火,故血走而崩也。""丁香胶艾汤,治崩漏不止,盖心气不足,劳役及饮食不节所得。经隔少时,其脉二尺俱弦紧洪,按之无力,其症自觉脐下如水,求厚衣被,以御其寒,白带白滑之物多间有,如屋漏水,下时有鲜血,右尺脉时微洪也。"指出治崩漏,以一凉血一温涩法,可供临床运用。

李东垣在《半产误用寒凉之药论》说:"妇人分娩,及半产漏下,昏冒不省,瞑目无所知觉。盖因血暴亡,有形血去,则心神无所养,心与包络者,君火相火也,得血则安,亡血则危,火上炽,故令人昏冒,火胜其肺,瞑目不省人事,是阴血暴去,不能镇抚也。血已亏损,往往和滑石、甘草、石膏之类,乃辛甘大寒之药,能泻气中之热,是血亏泻气,乃阴亏泻阳,使二者俱伤,反为不足,虚劳之病,昏迷不省者,上焦心肺之热也。此无形之热,用寒凉之药,驱令下行,岂不知上焦之病,悉属于表,乃阴证也,汗之则愈,今反下之,幸而不死,暴亏气血,生命岂能久治,又不知《黄帝内经》有说,病气不足,宜补不宜泻,但瞑目之病,悉属于阴,宜汗不宜下,又不知伤寒郁冒,得汗则愈,是禁用寒凉药也。分娩半产,本气不病,是暴去其血,亡血补血,又何疑焉? 补其血则神昌,常时血下降亡,今当补而升举之,心得血养,神不昏矣,血若暴下,是秋冬之令火旺,今举而升之,以助其阳,则目张神不昏迷矣。今立一方,补血养血生血,益阳以补手足厥阴之不足也。"由此立全生活血汤。综上所述,李东垣对崩漏之病情论说颇详;所遗憾之处,是李东垣制方用药较杂,且喜用辛温羌活、细辛之品,往往药不治病,祛邪有余,扶正不足,故陈梦雷在《医部全录·妇人崩漏门》中擅自修改原方,以求通顺,将全生活血汤改为全生补血汤,则错之又错,贻误后人匪浅,是以考证者必求第一手资料,极其重要。

元代朱丹溪在《丹溪心法·崩漏》卷二十说:"血崩东垣有治法,不言热,但主在寒。学者宜寻思之。急则治其标,用白芷汤调百草霜末,甚者用棕榈炭,后再用四物汤加炒干姜调理。因劳者用参芪带升补药,因寒者用干姜,因热者用黄芩。崩过多者,先用五灵脂末一服,当分寒热,盖五灵脂能行能止。紫色成块者热也,以四物汤加黄连之类。"指出寒性崩漏以炒干姜(炮姜炭)为引,热性崩漏以黄连为引,是中医治疗崩漏之特色。

妇人血崩,用香附白芷丸服。气虚血虚者,皆以四物汤加参芪。若漏下乃热而虚,用四物汤加黄连。

妇人崩中者,由脏腑伤损冲任二脉,血气俱虚故也。二脉为经络之海,血气之行,外循经络,内荣脏腑,若气血调适,经下依时,若劳伤极,脏腑俱伤,冲任之气虚,不能约制其经血,故忽然而下,谓之崩中暴下。治宜用大补气血之药,举养脾胃,微加镇坠心火之药以治其心,补阴泻阳,经自止矣,东垣之言,询不容易。阐明血崩大伤血气,多见心火偏亢,或兼因肾火(相火)妄动,迫血妄行,故以调理阴阳为要,主张补阳,实即气血双补,加泻阳以平息其虚火之妄动,则血归其经而崩可止。

明代戴思恭在《证治要诀·血崩症治》指出:"崩有血热而成者,有气虚而成者。血大至曰崩中,或清或浊,或纯下瘀血,或腐,热不可止,证(症)状非一,所感亦异,甚则头目昏晕,四肢厥冷,并宜胶艾汤咽震灵丹,佐以三灰散,或以童子小便煎理中汤,或以沉香降气汤,加入百草霜,米饮调下。血崩甚而腹痛,人多疑恶血未尽,又见血色瘀黑,愈信恶血之说,不敢止截。大凡血之为患,欲出未出之际,停在腹内,即成瘀色,难尽以瘀为恶,又焉知瘀之不为虚冷乎?若必得见瘀血之后截之,恐并与人无之矣。此腹痛更有说,积而腹痛,血通而痛止,崩而腹痛,血住则止,止宜芎归汤,加干姜、熟附一钱,止其血而痛自定。"指出血瘀血崩的寒热、虚实之证治的鉴别方法,颇有启发意义。

李梴《医学入门》对崩漏的治疗叙述颇为丰富。他在"崩漏条"下指出:"'崩漏有虚亦有热,热则流通虚溜泄。'血热则流,虚则溜。凡非时血行,淋沥不已,谓之漏下,忽然暴下,若山崩然,谓之崩中。有五色以应五脏。'虚多房劳夹火邪。'经行犯房,及劳役过度,损伤冲任,气血俱虚,不能制约经血,忽然暴下,宜大补气血,大温经汤。气虚者,四物汤加参芪。血虚者,四物汤加胶艾、炒干姜。久不止者,百子附归丸、墨附丸;虚寒脐腹冷痛者,伏龙肝散。一切虚证,内炙散;虚火,凉血地黄汤、生地芩连汤、补阴丸。久者,当归龙骨丸、大小乌鸡丸。'热则饮食不调节。'有因高粱厚味,以致脾湿下流于肾,与相火合为湿热,迫经下漏,其色紫黑腐臭,宜解毒四物汤、凉血地黄汤、胶艾四物汤加黄芩,或单芩心丸、四物坎离丸、固经丸。有因饮食失节,火乘脾胃下陷,颜容似无病者,外见脾困倦,烦热不卧等症,经水不时暴至,或适来适断,只宜举养脾胃,加以镇坠心火之药,补阴泻阳自止,升阳调经汤、升阳举经汤。'或因四气若相侵。'子宫为四气相搏,则血亦难停,大概风冷搏动者,五积散去麻黄入醋煎服,或不换金正气散加川芎、官桂,或四物汤加荆芥。寒冷所乘,及年老久崩者,伏龙肝散加附子、鹿茸、阿胶、蒲黄,糯末糊丸服。暑月,单芩心丸,或益元散加百草霜,湿者升阳除湿汤。'或为悲忧心痛地。'悲哀甚则胞络绝,胞络绝则阳气内动,发则心下崩,数溲血也,宜备金散、四制香附丸、乌药汤、古橘归丸。忧郁因先富后贫,先顺后逆,心事不足,郁火旺于血脉之中,宜四物汤加香附、白术各一钱,地榆、黄芪、人参各五分,升麻二分,甚则加棕榈灰,酒调服。心痛甚者,名杀血心痛,小产后血过多心痛者,亦同用乌贼鱼墨炒为末,醋汤调服。'势急须宜止且行。'《经》曰:阴虚阳搏谓之崩,言属热者多也。崩乃经血错乱,不循故道,淖溢妄行。遽止便有积瘀凝成窠臼,不止又恐昏晕,必先服五灵脂末一钱,其性能行能止,然后分虚热,用调和气血之药一二剂。后再服单五灵散,去故生新。如更不止,乌纱帽散、十灰散、古黑神散、单夏枯草膏;有火者,固经丸;虚者,女金丹。'养胃安心还旧血。'血崩止后,宜四物汤加炒干姜调之,气弱加参、芪,有郁加香附,夹火加芩、连少许,更服二宜丸、四物汤,以还旧血,免致孤阳,防其再发。如脾胃气弱者,补中益气汤。心神不安者,宁神膏、滋阴宁神汤。此疾有心血不足者,有心火亢甚者,若不早治,变为白浊白淫,血枯发热,不可治矣。"全文论述既详,选方用药亦较全面,对临床医师多有启发,可资借鉴。

《薛氏医按》由明代薛己著,并校注《妇人良方大全》,颇多发挥。薛己论治崩之法,虽只有简短的一段论述,却对后人颇有启发。摘录如下:"崩之为患,或因脾胃虚损,不能摄血归源,或因肝经有火,血得热而下行,或因肝经有风,血得风而妄行,或因怒动肝火,血热而沸腾,或因脾经郁结,血伤而不归经,或因悲哀太过,胞络伤而下崩。治疗之法,脾胃虚陷者,补中益气汤。"本文主要突出肝强脾弱之因素,尤以治脾胃虚损为主的思想,值得参考。

明代徐春甫所著《古今医统》亦为医学名著,他阐明"崩论"说:"妇人崩漏,最为大病,年少之人,火炽血热,房事过多,经行时而有交感,俱致斯疾,大都凉血固涩,升气益荣而可愈也。中年以上人,及年高数(寡)妇,多是忧虑过度,气血俱虚,此为难治,必须大补气血,养脾升胃固血,庶保十之二三。斯疾若不早治,则如颓圮厦,斜倒倾攲,势难支撑而使之正,又如茵苗槁而后灌溉,何可使之容耶。"指出妇人崩漏,多隐瞒于经行性交,因讳疾忌医而致崩漏者较为多见。徐春甫认为血崩有虚、寒之分，如："一血崩症有因虚，有因热，虚则下陷，热则流通，视其缓急，分标本而治之，缓用四物汤加条芩、附子，急以立效散神丸之属。一血脏虚冷，崩中下血，宜四物汤加阿胶、黄芩、参、芪，东坦谓崩带下久，有属于寒，不可一途而论。"其分析是有道理的。

明代王肯堂在《证治准绳·女科》指出："冷者，脉紧细，手足寒，红去淡黑，或五色，当归建中加白龙骨、血竭、附子，下紫石英丸、震灵丹。热者，脉洪，四肢温，心烦口苦燥，血沸而成，用黄芩汤、荆芥散，或清心莲子饮加竹沥、生地黄汁，甚者生地黄汁磨京墨、百草霜冷服。"

虚者，胶艾汤加麦冬、鹿茸、龙骨、酸枣仁，或养营汤加龙骨、血竭，送震灵丹。实者，腹中痛，煮附丸，用四物汤加香附子。

心虚者，恍惚多梦，健忘、舌强，小便多，面红盗汗，柏子仁汤，酸枣仁汤加龙骨、京墨、百草霜，吞灵砂丹，又以灵砂、当归、莲肉、龙骨、枣肉为丸，参汤送下。崩中作麝香当归香者，心气已散，急服灵砂、龙骨等。

明代万全《万氏女科·崩漏》中，先论崩继论漏说："妇人崩中之病，皆因中气虚，不能收敛其血，加以积热在里，迫血妄行，故令经血暴下而成崩中，崩久不止，遂成漏下。叔和《脉诀》云：'崩中日久为白带，漏下时多，肾水枯也。治有三法，初止血，次清热，后补其虚，未有不全者也。凡妇人女子，初得崩中暴下之病者，宜用止血之剂。乃急则治其标也，四物汤调十灰散服之，以血止为度。血止即服清热之剂。用凉血地黄汤主之。如血未尽，再吞十灰丸。血已尽止，里热已除，宜用补中之剂。加味补中益气汤主之。更宜早服地黄丸，夕服参术大补丸，以平为期。凡崩久成漏，连年不休，此中气下陷，元气不固也，宜用前加味补中益气汤，兼服鹿角霜丸补之。'"万全论述崩漏辨证施治简明扼要，用方平正，后学者易于领悟，为其所长。

同时期的张景岳对妇科病的研究尤有发挥。如《景岳全书·妇人规·崩淋经漏不止论》曰："崩漏不止，经乱之甚者也。盖乱则或前或后，漏则不时妄行，由漏而淋，由淋而崩，总因血病，而但以其微甚耳。《阴阳别论》曰：'阴虚阳搏谓之崩。'《百病始生篇》曰：'阳络伤则血外溢，阴络伤则血内溢。'故凡阳搏必属阴虚，络伤必致血溢，知斯三者，而崩淋之义及治病之法，思过半矣。惟是阴虚之说，则但伤营气，无非阴虚，而五脏之阴，皆能受病。故神伤则血无所主，病在心上，气伤则血无所从，病在肺也；意伤则不能统血摄血，病在脾也；魂伤则不能蓄血藏血,病在肝也;志伤则不能固闭真阴,病在肾也。所以五脏皆有阴虚,五脏皆有阳搏,故病阴虚者,单从脏气受伤,血因之而失守也,病阳搏者,兼以火据阴方,血得热而妄行也。凡治此之法,宜审脏气,宜察阴阳,无火者,求其脏而培之补之,有火者,察其经而清之养之,此不易之良法也,然有火者,不得不清,但元气既虚,极多假热,设或不明真假,而误用寒凉,必复伤脾胃,生气日见殆矣。先贤有云:凡下血证须用四君子辈以收功。又云:若大吐血后,毋以脉诊,当急用独参汤救之,厥旨深矣。故凡见血脱等症,必当用甘药先补脾胃,以益发生之气,盖甘能生血,甘能养营,但使脾胃气强,则阳升阴长,而血自归经矣。故曰脾统血。"这段文字阐明了"血自归经与脾统血"的意义是什么。

张景岳论治崩病,以补肾为主,多宗东垣脾胃元气之说,旁及丹溪滋阴降火法,尤多创制新的方剂,颇为应验。张景岳说:"治崩淋经漏之法,若阴虚血热妄行者,宜保阴煎、加减一阴煎。若火盛迫血妄行而无虚证者,宜徒薪饮、黄芩散加续断、丹参。若血热兼滑者,宜保阴煎、槐榆散、生地黄汤。若肝经怒火动血者,加味五物汤。若肝经怒火动血逆气未散者,化肝煎或保阴煎加减主之。若血有滞逆而妄行者,五福饮、四物汤、四君子汤、八珍汤,择宜用之。若脾气虚陷,不能收摄而脱血者,寿脾煎、归脾汤、四君子汤加归芪,再甚者举元煎。若脾肾虚寒兼呕兼溏泄而畏寒者,理阴煎、五君子煎、理中汤。若阳气大虚脱陷者,四维散。若脾肾阴气不固者,固阴煎、五阴煎、秘元煎。若肝胆气虚不能藏血者,必多惊恐畏怯,宜五福饮、七福饮、八珍汤。兼阳虚者,仍加姜、桂。若去血过多,血脱气竭者,当速用独参汤,提握其气以防脱绝,或用当归补血汤。若崩淋既久,血滑不禁,宜涩宜固者,龙骨散、如圣散、七灰散之类,同人参兼用之。"

"凡血淋治法大约如前,但其秽臭脉滑者多火,宜以清凉。若腥臭清寒脉细者多寒,必须温补。其或久病则精去无穷,尾闾易竭,非大加培补不可,惟固阴煎及十全大补汤之类为宜。"本文所谓血淋即漏下症,漏下亦有温凉治法之不同。

"崩淋之病,有暴崩者,有久崩者,其未骤,其治亦易。久崩者,其患深,其治亦难。且凡血固崩去,势必渐少,少而不止,病则为淋,此等证候,未有不由忧思郁怒,先损脾胃,次及冲任而然者。"指出治重脾胃,且应以益气健脾、升阳固冲之法,多治功能失调性子宫出血之症,升清汤正所以起到统血归经之效。张景岳又说:"崩漏既久,真阴日亏,多致寒热咳嗽,脉见弦数或豁大等证,此乃元气亏损,阴虚假热之脉,尤当用参、地、归、术甘温之属,以峻培本源,庶可望生。但得胃气未败,受补可救,若不能受补,而日事清凉以苟延目前,终非吉兆也。"提醒医者凉血止血固易处方,但病久阴损及阳,表现为假热之象,尤应重视以升阳固冲法为要。

"崩淋病治有五脏之分,然有可分者,有不可分者。可分者,如心肺居于膈上,二阳脏也。肝脾肾属于膈下,三阴脏也。治阳者宜治其气,治阴者宜治精,此可分之谓也。然五脏相移,精气相错,此又其不可分者也。即如病本于心,君火受伤,必移困于脾土,故治脾即所以治心也。病本于肺,治节失职,必残及于肾水,故治肾即所以治肺也。脾为中州之官,水谷所司,饷道不资,必五路俱病,不究其母,则必非治脾良策。肝为将军之官,郁怒是病,胜则伐脾,败则自困,不知强弱,则攻补不无倒施。不独此上,且五脏五气无不相涉,故五脏中皆有神气,皆有肺气,皆有胃气,皆有肝气,皆有肾气,而其中之或此或彼,为利为害,各有互相倚伏之妙,故必悟脏气之大本,其强弱何在?死生之大权,其缓急何在?精气之大要,其消长何在?攻补之大法,其先后何在?斯足称慧然之明哲。若谓心以枣仁、远志,肺以桔梗、麦冬,脾以白术、甘草,肝以青皮、白芍,肾以独活、玄参之类,是不过肤毛之见,又安知性命之道也。诸证皆然,不止崩淋者若此。"本文以五脏论崩漏之关系,并以五行生克之理贯穿全文,颇有特色。

张景岳以年龄论血崩,认为:"妇人于四旬外,经期先断三年,多有渐见阻隔,经期不至者,当此之际,最宜防察。若果气血和平,素无他疾,此固渐止而然,无足虑也。若素多忧郁不调之患,而见此过期阻隔,便有崩决之兆。若隔之浅者,其崩当轻,隔之久者,其崩必甚,此固隔而崩者也。当预服四物、八珍之类以调之,否则恐其郁久而决,则为患滋大也。若其既崩之后,则当辨其有火无火,有火者,因火逼血,宜保阴煎主之。无火者,因隔而决,或其有滞,当生其故而养其新,宜调经饮以理之,然后各因其宜,可养则养,用小营煎,可固则固,用固饮煎之类主之。"所谓阻隔为气滞血瘀之因,当其围绝经期之年龄,经期应断未断之时,亦多见月经过多,而致血崩一症。

清代傅青主《傅青主女科》立有"血崩门",列有血崩昏暗、年老血崩、少妇血崩、交感出血、郁结出血、闪跌血崩等7种病型,皆为临床常见之证候。傅青主认为血崩症多半由于血崩犯房事,以及不避房事而加重血崩,虽年及半百之老妇,犹有发怒犯色欲致崩者。总的病因,认为属肝气肝火之偏亢,导致肝不藏血,血室大开，以致有崩决危急之虑。

傅青主根据7种病型，自制7张方剂。所用药物与证候相吻合，只是药量均较超重，但对后人颇多启发，值得斟酌效法。

同时期《辨证全录》作者陈士铎得自傅青主之传授，立血崩治法，说："血崩之后，口舌燥裂，不能饮食者死。盖亡血自然无血以生精，精涸则津亦涸，必然之势也。欲使口舌之干者重润，必须使精血之竭者重生，补精之方，六味丸最妙。然而六味丸单补肾中之精，而不能上补口舌之津也。虽补肾于下，亦能通津于上，然终觉缓不济急。今定一方，上下兼补，名上下相资汤，熟地、麦冬各一两，山茱萸、牛膝、沙参、当归、葳蕤各五钱，人参、元参各三钱，北五味二钱，车前子一钱，水煎服。此方补肾为君，而兼而用补肺之药，子母相资，上下兼润，精生而液亦生，血生而津亦生矣。安在垂死之证，不可庆再生耶。"上文的精辟之处，在于说出血崩之证，重在精血损伤，因于肺肾两亏，气虚不能维护精血之封固，以致上下不能相资，气衰于上，血脱于下，而制方"上下相资汤"，所用方药亦多切合实际。

对于血崩的严重变化，陈士铎认为："血崩不止，一时昏运，或有不知人而死者，此病多起于贪欲，若治之不得法，日用止涩之药，未有不轻变重变死者，方用安崩汤治之。人参、黄芪、白术各一两，三七根末三钱，水煎调三七根末服之，一剂即止崩，可返危为安也。盖崩血之后，惟气独存，不补气而单补血，缓不济事，今亟固其欲绝之气，佐以三七以涩其血，气固而血不脱也。"他指出血崩重在补气之义，若医者相反，一意以补血止血，则血既不约止，而血愈亏损，以致瘀血内阻，新血不得归经，就是这个道理。

吴谦在《医宗金鉴·崩漏门》"崩漏"总括说："妇人经行之后，淋漓不止，名曰经漏。经血忽然大下不止，名曰经崩。若其色紫黑成块，腹胁胀痛者，属热瘀；若日久不止，及去血过多而无块痛者，多系损伤任、冲二经所致。更有忧思伤脾，脾虚不有摄血者；有中气下陷，不能固血者；有暴怒伤肝，肝不藏血而血妄行者。临证之时，须详审其因，而细细辨之。虚者补之，瘀者消之，热者清之，治之得法，自无不愈。"他简明扼要地将崩漏之疾叙述明确，但以脏腑来说，崩漏属肾虚之证，有所缺略。

（二）病因病机

1. 经期经量的改变与崩漏的发病原因　经期经量之改变，往往是产生崩漏的一种起始现象,是故崩漏的形成是先从月经失调开始的,特别是开始时可症见经行过多,如经行过多久不止,则逐渐诱发阴道出血量特多,以致崩冲,或血崩频发;或阴道出血量由多转为量少,时时淋漓不净,即属病理状态。今认为每次正常月经失血总量为 50～100 mL,以第二日量最多,如见超过 100 mL,即可认为月经过多。但本病的病因,有因脏腑功能性失调,有因癥瘕积聚的器质性病变。其引起崩漏的原因,又必须从其功能与器质上的不同病变进行分析,才能全面掌握其发病的实际因素。其他有因妇人 50 岁外,体质虚弱,或不慎房事,引起出血过多如崩,称为年老血崩;有因攀高坠跌,或闪挫受伤,以致血瘀内阻,新血不得归经,引起恶血下流如血崩者,称为闪跌血崩。以上仅概括地阐明了崩漏发病的有关内因与外因。

2. 体质因素与崩漏的发病机制　崩漏的病机有肝郁、脾虚、肾亏、心气不足等。现将其 3 个主要方面的发病机制分述如下。

(1) 肝郁发病的机制:多因情志抑郁,愤怒伤肝,肝气失于疏泄,而引起气滞血瘀,宿血内阻,或经血逆行,以致新血不得归经;或因肝火引起心火内炽,心主血脉,肝为血之府库,因属心肝火旺,导致血热妄行者屡见不鲜,使血不循经而行,不能藏之于府库,也就是阳络损伤,则血外溢之理,以致血失温煦和统帅之职。

(2) 脾虚发病的机制:脾主中气,主统摄血液,故谓脾统血,有因气虚,则气不摄血,气为血帅,而气虚血脱,或清气下陷,气之升降失常,而致血失固摄,经血妄行,而成崩漏,导致"重则为崩,轻则为漏"的现象。

(3) 肾亏发病的机制:由于肾气不足,平日工作劳累过度,有因多产、数堕胎,人工流产多次,房劳及早婚等,而致损伤肾中精气,封藏不固,冲任失摄,成为崩漏。肾为先天之本,包含有肾阴、肾阳,故肾的病理变化可表现为肾阴虚、肾阳虚、肾阴肾阳俱虚等不同病机。

(三) 辨证要点

本病概括了多种妇科疾病阴道流血的子宫出血。如功能失调性子宫出血、女性生殖器炎症及生殖器肿瘤、癌肿等引起的子宫出血,都可认为属于崩漏范畴。

(四) 诊断要点

(1) 采取中医辨证结合西医辨病。

（2）经期不规则的阴道出血，经血量多的血崩，或淋漓不净的漏下，或两者每个月交替出现。

（3）对青春期或围绝经期妇女的崩漏，必须详细地分析诊断。

（4）应问清楚患者有无嗜食辛辣，以及劳累过度、房事不节等情况。

（5）发病前可有月经愆期或停经等先兆。

（6）已婚者常规作诊断性刮宫检查，以及 B 超检查诊断。

（五）鉴别诊断

本病应与月经过多、经期延长后出血多、赤带、胎漏、流产、异位妊娠、产后出血、血液病、局部损伤等因引起的阴道出血性疾病相鉴别。必要时做有关检查，以排除非崩漏疾病范围内的子宫出血症。

（六）辨证论治

崩漏的辨证，关键在于辨其阴道出血的量、色、质等变化，辨其属性的寒、热、虚、实，以及其缓急、轻重、量多少，更重要的是区别崩症与漏症。

1. 辨证要点

（1）辨经量：经量的多少，为冲任失于调摄的表现。王冰所谓："冲为血海，任主胞胎。"如经血量多为崩，为冲脉失于约制；胎漏不止，为任脉不固。经量过多如崩，有因脾虚清阳下陷，气不摄血；有因肝旺血热，迫血妄行；有因癥瘕息肉，血瘀阻络，血不循经，而致新血不得归经。重则为崩而量多，轻则为漏而量少。每次正常月经出血的总量为 50～100 mL，凡超过此出血总量者，即属于崩漏之疾。

（2）辨经色：血色鲜红而质稠者为血热，或血色鲜红者为血热血瘀；血色暗红者为寒凝血瘀；血色紫黑者属热极化火；血色淡红者为血虚，或血色呈粉红水样，称为经水淡，为气虚血衰，均为诊察月经辨色之常规。若有病变之经色，有见五色之异。王叔和《脉经》曰："问曰，五崩何等类？师曰，白崩者形如涕，赤崩者形如绛津，黄崩者形如烂瓜，青崩者形如蓝色，黑崩者形如衃血也。"上述可供参考，古医书认为崩漏有五色，为五脏之色，随脏不同，而见色白属肺，色赤属心，色黄属脾，色青属肝，色黑属肾；从现今临床观察，有诸多不符合实际的情况，王叔和以色辨证可作为佐证而已。

（3）辨经质：经质的变化，是针对经血质地的改变而言，如经血的稠黏或清稀，及稠厚有血块，大血块或小血块，或稀落而血色淡红，多由病因不同而引起经质的变化。正如《医宗金鉴·妇科心法要诀》曰："凡血为热所化,则必稠黏臭秽。为寒所化,则必清彻臭腥。若是内溃,则所下之物杂见五色,似乎脓血。若更有脏腐败气,且时下不止而多者,是危证也,其命倾矣。"在崩漏辨证中亦重视辨其经质,以此明辨崩漏病情的缓急、轻重。

(4) 辨崩症的轻重:关键在于暴崩与血崩之不同,暴崩为严重证候和病变危重阶段的标志,而血崩则是一般大出血的特征,或因病变偶尔一次出血量多如注。同时,可再从经量、经色、经质的变化了解子宫大出血的根本原因,以及其虚实、寒热之分,从而作出明确的诊断。

(5) 辨漏症的病因变化:要辨清其是因血崩而转为漏下的,还是因漏下而转重为崩的病史经过,必须辨清病情与病变的过程,以及某些病因病机的关系。如因肝脾不和,统藏不固,或肝肾两亏,封藏不固,都可引起漏下不止,久而转为崩者。

通过辨子宫出血的量、色、质及辨崩与漏的区别,可助于加深对崩漏辨证的分析。

2. 辨证分析

(1) 血热证:血热崩漏有虚、实之分。

1) 虚热证:出血淋漓,日久不净,血色鲜红,质正常,有时见小血块,多见漏下不止,甚则血崩,心烦不寐,精神振奋,面色潮红,或稍有轻微潮热,头晕耳鸣。舌质红,苔薄黄,或无苔,脉细数或细弦。

2) 实热证:多见血崩或暴崩,阴道突然大量下血,血色深红,或紫红,夹有大小血块,质稠浓,或漏下血色鲜红,头胀头痛,面赤口干,心烦易怒,或见胁痛,溲赤。舌质红绛,苔黄或干糙,脉洪数或滑数,或芤。

(2) 血瘀证:经血淋漓不断,或突然下血量多,色紫黑有瘀块,少腹疼痛拒按,血块排出则痛减。舌质白滑,舌面浮紫色,或舌边有瘀紫斑点,脉沉涩或弦紧。

(3) 肝郁证:多见出血量或多或少,或淋漓不断,在病情反复发作中,精神抑郁,两乳作胀,小腹胀痛。舌苔黄腻,脉弦紧。

(4) 脾虚证:初起症见漏下不止,继见血崩,也有开始即见突然暴崩者,血色淡红、质清,无血块,形寒神疲,便溏纳呆,面色苍白,动则气短或汗出,或面目虚浮。舌质淡红,或舌质胖,边有齿痕,苔薄滑,脉细弱无力。患者突然血崩,如山洪暴发,不可遏止,血色鲜红或伴有血块,故名暴崩,伴面色苍白,四肢厥冷,甚则昏厥、虚脱。舌质淡白,或淡红无苔,脉细数或沉细。

（5）肾虚证：肾虚崩漏，有肾阴虚、肾阳虚、肾阴肾阳俱虚3种不同证型。

1）肾阴虚证：阴道出血量多，血色鲜红，头晕耳鸣，心悸心慌，夜寐不安，有时可有阴户坠胀感。舌质红绛，脉弦细。

2）肾阳虚证：阴道出血持续不断，或见出血量多如崩，血色浅淡或暗红，少腹寒冷，腰痛如折，下肢厥冷，小便频数，或大便溏薄。舌质淡白，或质胖润，脉沉细或细小。

3）肾阴肾阳两虚证：或崩或漏，崩则经血如注，漏则淋漓不尽，血色淡红，少腹空痛喜按，足膝软弱，目干耳鸣，五心烦热。舌质淡白，脉沉细，或浮大无力。

（6）血崩危证：指血崩中症状险恶，大量出血不止的危重证候而言。除上述血崩症的一般症状外，对有子宫大出血的重症者应集中提出论述，方可使诊治者得心应手，起到急救的效果。此为历来妇科学所未备之论述。

由于脏腑功能损伤，血海不固，冲任失于约制，而致发生血崩危症，可出现经血暴下、妊娠下血、产后大出血、老年血崩等。上述各症结合现代医学辨病，可称为功能失调性子宫出血、子宫肌瘤出血、输卵管妊娠破裂出血、晚期产后出血、希恩综合征等。凡此子宫的排血量在400～500 mL者，都属于阴道大量出血的范围，将出现休克的症状。

3. 论治　崩漏的治疗原则，历代妇产科医家各有专长，皆来自实践经验总结，有着丰富的论述与方剂。论治崩漏症的原则，有以崩为主，有以漏为主，或对于崩与漏交替出现所采用的分治法，以及停经数月而又见崩或漏的治法等。因此，还必须结合年龄和工作情况，根据病历变化记录，详审其轻重缓急，然后在辨证明确的诊断之下进行论治，从而产生以患者为主的治崩与治漏原则。这是不可忽视的。

论治血崩，宋代医家治血崩多分初、中、末之法，后世医家效法者亦不乏人。而今临床治病，强调"急则治其标，缓则治其本"的原则。由于血崩病变多端，为多种疾病所形成，崩症多见突然大量出血，病势危急，故多采取"急则治其标"之法，先止血以解危急之势。崩症有暴崩和血崩之分，不可不辨。暴崩来势突然，大量出血，血崩则为量多崩中，出血多而缓和。暴崩者常可见气短急促，神色恍惚，面色苍白，头昏肢冷，汗淋不止，往往有虚脱之危。由于"有形之血不能速生，无形之气所当急固"的理论，因而有"暴崩宜止，久崩宜补"之说，以及血脱益气法、回阳救逆法等。正如前人所谓"暴崩宜温涩"之义。如为一般血崩，则又应区分为血热崩的凉血止血法、血瘀崩的逐瘀止血法、气虚崩的益气升阳止血法等，以止血为主为先的方法。在其血止之后，血气两伤，自应进一步澄本求源，以宗缓则治其本，投以补气养血法、调益脾胃法，以及固摄冲任法。这些都是针对血崩的证论，是通过临床验证的治疗原则。

漏症，常见于血崩日久转为经血淋漓不断，或因月经病继发经漏。漏症初起多因血瘀气滞，久漏则肝火内炽，脾血失统，其治法前人提出"血瘀而漏则通之，血虚而漏则清之"，可概括地称为"治漏宜清宜通"的治漏要诀。漏症病因多端，不仅清通之法，久漏不止，亦可辅以固摄法。如久漏不止，多因肝脾同病，导致肝不藏血，脾不统血，夹有湿火，以及肾虚封藏不固。故论治有健脾柔肝、固摄冲任法，或健脾化湿、清肝止漏法，以及滋肾清肝、固摄奇经法。

此外，还有历代名家对妇女崩漏的论治，独具匠心，颇多启发，使治崩漏的视野更加广阔，疗效更为确切，可资借鉴者颇多。如治疗崩漏依据刘河间的论治，则是崩漏症在青春期，治疗着重在肾，以滋肾固血为主法，因肾主封藏，为精血之本，肾气封固，则不止其血而血自归经。育龄期至中年时期，治疗则重在治肝，以养血清肝为主法，因冲为血海，肝经所藏，肝血清静则血自止。围绝经期至绝经期阶段，治疗则重在治脾，以益气健脾、升阳统血为主法，正所谓"治血先治脾"。在临床上，此三法不仅为治崩漏症治要诀，亦可为治疗各种妇女病的准则。其他疗法，还有李东垣的大升大举止血法，王海藏的清补兼升提法，许叔微的治崩漏先治其气等法，以及近人的活血化瘀治崩漏法、崩漏从肾论治法、凉血止崩法、温阳止崩法、治崩漏九法等，均为治疗崩漏的宝贵经验。

4. 分证型治疗　本病证型有血热证(虚热、实热)，血瘀证，肝郁证，脾虚证，肾虚证(阴虚、阳虚、阴阳两虚)等证型。

(1) 血虚热证

主要证候：经血非经期忽然而下，量多崩冲，继而量少淋漓，或月经失调，开始即见漏下不止之症；经血鲜红而质稠，心烦易怒，时有轻度潮热，口干便结，舌质红绛或尖红，脉弦细或细数。

证候分析：素体阴虚阳亢，阴虚为阴血不足，津液衰少，阳亢则热迫经血，故血量增多。热炽甚者为血崩，轻者为漏下。口干、便结、舌质红绛，均为虚热之征兆。

治疗法则：养阴清热，凉血止血法。

常用方药：血虚血崩，初起多用黑蒲黄散加参三七，以凉血止血为主，方用四物汤加炒黑蒲黄、炒黑地榆、棕榈炭、血余炭凉血止血，炒阿胶补血止血，川芎、香附行气活血，使血行归经而不留瘀；症见血崩久而不止，或有周期性大出血，可用奇效四物汤，即胶艾四物去甘草加黄芩，以清肝经虚热之血崩症。阴虚内热之血崩症，方用养阴止血汤，主中用生地黄、当归、白芍等养血柔肝，玄参、石斛养阴生津，花蕊石、棕榈炭、侧柏叶、藕节炭凉血止血。有用清热固经汤，方用生地黄、黄芩、栀子清心肝之火，龟甲、牡蛎育阴潜阳，地骨皮清虚热，藕节止血，甘草和中。本方用于治疗阴虚心肝火旺之崩漏症。有用保阴煎，方中生地黄凉血，熟地黄滋阴，白芍和肝敛阴，黄芩、黄柏清肝肾内热，山药益肾涩精，甘草调和诸药。本方滋补肝肾、清热止血，可治久崩不止、久漏不止之症。

方药举例：养阴止血汤加参三七。大生地 15 g，生白芍 12 g，黄芩 12 g，玄参 10 g，石斛 10 g，地骨皮 10 g，煅牡蛎 30 g，花蕊石 30 g，侧柏叶 20 g，棕榈炭 15 g，藕节炭 10 g，参三七粉 2 g。

(2) 血实热证

主要证候：阴道突然大量下血，或淋漓日久不净、色鲜红、口渴心烦，或有发热，脘腹觉热，小便黄赤，大便干结。舌质紫红，苔黄腻，脉弦数。

证候分析：多因热盛化火，心肝火炽，心主血脉，肝主藏血，火热内炽，迫血妄行，故见突然大量出血，血色深红或鲜红，或见时崩时漏，久漏不止，阴液耗损，故口渴烦热；大便干结，故见发热，小便黄赤；火热上升则见发热心烦，以及舌质红、脉弦数等一系列心肝火旺之症。

治疗法则：清热固经，凉血止血法。

常用方药：治疗血崩或暴崩的症状，以犀角地黄汤为主方，方中犀角（或用水牛角代替）清热凉血，用于血热妄行之出血可有立竿见影之效，方中生地黄养阴清热，牡丹皮、白芍化瘀清热。全方综合了清热凉血之品而起到止血作用；并可加用花蕊石、大蓟、小蓟、茜草根、侧柏叶、蒲黄等，以增强制止血崩之力。如用水牛角止血汤，则与犀角地黄汤有同等功效，方中水牛角、生地黄、牡丹皮、白芍、鹿衔草、紫草根、黄芩、花蕊石、大蓟、小蓟、炒蒲黄、炒槐花、制大黄炭均为凉血止崩之药，其中鹿衔草一味有补肾止血的功效。临床观察发现，血崩有大小血块排出较多者，有服之即见减轻或消除的功效。症见血崩、漏血者，方用知柏地黄汤，即以六味地黄丸的滋阴补肾，加知母、黄柏以泻火，故可治崩漏属血热者。荆芥四物汤用于漏血亦有效。

方药举例：水牛角止血汤。水牛角(先煎)30 g,生地黄20 g,牡丹皮10 g,白芍12 g,鹿衔草30 g,紫草根12 g,黄芩12 g,花蕊石30 g,大蓟30 g,小蓟10 g,炒蒲黄(包煎)15 g,炒槐花12 g,制大黄炭(后下)6 g。另加服水牛角粉,每日2次,每次2 g。

(3) 血瘀证

主要证候：阴道出血淋漓不断,或突然下血量多如崩,夹有血块,小腹胀痛,或见疼痛拒按,血块排出则疼痛减轻,或伴有癥瘕,或闭经数月,经期大出血,血色紫黑有块。舌质紫,苔薄白,脉细涩。

证候分析：因血瘀气滞于子宫,冲任不和,经脉失调,导致血不守经,故见出血多或淋漓不止,离经之血时流时瘀,故月经时来时滞。血瘀则不能排出宫外,新血不得归经,故下血量多如崩,或漏下延长不止,属于瘀血,故血色紫黯有块;血瘀气滞则疼痛较甚。舌质紫暗,脉涩均为瘀血的外在体征。

治疗法则：化瘀止血,理气止痛法。

常用方药：血瘀气滞者,多用四物汤合失笑散,加桃仁、参三七。方中四物汤和血调经,桃仁化瘀血,加炒蒲黄、参三七化瘀止血,五灵脂化瘀止痛,则瘀去血止,气顺痛止,故本方既可治血崩,又可治漏下症,为临床治疗常用良方。如见血瘀血热的崩漏,则以傅氏逐瘀止血汤为最适合,方中当归、赤芍、桃仁化瘀血,牡丹皮、大黄炒炭凉血止血,枳壳顺气止痛。

方药举例：逐瘀止血汤。当归炭10 g,生地炭15 g,白芍12 g,牡丹皮10 g,桃仁6 g,炙龟甲12 g,炒枳壳6 g,川大黄炭10 g,加服参三七粉4 g,分2次冲服。

(4) 肝郁证

主要证候：阴道出血量或多或少,血色鲜红或黯红,乳房胀或痛,头胀头痛,少腹胀痛,或面浮色暗。苔薄腻或薄黄,脉弦紧或弦。

证候分析：因郁怒伤肝,肝气横逆,气有余便是火,故往往初见肝郁气滞,血不循经;继而气火逆乱,血不循经,迫血妄行,有火热,有瘀阻。血热则量多、色鲜红,血瘀则量少、血黯红,以及面浮色晦。火气上逆则头痛、乳胀;厥气下陷则腹内胀痛;内有火热则苔薄黄,脉弦。

治疗法则：养血化瘀,清肝理气法。

常用方药：月经量多崩冲者,奇效四物汤加蒲黄炭、制大黄炭;经血夹有血块,腹胀痛者,加花蕊石、败酱草;或一贯煎加侧柏叶、大蓟、小蓟;量少、漏下不止者,丹栀逍遥散加蒲黄、重楼,或约营煎、惜红煎。如见漏下、淋漓不断,用平肝开郁止血汤、十灰丸之类。肝火心火内炽、君相火旺者,用犀角地黄汤加紫草、茜草。

方药举例：奇效四物汤加蒲黄炭、制大黄炭。当归炭 10 g,大生地 15 g,川芎 6 g,白芍 12 g,黄芩炭 10 g,阿胶(烊化)12 g,艾叶炭 10 g,蒲黄炭(包煎)12 g,制大黄炭(后下)6 g。

(5) 脾虚证

主要证候：多见初起漏下不止,继而血崩。也有开始即见突然暴崩者,血色淡红质清,无血块,畏寒怯冷,四肢欠温,神疲乏力,动则气短或汗出,便溏纳呆,面色苍白,或面浮肢肿。舌质淡白或苔薄白,或舌质胖有齿痕,脉细弱。

证候分析：脾虚证又称气虚证,脾统血,气虚血脱,统藏失职,故致崩漏;轻则漏下,重则崩中。面色苍白,或肌浮肢肿,均为血亏现象。气为血帅,血为气母,血随气而循行,故脾气虚衰,则清阳下陷,气陷血走,血多为崩,血少为漏,故血色淡红;元气不足,心脾两虚,腠理不密,则畏寒肢冷,气短汗出,神疲水肿;脾之运化乏力,故便溏纳呆;气血并亏,故见舌质淡白或胖,脉细弱。

治疗法则：健脾益气,升阳固冲,养血止血法。

常用方药：血崩之症常用归脾汤,具有调益心脾、引血归经的作用,而起到固崩止漏的作用。原方生姜可改用炮姜。其他如胶艾汤、固本止崩汤均有益气固血的作用,以上各方偏于培补本元、温涩止血。有因清阳下陷、气不摄血者,则以举元煎为主;血质清稀而无血块,可加用阿胶、熟地黄、五倍子、玉米须,增强养血凝血的作用;有血块多者,先加用鹿衔草、花蕊石以化瘀止血;如见脾虚漏下不止,可用寿脾煎、八珍汤加味等。如遇突然暴崩者,先服独参汤、参附汤、参附加龙牡汤以补气回阳为主,待病情缓和后,再可选用以上各方。平日服归脾丸或补中益气丸,每日 2 次,每次 5 g。

方药举例：胶艾汤合举元煎。阿胶(烊化)12 g,艾叶炭 6 g,熟地黄 15 g,当归炭 10 g,白芍 10 g,川芎 3 g,炙甘草 6 g,党参 15 g,黄芪 15 g,升麻 12 g,炒白术 12 g。

(6) 肾阴虚证

主要证候：阴道出血量少,或淋漓不断,或见量多,血色鲜红、质黏稠,头晕耳鸣,五心烦热,失眠盗汗,腰膝酸软。舌质红,少苔或无苔,脉细数无力。

证候分析:肾为封藏之本,主藏精气,精气两亏,则封藏失职,导致冲任不固,故出血量少,或淋漓不断;阴虚生内热,血为热灼,故血色鲜红;阴虚不能敛阳,阳浮于外,则见五心烦热,失眠盗汗;肾精不足,则头晕耳鸣、腰膝酸软;舌质红,少苔或无苔,均为肾阴亏损之象。

治疗法则:滋肾养阴,固摄冲任法。

常用方药:有养阴止血的保阴煎和滋胃止血汤,以及知柏地黄汤合二至丸、固金汤等,均可用于肾阴虚的血崩、漏下之症。

方药举例:滋肾止血汤。生地黄、熟地黄(各)10 g,玄参 10 g,天冬、麦冬(各)6 g,煅龙骨、煅牡蛎(各)30 g,炙龟甲 15 g,地骨皮 10 g,墨旱莲 15 g,熟女贞子 10 g,参三七粉(分冲)4 g。

(7) 肾阳虚证

主要证候:经行延期,出血量多如注,或漏下不止,血色淡红,精神萎靡不振,头昏目眩,畏寒肢冷,腰肢酸软,面色晦暗,脐腹寒冷,尿频而清长,大便溏薄。舌质淡而胖,边有齿痕,苔薄白,脉沉细或细弱,迟脉尤甚。

证候分析:肾阳衰微,封藏不固,冲任失约,故经行延期、量多,或淋漓不止;肾阳不足,命门火衰,故经血色淡质稀,尿频清长,舌质淡,脉沉细;肾虚及脾,温运乏力,故便溏、苔薄白。

治疗法则:温阳补肾,固涩止血法。

常用方药:左归丸合赤石脂禹余粮汤,以及大牛角中仁散、小牛角䚡散、既济丹等均为治疗肾阳虚的崩中漏下方。如见血崩腹痛者用震灵丹,对止血止痛有立竿见影之效。亦有阳虚暴崩者加鹿茸粉 2 g、人参粉 3 g 共研匀,分 2 次化服,止血效速。平日服左归丸,每日 2 次,每次 5 g。

方药举例:左归丸合赤石脂禹余粮汤。炒熟地黄 15 g,山药 15 g,熟附子 10 g,山茱萸 10 g,枸杞子 12 g,菟丝子 12 g,杜仲 10 g,当归炭 10 g,鹿角胶(烊冲)12 g,肉桂末(分 2 次冲)3 g,赤石脂(包煎)15 g,禹余粮 15 g,震灵丹(分 2 次化服)12 g。

(8) 肾阴肾阳两虚证

主要证候:经血量多如注,或时多时少,漏下不止,形寒潮热,伴有自汗、盗汗,心烦不安,精神疲乏,头晕耳鸣,腰痛如折,足跟痛,带下清冷,大便不实,小便频数。苔薄舌质淡白,脉细弦或沉细。

证候分析:本病初起多为肾阳不足,或脾肾阳虚,或肾亏肝旺,故病久则冲任损伤,胞脉不固,封藏失约,症见经血量多如注,或漏下不止,带下清冷,小便频数;气血两亏,营卫失调,故见形寒潮热,自汗或盗汗;心肾失济,则心烦神疲;腰为肾之府,肾亏则腰痛如折、足跟痛;水不涵木,则肝旺阳升,而见头晕耳鸣、脉细弦;肾虚及脾,则大便不实,形寒畏冷,舌质淡白、苔薄,脉沉细。本病既有阴虚又有阳虚,故其出血过多,导致肾阴肾阳两虚,但以偏于阴虚为多,并以青春期和围绝经期患者多见。

治疗原则:调补肾阴阳,固摄冲任,兼理肝脾。

常用方药:柏叶散有调理阴阳、巩固封藏之本的功效,方中以胶艾四物汤法加入补肾阴的龟甲、鳖甲、牡蛎,补肾阳的鹿茸、续断,以及温凉并重的收涩止血药,如侧柏叶、地榆、艾叶、赤石脂、禹余粮,可资斟酌,使之配合适宜。或用左归丸去牛膝,加鹿衔草、牛角鳃、艾叶为煎剂,亦佳。

急救处理:

1) 暴崩出现四肢厥冷,冷汗出如珠,心悸气短,昏晕不安,欲昏厥者,急服独参汤,药用吉林参,或红参,或别直参 12～15 g,浓煎频灌饮;或参附汤(《世医得效方》),吉林参 15 g(或党参 30 g)、熟附子 12 g,浓煎频饮服;或党参 30 g、黄芪 30 g、仙鹤草 20 g,浓煎服,加参三七粉 4 g,分 2 次化服。

2) 针刺急救:取关元、三阴交、隐白穴,实热者加血海、水泉穴,用泻法不灸;虚脱者加百会、气海穴,用补法或加灸。

3) 立即进行给氧,以及采用输血治疗和补液。

4) 血崩时突然昏厥、不省人事者,可采用古法"蜡淬法",即用烧红的炭或小铁块,将上好的蜡淬于炭上或铁上(或预置 1 个蜡盒,将烧炭或红铁块放入),趁有热气升腾时近鼻熏之。缺医少药的地区可用此法急救。

(七) 预防与预后

1. 预防

(1) 经期注意休息和保暖。经期严禁性交和坐浴,以及恐惧、忧郁、紧张情绪。饮食要忌辛辣、热性(巧克力等)、有刺激性的食物。对患者要关心体贴;护理人员要勤于护理,取得患者和家属的配合。

(2) 血崩患者必须绝对卧床、安静休息。大出血时,将卧床足位抬高,可减少出血量。

（3）注意患者的神色和出血量变化，有条件的可用月经杯保留经血流量，以此观察出血容量，及时采取急救措施。血崩缓和后，应立即进行妇科检查及 B 超检查，以明确诊断。

（4）漏下患者如经久不见减轻，当预防由漏下转成血崩之患，及时采用有效治疗。

2. 预后

（1）血崩患者经久不愈，或时而反复发生者，身体极度衰弱，甚至发生昏厥及严重贫血者，预后不良。

（2）漏下患者经血不止，或漏下与赤白带下交替不绝，精神疲乏，腰痛如折，食欲减退者，或由漏转为血崩，均预后不良。

（八）中医护理

（1）针对血崩，使用急救治疗药物和配合护理工作。

（2）遵医嘱，绝对卧床休息。对于危重的出血患者，必须严加监护和观察，及时做好记录，重视急救止血的治疗处理。

（3）观察阴道出血量多少、血色深淡、血质稀稠、有无腥臭气味，必要时可保留会阴垫或月经杯，以便估计出血量。如阴道有组织排出，应保留标本给主管医师验看，或按医嘱送检。

（4）按医嘱测量体温、脉象、血压，以及脸部神色，做好记录，随时向主管医师汇报病情变化，不误时机地进行处理。

（5）血崩时可予参三七粉 0.2～0.4 g 冲服，每日 1～2 次。或予云南白药 0.5 g 冲服，每日 1～2 次。血崩伴有腹痛者，建议服震灵丹，每服 0.6 g，每日 2 次。或予止血冲剂，每次冲服 1 包，每日 2～3 次。

（6）针灸辅助治疗

1）血崩：取气海、关元、三阴交、隐白、行间、肝俞、脾俞、肾俞等穴。血热者以血海、水泉穴为主；阴虚者以内关、太溪穴为主；气虚者以脾俞、足三里穴为主；虚脱者以百会、气海穴为主。主穴和配穴可交替使用。虚寒者用补法，或多用灸法。

2）漏下：取气海、关元、三阴交、四髎、肾俞等穴，轮流针刺。

经行奇穴止血：取断红穴，位于示指和中指指蹼处，用温针，留针 20 分钟，一般有血量立即减少的效用。或用艾卷熏灸神阙和隐白穴 20 分钟,一般 10 分钟后血量即可减少。

耳针:针刺子宫穴、内分泌、皮质下,留针 15～30 分钟,5～10 次为 1 个疗程。对出血多者针刺后,血量即见减少。

(7) 气虚血脱而血崩者,急用红参(或高丽参)12～15 g,煎取浓汁,频予饮服。如出现四肢冰冷、汗出、气脱亡阳时,可用红参 15 g、煅龙骨(先煎)30 g、附子 10 g、炮姜 5 g,水煎频服。

(8) 大出血休克时,采取如下急救措施。

1) 就地抢救,让患者平卧,或将患者的头和腿均抬高 30°。下肢抬高以促进下肢静脉回流,头部稍高可减少腹腔内脏对下肺的压迫。

2) 立即吸氧,紫绀者吸氧更为重要,常用鼻导管法给氧,必要时可用面罩或加压给氧。

3) 血容量不足时,应尽早采用静脉输血或补液,并结合独参汤同服。

(九) 历代论述

1. 崩漏病的概念　有关崩漏病的概念,纵观历代文献和迄今为止的论述,至今认识含糊不清,只是引用几段前人之言,而缺乏独特的见解。比如《素问·阴阳别论》提出"阴虚阳搏谓之崩",仅指出血崩的一种病因,而局限于病因病机的提示,及至《金匮要略·妇人妊娠病脉证并治》指出:"妇人素有癥病,经断未及三月,而得漏下不止。""妇人有漏下者,有半产后因续下血,都不绝者,有妊娠下血者。"《金匮要略·妇人杂病脉症并治》指出:"妇人陷经,漏下黑不解。"这两段文字,前一段是指妊娠漏下合并癥病,接近今天患妊娠漏下合并女性生殖器肿瘤之症。后一段是指月经漏下不止、经血色暗黑而言,与崩漏病有联系。因此,说明古人在崩漏病的概念方面是有些混淆不清的。及至隋代《诸病源候论》综合了当时历代的理论文献,才有较多记载,专列"漏下""崩中候"。尔后,由于历代医学的发展和病案的增多,对崩漏的病因病机有了更精辟的阐述。近人对崩漏的认识亦有议论,有认为崩漏的鉴别诊断,是指"非时而下的阴道出血",则在诊断上排除月经异常出血之说,亦有学者表示异议。实际上,崩漏病的病变诊断离不开月经血量的不规则变化,故崩漏的出血以经期、经血为其诊断准则,是毫无疑义的。因此,崩漏病既是月经异常出血,又包括其他病因所引起的有关阴道出血病。

2. **崩漏病的辨证与诊断**　对于崩漏的辨证,首先要从临床症状、性质、病变的经过中确定所属崩漏范畴,比较精确地概括几个证候类型及其病机,这是辨证崩与漏最主要的思想方法。因为历代对崩漏病辨证的主张不一,往昔有以病因或病机辨证的不同,但多数以病因辨证为主,其次有以脏腑病机进行辨证。例如有以病因辨证者,可分为虚寒证、虚热证、湿热证、血瘀证、气郁证、气血两虚证;有以阴阳气血分类者,分为阴虚、阳虚、气虚、血虚、气滞、血瘀、血虚热、血实热8类。简要可分为3种类型,如血热型、气虚型、血瘀型。有以脏腑病机辨证的,分为脾虚、肾虚、肝郁3种类型,或病因病机并用的分类等,从而概括了崩漏的各种证候。

有以病机为主的辨证,分为血虚肝旺证、心肝火亢证、抑郁血崩症、心脾两虚证、肝脾亏损证、脾肾两虚证、肾阴虚证、肾阳虚证、肾阴肾阳两虚证的病机辨证。还有按照病因病机提出的分类,如怒动肝火证、杀血心痛证、脾胃虚火乘心包证、脾气郁结证、悲哀太过心系急证;因痰涎郁遏胸膈、清气不升而浊气不降、血不归隧证;冲任血虚不能约制证;冲任气虚、漏不能制证;喜怒惊恐、火热暴崩症;心火亢甚、肝实不纳血证;阳虚不足、寒在下焦的各种崩漏症;阳乘阴为阳邪有余之血崩症;阴虚火逼妄行关心肾二经血崩症;属于阴虚不能镇守包络、相火血崩症;虚寒相搏之崩漏症;败血脓积之崩漏症;息血未尽之血崩症;经行合房之崩漏症;房劳太过之崩漏症;大小新产后之崩漏症;老年之血崩症;闪跌之血崩症等。古代文献课题阐述甚为丰富,亦多切合实际之论,可供为临床的参考资料。

论及崩漏病的诊断,如何确切地规定崩漏的范围问题,历来颇多议论,然而很难做到确切的诊断。从中医辨证观点来说,必须是依据中医辨证联系西医辨病相结合的方法,作出确切的诊断,才比较合理。近人有认为功能失调性子宫出血,属于中医的崩漏,亦欠明确。有人认为凡属子宫和阴道出血,以及胎前、产后的阴道流血均为崩漏范围,则亦不妥。因此,对于崩漏病的诊断,首先根据月经出血异常情况而定,故应将崩漏列入月经病范畴。有谓"非时而下"的崩漏,只是指崩漏症状及时间上的形容词句,论诸证候,崩者有突然大出血或暴崩之象,漏者有漏下绵绵或久漏不止,从而指出崩漏是指月经病及非时而下的经血而言。崩漏的病变诊断,以月经血量的多少和月经周期的准确与否为其诊断的主要标准。如西医对月经过多或子宫出血,有用经血量的测定方法,藉以说明崩漏出血的多少、症状的缓急。因此,崩漏的出血应以经期经量的改变为其诊断准则。但中医的辨证,首先要对崩漏病的症状、性质变化进行研讨,注意其为血崩、漏下,或先崩后漏,或先漏后崩的证候鉴别。从西医妇科辨病来说,功能失调性子宫出血、子宫肌瘤出血、卵巢囊肿出血,以及妇女生殖系统肿瘤出血、宫颈出血等,均可涉及中医妇科所说"崩漏症"的范畴。

3. 崩漏病的论治 崩漏病的论治,历来为妇科医家所重视,崩漏的理论和经验,阐述颇多,各抒己见,不乏精辟之论,各种方剂的创制,可为后人借鉴之处甚多。

《女科经纶》引李太素说:"崩为急症,漏为缓病。"后人对崩漏的论治,多根据《素问·至真要大论》所说:"病有盛衰,治有缓急。"又说:"是故百病之起,有生于本者,有生于标者……有取本而得者,有取标而得者。"从此,后人总结其论,提出治崩漏的"急则治其标,缓则治其本"原则。治崩首先以塞流止血为重,血崩缓解或血止后,再治其本原。治漏下则有所不同,治漏先澄源,尔后止血以固本。此即所谓的"殊途同归"。

对于崩漏论治,历代妇科医家提出过不少治崩漏的理论和经验,创制了颇多治法与方药。现列举其大要,如金元时期,有张子和主张"用大剂黄连解毒汤泻心火以止血",张洁古主张"治崩漏皆宜养血镇守为上",及至李东垣创"治崩漏主大升大举论",其后朱丹溪主张"补阴泻阳以止血崩",则将《黄帝内经》"阴虚阳搏"之说用于临床,极可效法。继而宋代许叔微指出"治崩漏先调其气",及陈自明提出的"治血崩法当调补脾胃为主"之说,是对李东垣健脾摄血、升提清阳的发挥。尔后,明代赵养葵主张维护阳气以固血脱,是其重视命门之火及肾主封蛰之本,补阳正所以守阴之义。至张景岳强调"阳非有余,阴常不足"之论,治崩漏主补阳气以补阴精,而起到摄血止血的效果,是张景岳的治疗特点。明代方约之提出"初用止血以塞其流,中用清热凉血以澄其源,末用补血以复其旧"方氏三法,后人亦多宗其法。清代傅青主则主张治血崩"必须于补阴之中而行其止崩之法"。叶天士指出:"暴崩暴漏,宜温宜补,久漏久崩,宜清宜通。"简明扼要,论点精辟,对临床医家颇多启发。而今临床崩漏病的论治,则还应包括现代妇科学的功能失调性子宫出血、生殖器肿瘤出血、宫颈癌出血等,其论治方法,亦多以崩漏病的方药作为参考借鉴。

其他论治方法,有以辨证论治为主,有以辨证分型,有以辨病分类,有按刘河间以年龄阶段侧重治法,有采用一方一药,有以针灸论治,以及采取综合疗法、内服煎剂。结合针灸疗法，有以补肾为主的"中药周期疗法"，方法众多，让人叹为观止。从临床总结经验来看，丰富多彩，均有其参考价值。由此可见，治疗崩漏而达到止血的效果，以及起到调整经血、恢复周期的作用，原非易事，有时疗效并不理想，故对崩漏论治，还有待进一步加深研究。

有关古今治血崩的显效方剂，摘录如下：归脾汤、胶艾汤、黑蒲黄散、举元煎、奇效四物汤、犀角地黄汤、柏叶散、大牛角中仁汤、固本止崩汤、参附汤、参附加龙牡汤、震灵丹、左归丸、右归丸、血崩固冲汤、养血止血汤、水牛角止血汤等。

治漏下的显效方剂，有当归芍药散、丁香胶艾汤、保阴煎、逐瘀止血汤、小牛角鰓散、荆芩四物汤、知柏地黄汤、丹栀逍遥散、固气汤、滋肾止血汤、二至丸、固经丸等。

（十）小结

崩漏为2种证候，崩症首先见于《素问·阴阳别论》"阴虚阳搏谓之崩"；继见于《金匮要略·妇人妊娠病脉症并治》："妇人有漏下者。"及至《诸病源候论》才将崩漏二证合并论述而立有"崩中漏下候"条文，阐述较为全面。

本病的发生机制是由冲任损伤，不能约制经血所致。初起多因火热迫血妄行，久病多因气虚血脱。本病的辨证论治，从临床实践来说，崩漏以虚证为多、实证为少，或虚实并见。故论治不外乎2个方面，一以凉血止血为主，一以益气固摄为主。清代叶天士的妇科经验，总结16个字——"暴崩暴漏，宜温宜补；久漏久崩，宜清宜通"，有一定的临床治疗参考价值。凉血止血应以犀角地黄汤为其代表方，益气固摄应以举元煎为其代表方。

本病的急救治疗十分重要，应以回阳固脱的独参汤为主方，兼用针刺急救。此为急救的有效措施。

崩漏之证，病情轻重大不相同，临床所见，固有先崩而后漏下，或先漏下而后变为血崩，往往相互转化。但血崩重者至为危殆，且预后不良，以致虚脱之变，必有因其他病变时，要特别重视，以遵医嘱住院急救及密切观察治疗为妥。

（十一）附方

（1）黑蒲黄散（《素庵医要》）：炒蒲黄，陈棕炭，川芎，牡丹皮，醋制香附，白芍，阿胶，当归，熟地黄，地榆炭，血余炭。

（2）四物汤（《太平惠民和剂局方》）：当归，芍药，川芎，地黄。

（3）奇效四物汤（《妇人良方大全》）：当归，熟地黄，白芍，川芎，阿胶，艾叶，

69

黄芩。

（4）养阴止血汤（沈仲理方）：生地黄，白芍，黄芩，玄参，石斛，地骨皮，煅牡蛎，花蕊石，侧柏叶，棕榈炭，藕节炭。

（5）清热固经汤（《简明中医妇科学》）：生地黄，黄芩，栀子，龟甲，牡蛎，地骨皮，藕节，甘草。

（6）保阴煎（《景岳全书》）：生地黄，熟地黄，白芍，山药，川断，黄芩，黄柏，甘草。

（7）犀角地黄汤（《备急千金要方》）：犀角，地黄，赤芍，牡丹皮。

（8）水牛角止血汤（沈仲理方）：水牛角，生地黄，牡丹皮，白芍，鹿衔草，紫草，黄芩，花蕊石，大蓟，小蓟，炒蒲草，炒槐花，制大黄炭。

（9）知柏地黄汤（《医宗金鉴》）：知母，黄柏，牡丹皮，茯苓，山茱萸，泽泻，生地黄。

（10）失笑散（《太平惠民和剂局方》）：五灵脂，蒲黄。

（11）傅氏逐瘀止血汤（《傅青主女科》）：生地黄，当归，赤芍，牡丹皮，龟甲，桃仁，枳壳，熟大黄炭。

（12）一贯煎（《柳洲医治》）：北沙参，麦冬，当归，生地黄，枸杞子，川楝子。

（13）丹栀逍遥散（《女科撮要》）：当归，柴胡，白芍，白术，茯苓，甘草，生姜，薄荷，牡丹皮，栀子。

（14）惜红煎（《景岳全书》）：生地黄，白芍，生甘草，北五味，乌梅，地榆，炒荆芥，炒川续断。

（15）约营煎（《景岳全书》）：生地黄，白芍，生甘草，黄芩，地榆，槐花，荆芥炭，川断，炙乌梅。

（16）平肝开郁止血汤（《傅青主女科》）：柴胡，白芍，生地黄，当归，牡丹皮，白术，荆芥，甘草，参三七。

（17）十灰丸（《十药神书》）：大蓟草炭，小蓟草炭，陈棕炭，大黄炭，牡丹皮炭，荷叶炭，侧柏炭，栀子炭，茜草炭，白茅根炭。

（18）归脾汤（《济生方》）：党参，黄芪，白术，茯神，酸枣仁，桂圆肉，木香，炙甘草，当归，远志，生姜，大枣。

（19）固本止崩汤（《傅青主女科》）：人参，熟地黄，白术，黄芪，当归，黑姜。

（20）举元煎（《景岳全书》）：人参，黄芪，白术，升麻，甘草。

（21）寿脾煎（《景岳全书》）：当归，白术，山药，炙甘草，酸枣仁，远志，炮姜，莲子。

（22）八珍汤（《正体类要》）：人参，白术，茯苓，炙甘草，当归，熟地黄，川芎，白芍。

（23）独参汤（《伤寒大全》）：吉林人参。

（24）参附汤（《世医得放方》）：吉林人参，熟附子。

（25）滋肾止血汤（沈仲理方）：生地黄，熟地黄，玄参，天冬，麦冬，地骨皮，煅牡蛎，炙龟甲，墨旱莲，熟女贞，参三七粉。

（26）右归丸（《景岳全书》）：熟地黄，山药，山茱萸，枸杞子，杜仲，菟丝子，制附子，肉桂，当归，鹿角胶。

（27）大牛角中仁散（《备急千金要方》）：牛角片，续断，地黄，白术，赤石脂，禹余粮，人参，附子，干姜，龙骨，蒲黄，当归，防风。

（28）小牛角䚡散（《备急千金要方》）：牛角䚡，鹿茸，禹余粮，当归，干姜，续断，阿胶，海螵蛸，龙骨，赤小豆。

（29）既济丹（《世补斋医书》）：鹿角霜，煅龙骨，白石脂，当归，怀山药，益智仁，远志，茯苓，石菖蒲。

（30）震灵丹（《太平惠民和剂局方》）：禹余粮，赤石脂，紫石英，五灵脂，代赭石，乳香，没药，朱砂。

（31）柏叶散（《妇人良方大全》）：侧柏炭，炒续断，川芎，当归，生地黄，炙鳖甲，炙龟甲，禹余粮，赤石脂，煅牡蛎，地榆炭，阿胶，艾叶炭，鹿茸粉。

（32）左归丸（《景岳全书》）：熟地黄，山药，山茱萸，菟丝子，枸杞子，怀牛膝，鹿角胶，龟甲胶。

第三节　用药特色与验方

一、特色验方

1. 妇 1 号方

组成：大生地，生白芍，生甘草，黄精，三棱，石见穿，蒲公英，五灵脂，威灵仙。

功效：凉血止血，化瘀止痛。

方解：妇 1 号方及妇 2 号方、妇 3 号方均为沈仲理治疗子宫肌瘤的经验方。子宫肌瘤为胞宫瘀血日久而成，大多郁而化热，且易迫血妄行而成崩中漏下。本方针对子宫肌瘤的病理特点，用大生地、生白芍、生甘草、黄精滋阴凉血、养血止血；三棱、石见穿化瘀消瘤；蒲公英清热解毒，能有效清化盆腔中蕴结的热毒，治疗赤白带下等症；五灵脂、威灵仙功能止痛。诸药配合看似简单，却充分体现了沈仲理治疗子宫肌瘤"止血不忘消瘤，消瘤兼顾止血"的重要原则。临床上如能以此方为基本方，谨守治则，并根据实际情况加大化瘀消瘤或凉血止血的药力，定会取得显著的治疗效果。

2. 妇 2 号方

组成：党参，白术，熟地黄，白芍，生甘草，黄精，石见穿，三棱，重楼。

功效：健脾益肾，消瘤止崩。

方解：沈仲理认为子宫肌瘤的形成，乃由于月经闭积，或产后余血未尽，或风寒虾滞，久而不消，引起脏腑功能失调，气血不和，以致气滞血瘀于胞宫而成。瘀血日久化热，灼伤冲任而成崩漏，经年不愈，病邪日盛，甚则导致脾胃元气不足，肾气衰弱。此多见于严重患者，症见每月暴崩不止，血色淡红，面浮足肿，面色萎黄或㿠白，大便溏薄等，故而从傅氏固本止崩汤加减组成本方，以取脾肾同治之效。方中重楼能够收缩子宫，帮助制止崩漏。

3. 妇 3 号方

组成：北沙参，天冬，麦冬，大生地，黄精，石见穿，三棱，半枝莲，重楼，蒲公英，海藻，生甘草，玉米须。

功效：滋阴清热，消瘤止血。

方解：子宫肌瘤崩冲日久，每致肝脾统藏失职而阴血亏耗，或肝肾封藏不固，相火偏亢，故而常显示"阴常不足，阳常有余"之象。沈仲理说："女子属阴，以血为本，若阴血劫夺，每致变证，瘀血内结，久必化热，消灼真阴。"故而在子宫肌瘤的治疗中，"清热存阴"为一要点。本方主治子宫肌瘤属阴虚火旺者，症见月经先期而来，经行崩冲，或漏下不止，胸中灼热，或腹内觉热，心烦易怒，乳头刺痛，经后带多赤白等。方中北沙参、天冬、麦冬、大生地、黄精滋阴清热、凉血止血；石见穿、三棱、半枝莲、海藻、生甘草消瘤散结；其中海藻、生甘草相反以相成，乃效仿李东垣"散肿溃坚汤"而设，能加强消散软坚之力；玉米须则能辅助止血。

以上三方根据子宫肌瘤发展过程中的不同病机而设立,临床治疗应根据实际情况加减使用。

4. 温经散寒汤

组成:当归,川芎,赤芍,白术,紫石英,胡芦巴,五灵脂,川楝子,延胡索,制香附,小茴香,艾叶。

功效:活血化瘀,温经散寒。

方解:本方为四物汤合金铃子散,加上温肾散寒之药组成。方中紫石英、胡芦巴、制香附、小茴香、艾叶同用以温经散寒。主要用来治疗因外感寒湿而导致的痛经,症见少腹坠痛、绞痛,甚则牵及腰脊酸楚,经血量少,色淡或如黑豆汁,夹有小血块。苔白腻,舌边色紫或瘀斑,脉沉紧或濡缓。

5. 红酱金灵四物汤

组成:当归,川芎,赤芍,生地黄,红藤,败酱草,川楝子,五灵脂,乳香,没药。

功效:养血凉血,疏肝止痛。

方解:本方乃四物汤合金铃子散方义而成。方中红藤、败酱草清热解毒、活血通络,川楝子、五灵脂、乳香、没药仿金铃子散方义,而止痛力更强。适用于肝旺血热、气滞不利、冲任失调之热郁痛经者。

6. 益气养血温经汤

组成:党参,白术,当归,川芎,白芍,生地黄,甘草,紫石英,淫羊藿,覆盆子,制香附。

功效:益气健脾,养血疏肝。

方解:本方为八珍汤去茯苓,加温肾壮阳之药而成。方中八珍汤益气养血,紫石英、淫羊藿、覆盆子、制香附温肾暖宫。适用于治疗气血虚弱、肝脾不足之痛经,症见经行腹痛绵绵、小腹坠胀,面色萎黄,畏寒怯冷,精神倦怠,腰肢酸软无力。舌淡白,脉细小。

7. 温经止痛汤

组成:当归,川芎,白芍,白术,柴胡,甘草,紫石英,淫羊藿,制香附。

功效:温经散寒,理气止痛。

方解:本方为逍遥散加减合疏肝利气、温肾壮阳药而成。适于治疗气血虚弱,兼肝郁气滞,虚中夹实者。患者除气血不足的症状外,还可见经行两胁胀痛、两乳作胀等肝郁气滞的症状。

8. **温肾四物汤**

组成：当归，川芎，白芍，熟地黄，紫石英，胡芦巴，石楠叶，五灵脂。

功效：补肾温宫。

方解：本方由四物汤加温肾暖宫、止痛药组成。方中紫石英、胡芦巴、石楠叶温肾暖宫，五灵脂止痛。适用于肝肾亏损之证，症见小腹空痛，或腹内冷痛，或经后作痛。

9. **补肾温宫汤**

组成：当归，熟地黄，益母草，紫石英，巴戟天，山药，杜仲，茯苓，木香。

功效：补肾暖宫。

方解：本方同样能补肾暖宫、温阳止痛。方中木香行气止痛，益母草活血调经。适用于肝肾两亏、精亏血少、血海空虚所致的痛经。正如傅青主所言："妇人有少腹疼于行经之后者，人以为气血之虚也，谁知是肾气之涸乎！"

10. **温肾疏肝汤**

组成：当归，白芍，白术，紫石英，小茴香，柴胡，青皮，陈皮。

功效：补肾温宫，疏肝理气。

方解：本方由逍遥散加减和温肾暖宫药组成。方中紫石英、小茴香共奏暖宫之效。适用于肝肾两亏，兼血虚而肝气失于疏泄者，症见经来色淡量少，经后小腹空痛而有冷感，腰膝酸软。苔薄白，舌质淡红，脉沉细。

11. **清经止血汤**

组成：鲜生地，当归炭，白芍，牡丹皮，槐花，墨旱莲，仙鹤草，炒蒲黄，熟大黄炭。

功效：清热止血。

方解：本方由四物汤加减合清热止血药组成。方中改川芎为牡丹皮，以加强其凉血之力，槐花、墨旱莲、仙鹤草凉血止血，炒蒲黄活血止血，熟大黄炭清热止血。适用于心火上炎之月经过多，症见月经过多或崩漏、色鲜红，心烦不安、夜寐梦多。舌红苔黄，脉数。

12. **养阴止血汤**

组成：生地黄，生白芍，黄芩，玄参，石斛，地骨皮，煅牡蛎，花蕊石，棕榈炭，侧柏叶，藕节炭。

功效：养阴清热，凉血止血。

方解：方中生地黄、白芍养血柔肝，玄参、石斛养阴生津，地骨皮清热凉血，煅牡蛎收涩止血，花蕊石、棕榈炭、侧柏叶、藕节炭凉血止血。此方最初由沈仲理创制，后编入由他主编的《妇产科学》教材中，对虚热型崩漏有良效。

13. 滋肾止血汤

组成：生地黄，熟地黄，玄参，大麦冬，煅龙骨，煅牡蛎，炙龟甲，地骨皮，墨旱莲，熟女贞子，参三七。

功效：滋肾养阴，固摄冲任。

方解：方中熟地黄、龟甲与二至丸（墨旱莲、熟女贞子）滋补肾阴，生地黄、玄参、大麦冬、地骨皮养阴清热，煅龙骨、煅牡蛎收敛固摄，参三七止血而不留瘀。此方与上方均为养阴止血方剂，但滋补肾阴之力更强，适用于肾阴亏虚型崩漏。

14. 水牛角止血汤

组成：水牛角，生地黄，牡丹皮，白芍，鹿衔草，紫草根，黄芩，花蕊石，大蓟，小蓟，炒蒲黄，炒槐花，制大黄炭。

功效：清热固经，凉血止血。

方解：本方取意犀角地黄汤。方中水牛角清热凉血，有类似犀角的功效；生地黄、牡丹皮、白芍化瘀清热；紫草根、黄芩、大蓟、小蓟、炒槐花凉血止血；花蕊石、炒蒲黄、制大黄炭化瘀止血；鹿衔草有补肾止血的功效，对血崩有大小血块排出较多者，有服之即见减轻或消除的功效。全方配伍，对血热妄行之血崩或暴崩有立竿见影之效。

15. 固经汤

组成：熟地黄，龟甲，黄柏，山药，白芍，墨旱莲，仙鹤草，艾叶。

功效：滋肾固冲。

方解：本方乃固经丸加减而成。方中加熟地黄以加强滋肾之力，用墨旱莲、仙鹤草而凉血止血；加艾叶以暖宫，且可防止全方太过寒凉。适用于阴虚火旺而致的月经过多。

16. 石楠白芷苦丁茶汤

组成：石楠叶，生白芷，苦丁茶。

功效：祛风通络，平肝止痛。

方解：本方用石楠叶之苦辛，入肝、肾二经，有祛风止痛之功，专治头风头痛;配以苦丁茶之甘苦、性凉,有散风热、清头目的作用。诸药合用,从而起到祛风通络、调理阴阳、平肝止痛之效。

17. 苏甲马鞭散

组成:苏木,炙鳖甲,马鞭草。

功效:清热除湿,消斑止痒。

方解:方中苏木行血化瘀、消肿止痛,炙鳖甲养阴清热,马鞭草清热利湿,共奏消斑止痒之效。适用于女性外阴白色病变,症见外阴皮肤湿润浸渍,带多色黄,胸胁苦满,口干不欲饮。苔黄腻,舌边光红,脉弦数或滑。

18. 石楠散

组成:石楠叶,淫羊藿,蛇床子。

功效:温肾助阳,燥湿止痒。

方解:方中三味药物均能温肾助阳。石楠叶又能祛风通络止痛,蛇床子功能燥湿杀虫。三味配伍,最适于治疗外阴白斑之属于肾阳虚者;而前方苏甲马鞭散主治外阴白斑之属于肝经湿热者,二者有所不同。

19. 滋肾固冲汤

组成:生地黄,枸杞子,龟甲,黄柏,煅龙骨,煅牡蛎,墨旱莲,侧柏叶,贯众炭,藕节炭。

功效:滋阴清热,收敛固冲。

方解:方中生地黄、枸杞子、龟甲滋补肾阴,黄柏、墨旱莲、侧柏叶、贯众炭、藕节炭凉血止血,煅龙骨、煅牡蛎收敛止血。本方适用于肾阴亏虚所致的月经过多。

二、特色用药

1. 石打穿 性味:苦、辛,平。功能:清热利水,消肿散结。近年来临床上用于治疗各种肿痛。沈仲理在治疗子宫肌瘤中多用此药,并认为用其治疗无痛之肿块为佳;亦治湿热黄疸、小儿急性肾炎、反胃呕逆等。

2. 石见穿 一名紫参。性味:苦、辛,平。功能:活血止痛,消散痈肿;治妇人血闭不通、痛经,以及面神经麻痹、关节酸痛等。近年来应用于治疗食管癌、胃癌、直肠癌、肝癌等。沈仲理认为本品的活血化瘀力强于石打穿,用于有痛之肿块为佳。

3. 鬼箭羽 性味：苦，寒。功能：破血通经，止血崩，破癥瘕。主治妇女月经不调、产后瘀滞腹痛、癥结、下血等症，为沈仲理常用的消子宫肌瘤主药。

4. 牵牛子 性味：苦，寒。功能：祛痰逐饮，泄水消肿。主治腹水肿胀、痰壅气滞、腰背胀肿等症。沈仲理常用其配合其他活血化瘀药治疗子宫肌瘤。本品在常用量下不致中毒，过量则出现神经症状、血尿、大便有黏液血及腹痛、呕吐等症状，应予注意。

5. 花蕊石 性味：酸、涩，平。功能：化瘀止血，功专止血。主治吐衄、崩漏、胎产、外伤出血等症。沈仲理常用其治疗妇人生产或流产后的恶血、血晕、胞衣不下，服之即疏通；亦可煅研为粉，单味服用。

6. 凌霄花 性味：酸、苦，寒。功能：凉血祛瘀，入肝行血，泻肝抑阳，息风止痫。主治闭经；亦能治皮肤瘙痒，所谓息风者，"治风先治血，血行风自灭"之义。

7. 刘寄奴 性味：苦，温。功能：破血通经、止痛。主治闭经、痛经、产后恶露不下、产后腹痛属瘀血阻滞者。配合石见穿、莪术、三棱等，可治癥瘕。

8. 半枝莲 性味：辛，寒。功能：清热解毒、利尿消肿。主治痈肿疮痈，有解毒消肿的作用；今亦用于治肺癌和胃肠癌。因其又能祛瘀止血，沈仲理常用此药治疗子宫肌瘤和子宫息肉等。

9. 天葵子 性味：甘，寒。功能：清热解毒，消肿散结。主治瘰疬疮疡、乳痈等症。近年来用于淋巴肿瘤、肝癌、乳腺癌等疾病。临床上常与重楼、八月札等配合应用。本品性滑肠，故沈仲理多用其治疗便秘，而不伤正，如能兼顾消瘤，实属首选。

10. 夏枯草 性味：辛、苦，寒。功能：清肝火，消郁结，破癥消瘰。沈仲理常用其配合其他药物消瘤。

11. 水红花子 性味：咸，寒。功能：散血，消积，止痛。主治腹胀痞块。沈仲理常将其配合其他药物治疗子宫肌瘤、卵巢囊肿，亦能消甲状腺瘤。

12. 蛇莓 性味：甘、酸，寒；有小毒。功能：清热解毒，散瘀消肿。主治痈肿疔毒、瘰疬结核、癌肿等。蛇莓有一定的抗菌及抗肿瘤作用。

13. 沙氏鹿茸草 性味：苦，平。功能：凉血止血，解毒止痛。《杭州药植志》载其"治乳癌、乳痈、血管瘤"。沈仲理多用其消癥瘕积聚，因癥瘕日久多化热，而沙氏鹿茸草性凉又能消瘤，实践证明其疗效确凿。

14. 海藻 性味：苦、咸，寒。功能：消痰结，散瘿瘤。主治瘿瘤结气、痈肿、癥瘕坚气。相关药理研究发现本品含有丰富的碘质,进入血液及组织后,能促进病理产物和炎性渗出物的吸收,并能使病态组织崩溃和溶解。《本草纲目》言"按东垣李氏,治瘰疬马刀散肿溃坚汤,海藻、甘草两用之,盖以坚积之病,非平和之药所能取捷,必令反夺,以成其功也",有鉴于此,沈仲理用海藻、甘草配伍治疗子宫肌瘤,实践证明,疗效显著。

15. 红藤 性味:苦,平。功能:清热解毒,活血化瘀。主治月经过多、崩漏、产后恶露不下属下焦湿热者。用于盆腔炎见黄白带下、下腹痛属湿热者,可与败酱草、蒲公英等配伍。

16. 败酱草 性味:辛、苦,寒。功能:清热解毒,活血行瘀。李时珍言其能"治血气腹痛,破癥瘕,催生落胞。赤白带下,古方妇人皆用之,乃易得之物,而后人不知用,盖未遇识者耳"。沈仲理常用此物治疗黏膜下肌瘤。另,本品还具有促进肝细胞再生和防止肝细胞变性的作用,故亦多用于肝脏疾病中。但需注意大量使用本药会造成白细胞暂时性减少,以及引起头昏、恶心的症状,可考虑加用熟女贞子以缓解其副作用。

17. 䗪虫 性味:咸,寒。功能:逐瘀、破积。《神农本草经》言其主"血积癥瘕,破坚,下血闭",能治痛经、闭经、经行量少,产后腹痛、恶露不下、癥瘕等。沈仲理认为本品止痛力佳,用量常可达 30 g。

18. 徐长卿 性味:辛,温。功能:通经活血,祛风止痒。主治闭经、经行腹痛属于血瘀气滞者,以及经行瘾疹属于血虚生风者。与补骨脂、淫羊藿、蛇床子等配成膏剂外搽,可治外阴白色病变而见阴痒者。

19. 血竭 性味:甘咸,平。功能:散瘀定痛,止血生肌。主治血气瘀滞疼痛、内伤血积。沈仲理常用此药治疗各种痛证。

20. 公丁香 性味:辛,温。功能:温中降逆,暖肾。主治经行呕吐、妊娠恶阻属中寒者;可治经行腹痛、产后腹痛属寒凝血阻者。沈仲理常用此药治疗下焦或胞宫寒冷。

21. 漏芦 性味:苦、咸,寒。功能:清热解毒,排脓消肿,下乳。主治乳汁不下、乳痈红肿疼痛属热毒盛者。沈仲理用此味治疗乳癖有良效。

22. 木馒头 一名薜荔果。性味:酸,平。功能:补肾通乳,消肿活血。主治乳汁不下、遗精淋浊,痈肿疔疮。沈仲理认为本品具有直通乳房、消散胀痛的效果。

23. 路路通 性味:苦,平。功能:活血通络,行气宽中,利水。主治月经不调、月经量少、经行腹胀、痛经属气滞者,以及经前乳胀、乳癖,或乳汁不通属于气滞者。

24. 蛇床子　性味:辛、苦,温。功能:温肾助阳,祛风燥湿,杀虫。主治带下属下焦寒湿者;与苦参、白鲜皮等配伍煎水外洗,可治滴虫或霉菌等引起的阴部湿痒;亦常与其他温肾暖宫之药共用,治疗不孕症。

25. 白薇　性味:苦、咸,平。功能:清热凉血。除一般用于除虚热外,沈仲理常用本品于调理冲任,《金匮要略》用"竹皮大丸"(竹茹、石膏、桂枝、甘草、白薇)治"妇人乳中虚,烦乱呕逆",可资参考。

26. 马鞭草　性味:苦,寒。功能:活血通经、利水。本品配合刘寄奴、半枝莲,有消肿、利水之效。沈仲理亦常用此品治疗湿热黄带,疗效确凿。

27. 马齿苋　性味:酸,寒。功能:清热解毒、消肿。主治产后出血,剖宫产术、刮宫产术后导致的子宫出血,以及功能失调性子宫出血;还能治产后虚汗。沈仲理在临床上用本品治疗尿路感染有特效。

28. 蒲公英　性味:苦、甘,寒。功能:清热解毒,消肿散结。主治热毒所致的疮痈肿毒,有抗溃疡作用。本品有激发机体免疫功能的作用,能治疗妇科乳腺炎、慢性盆腔炎、巴氏腺脓肿等。

29. 侧柏叶　性味:苦、涩,寒。功能:凉血,止血。主治月经过多、崩漏、经行吐血及衄血等。沈仲理亦常用此品配合其他凉血止血之药治疗崩漏,疗效显著。

30. 鹿衔草　性味:苦,平。功能:止血,补肾,祛风湿。主治吐血、衄血、月经过多等症。沈仲理在治疗崩漏时多用此药,甚效。还能治肾虚腰痛,常配合菟丝子、川续断、杜仲等药;亦能治风湿性关节酸痛。

31. 地锦草　性味:辛,平。功能:清热解毒,活血止血,利湿通乳。主治女子阴疝血结、妇人血崩、恶疮见血。沈仲理用此品配合鹿衔草、侧柏叶等治疗子宫肌瘤引起的崩漏,疗效极佳。

32. 贯众　一名贯仲。性味:苦,微寒。功能:清热解毒,凉血止血。李时珍言其"治下血崩中、带下、产后血气胀痛""鼻衄不止、诸般下血、女人血崩、产后亡血、赤白带下";《名医别录》言其能"破癥瘕",《本经续疏》则言其能"消顽肿"。沈仲理在临床上用其消子宫肌瘤,取得很好的效果,如兼顾止血则用贯众炭。

33. 芒种草　性味:苦,寒。功能:活血消肿。主治痛经、崩漏属热性者;亦可用于治疗咯血、呕血等。

34. 透骨草 性味：辛，温。功能：祛风除湿，舒筋活血止痛。本品即凤仙花的茎叶，能治闭经；凤仙花子对子宫有明显的兴奋作用。

35. 生茜草 性味：苦，寒。功能：行血止血，通经活络，止咳祛痰。药理研究发现，本品对子宫平滑肌有收缩作用，轻用制炭可止血，重用则有通经作用。李时珍言本品"专于行血活血，俗方用治女子经水不通，以一两煎，酒服之，一日即通，甚效"。

36. 大青叶 性味：苦，寒。功能：清热解毒，凉血止血。除了常用于杀病毒以治流行性感冒或肝炎外，药理研究发现其对子宫肌瘤有直接的兴奋作用，能入子宫以解热，可考虑作为提早停经者之治疗用药。

37. 卷柏 一名还魂草。性味：辛，平。功能：破血（生用），止血（炒用）。本品生用散瘀活血，故有通经之效。《妇人良方大全》的柏子仁丸即用卷柏合柏子仁、泽兰、熟地黄、川断、牛膝，而治血虚型闭经，以及肝、肾、心三经同病之闭经。

38. 苎麻根 性味：甘，寒。功能：清热止血，安胎。主治胎漏下血，并可用于血热、经量多、血崩漏下等。

39. 紫草 性味：甘、咸，寒。功能：凉血，活血，解毒。用于血热毒盛的证候，常与牡丹皮、赤芍、红花等同用，治疗麻疹、斑疹，以及妇女外阴部湿疹、阴道炎、宫颈炎等。药理研究发现，本品的有效成分对血液系统有一定的作用，可拮抗凝血抑制因子。沈仲理亦用其治疗心动过速。

40. 重楼 性味：苦，微寒。功能：清热解毒，消肿止痛。主治热毒疮疡、恶疮、阴蚀、腹中热气等症；用于子宫出血症颇有效。药理研究发现，重楼排草苷对小鼠、大鼠、豚鼠、家兔离体子宫均有强直性收缩作用，故沈仲理用其治疗子宫肌瘤的子宫扩大症状，获得良效。

41. 山慈菇 性味：甘、微辛，寒。功能：清热解毒，消肿散结。主治乳痈初起、乳腺癌、子宫颈癌、子宫肌瘤或卵巢囊肿，内服或外敷均可。

42. 炮山甲 性味：咸，微寒。功能：活血通经，下乳汁，消肿排脓。主治经闭不通、痈肿疮毒、癥瘕积聚之症，多配合当归、川芎、赤芍、红花等活血通经之药。药理研究发现，炮山甲具有改善微循环、抗凝血的作用，能升高白细胞计数、增加血流量、降低血管阻力等，故能用于治疗妇科肿瘤。现因其为国家一级保护动物，临床已用皂穿替代。

43. 鳖甲　性味：咸，微寒。功能：滋阴潜阳，软坚散结，退黄除蒸。主治肝肾两亏、阴虚阳亢，见潮热盗汗、阳亢动风之症。本品适用于久疟疟母、胸胁作痛、癥瘕积聚、月经不通等症，常与三棱、莪术、桃仁、红花等配伍应用。

44. 龟甲　性味：咸、甘，寒。功能：滋阴，潜阳，补肾。主治月经过多或崩漏属阴虚血热者。《神农本草经》言其"主漏下赤白，破癥瘕"，故亦可配合鳖甲、牡蛎等，治疗结核性盆腔炎有包块者。

45. 牛角䚡　性味：苦、涩，温。功能：泄热止血，温涩通经。主治闭经，瘀血腹痛，妇女崩漏，便血，赤白带下。《神农本草经》言其能"下闭血，瘀血疼痛，女人带下血"，《本草衍义》言其"主妇人血崩"。

46. 水牛角　性味：苦、咸，寒。功能：凉血止血，清热解毒。常用来替代犀角入方，主治月经过多、崩漏、产后出血属血热者，可与生地黄、生白芍、牡丹皮炭等配伍。

47. 紫石英　性味：甘，温。功能：降逆气，暖子宫，镇心安神。因其性可温宫，故多用于女子胞宫虚寒不孕之症。李时珍亦言"肝血不足，及女子血海虚寒不孕者宜之"；因其性温，且能镇心安神，故沈仲理在治疗心动过缓中也会用之。

48. 王不留行　性味：苦，平。功能：行血通经，催生下乳，消肿敛疮。主治闭经、乳汁不下及疮痈肿痛，可配合主药消瘤。

49. 五倍子　性味：酸、涩，寒。功能：敛汗止血，涩肠止泻。主治肺虚久咳、久泄久痢、盗汗、消渴、便血痔血。沈仲理曾用之治疗妇女功能失调性子宫出血和子宫肌瘤出血而获效。

三、诊治常见病用药特色

（一）治疗子宫肌瘤的用药经验

1. 子宫肌瘤四证：癥痛崩带　子宫肌瘤患者常有小腹内肿块，腹内疼痛，或月经崩漏、瘀下不止、带下异常。究其疼痛之因，与气滞血瘀有关，气滞则血行阻碍，瘀阻胞脉胞络，致脉络不通，不通则痛。瘀滞日久，积聚成癥，坚硬如石，故古人称之"石瘕"。从病理上分析，则可能因子宫肌瘤瘤蒂扭转（黏膜下子宫肌瘤）或瘤体刺激、经期宫缩所致。由于肌瘤部位的不同，大多数患者可出现月经失调，表现为月经周期提前、经期延长、经量增多，甚者崩漏如注或淋漓不止，瘀下不止，致经期可长达近月，由此常可并发失血性贫血、缺血性心血管疾病等症。

当肌瘤瘤体变性时常可并发感染,故常有黄带、赤白带下增多,伴有秽臭等异常。上述肌瘤的一系列临床症状,沈仲理归纳为:"石瘕四证,腹内肿块、腹部疼痛、崩漏瘀下、带下异常。"

2. 瘀乃石瘕,病机之根 沈仲理认为形成子宫肌瘤的病因病机多由于七情内伤,肝郁气滞,气血运行受阻,滞于胞宫,聚而成瘕,或产后胞脉空虚,经期血室正开,风寒外邪乘虚侵袭,而致气血凝滞,或因人工流产半产,经期瘀血败浊未净、残留瘀滞,积而成瘕,或由肝肾不足,运化无度,痰湿之邪凝聚,结而成瘕……岐伯曰:"石瘕生于胞中,寒气客于子门,子门闭塞气不得通,恶血当泻不泻,衃以留止,日以益大,状如怀子,月事不以时下。"张景岳说:"瘀血留滞作癥……或喜怒伤肝,气逆而血瘀,或忧思伤脾,气虚而血滞……气弱而不行,先病气成瘕,久则血瘀成瘕……有所逆则滞留日久,而渐以成瘕。"石瘕的病因如古人所云种种,可按沈仲理"血瘀乃石瘕之根"一句话概之。

3. 寻因攻治,化瘀消癥 对于子宫肌瘤的中医治疗方法,《黄帝内经》提出"可导而下"的原则,张仲景也主张"导血之剂下之"。故古人多以活血化瘀作为准则,每以《金匮要略》桂枝茯苓丸化裁主治。沈仲理在长期的临床实践中提出了"化瘀不动血,止血不留瘀"的化瘀消瘤原则。根据临床辨证施法,常以行气化瘀、消瘤散结;补益气血、化瘀消瘤;滋肾疏肝、养血化瘀;健脾疏肝、消瘤散结;养血清肝、消瘤散结;清热化痰、消瘤散结等法攻治石瘕。沈仲理常说:"活血化瘀作为治疗手段,而消瘤散结则是治疗目的。"临床中常以海藻、石见穿、半枝莲、三棱、莪术、夏枯草、刘寄奴、重楼、枳壳等化瘀、消瘤、缩宫之品。

4. 化瘀止崩,止血防瘀 子宫肌瘤者月经多失调,常有崩中漏下、经期延长、经血淋漓不尽等症状。古往今来,"塞流(止血)、澄源(病因治疗)、复旧(补益)"是治崩的三大法则。沈仲理认为"血瘀"是诸多病因的产物,由此而造成脏腑功能失调,以致冲任不固、崩中漏下。治疗上,沈仲理提出了经期治崩止血不忘祛瘀,但祛瘀不能动血。盖子宫肌瘤患者多气血亏耗,不能一味动用耗血之品,故一方中常以止血、祛瘀之剂兼施并用。诸如鹿衔草、花蕊石、景天三七、蒲黄、大蓟、小蓟、生贯众、仙鹤草、槐花、茜草、鬼箭羽、白薇、败酱草、紫草、贯众炭、大黄炭等能清热化瘀之品,有止崩消瘤的功效。对于非经期治疗,沈仲理认为,正气尚存、邪气盛实者,则应挫其锐势,驱邪务尽,化瘀消瘤、软坚缩宫是治则,临床多以海藻、炒黑丑、鬼箭羽、天葵子、石见穿、三棱、莪术、重楼、贯众、水花红子、丹参等药破瘀攻下、软坚消瘤,且剂量多在 30 g 左右,临床功效显著。

5.**痛带兼证,不可忽略** 子宫肌瘤者临床所见腹痛甚多,有的隐痛,有的针刺痛,有的剧痛、绞痛,也有的阴部吊痛、肛门坠痛……每致经期可加重。沈仲理认为腹痛有虚有实,痛因各异,其治疗关键在于养血柔肝、清热化瘀、疏泄肝气、通利血脉。原由即"女子以血为本,以肝为先天"。肝气疏泄、血脉通润、冲任调和、瘀祛痛消、疼痛自缓。这是攻瘤治瘕不可忽略的一大兼证。临床常用生地黄、熟地黄、赤芍、白芍、当归、丹参、延胡索、川楝子、五灵脂、䗪虫、徐长卿、败酱草、红藤、血竭等。沈仲理常以红藤与五灵脂相配伍以治疗热因痛经;败酱草则是沈仲理善用于妇科的一味中药,沈仲理引用李时珍的话:"败酱草治血气心腹痛……古方妇人科皆用之,乃易得之物,而后人不知用,盖未遇识者耳。"且败酱草药价低廉,临床中用之,可增强清热解毒、化瘀止痛等效果。同时,沈仲理也顾及患者的带下情况,根据带下的色、质、量、味,处以黄柏、黄芩、蒲公英、地丁草、椿根白皮、芡实、乌药、龙骨、牡蛎、党参、白术,或健脾,或清热燥湿,或收涩止带。沈仲理说:"带不治,可使湿热逗留成瘀,脾虚湿盛成痰,造成石瘕滋生的来源,止带即断其后路也。"

6.**善用反药,消瘤卓效** 《中药大辞典》中载海藻具有软坚、消痰、利水、泄热之功效。海藻配甘草,是沈仲理治疗子宫肌瘤以反药配伍攻瘤的一大特色。《珍珠囊补遗药性赋》载"十八反歌":"本草名言十八反,半蒌贝蔹及攻乌,藻戟芫遂俱战草,诸参辛芍叛藜芦。"此歌谣是自古以来中医用药的禁忌,是古人用药的经验总结。而《本草纲目》记载:"按东垣李氏,治瘰疬散肿溃坚汤,海藻、甘草两用之,盖以坚积之病,非平和之药所能取捷,必令反夺,以成其功。"《本草新编》记载:"海藻专能消坚硬之病,盖咸能软坚也,然而单用此一味,正未能取效,随所生之病,加入引经之品,则无坚不散矣。一病例举治瘰瘤就以海藻、茯苓伍入甘草,八剂。后瘤尽消。""前车之鉴,后者之师。"沈仲理抱着"有故无殒,亦无殒也"的态度,根据临床实际情况,有机地把古人治瘰的消肿溃坚汤加海藻取效的经验灵活地应用起来,正确辨证施治,慎重配伍,大胆应用于临床,反药不但无副作用,反而取到促进疗效的效果。沈仲理以海藻、甘草相伍,是取其海藻含碘,进入血液和组织中后能促进病理产物、炎性渗出物的吸收,可使病态组织崩溃、溶解及抗凝软化的作用,以及反药相反相成的作用,以助消瘤溃坚之力,有望早日收功。他认为消瘤驱邪应务尽,消除石瘕之病根,用药要因人而异,只有这样,才能使肌瘤消散。

7. 顾护胃气，消瘤之本　子宫肌瘤的形成，非一日之疾，治瘕消瘤亦难望立时收功。石瘕患者的疗程多在数月之上，长期服用化瘀消瘤之品，难免损伤脾胃之气。脾胃乃后天之本、气血生化之源，因此，顾护患者的脾胃之气，是取得消瘤成效的保证；否则，一味滥用化瘀攻下之品，导致患者脾胃之气受损，脾胃运化失常，生化无源，使患者望药生畏，不得已中断治疗，将直接影响疗程的进展。故沈仲理常在方药中加入和胃健脾之品，顾护脾胃之气，诸如党参、白术、山药、陈皮、半夏、竹茹、谷芽、麦芽等。沈仲理说："如不顾护脾胃之气，必致气血生化无源，进而导致脾胃虚弱，运化无力，统血失司，更进一步加剧气血瘀滞。瘀聚胞宫，癥瘕日积月大，使临床诸症加重，肿块、疼痛、崩漏、带下不止，造成治疗上的困境。"故而顾护胃气，是医者不可疏忽的消瘤之本。

8. 衷中参西，推陈出新　消瘤散结汤是沈仲理治疗子宫肌瘤的基本经验方。主要用药为生地黄、熟地黄（各）10 g，白芍 15 g，生甘草 10 g，牡丹皮 6 g，蒲公英 15 g，半枝莲 30 g，三棱 20 g，石见穿 20 g，重楼 30 g，海藻 30 g，五灵脂 20 g。其方解为：生地黄、熟地黄、白芍、牡丹皮养血、活血、化瘀；半枝莲、三棱、石见穿清热解毒、活血化瘀；蒲公英清热化瘀；重楼清热解毒、止血缩宫；五灵脂化瘀止痛；海藻具有软坚消痰、泄热利水之功能。《中药大辞典》中记载海藻的现代药理作用："海藻提取物有抗血液凝固作用，与肝素、水蛭素相似。"近年来有关海藻的药理报道甚多，曾有报道提及：海藻含碘，进入血液和组织中后能促进病理产物、炎性渗出物的吸收，可使病态组织崩溃、溶解及抗凝软化的作用。与甘草配伍，是反药相伍。又有报道称甘草与伍入的药物相配，可随甘草剂量的增加，而相伍的主药药理功能也会随之加强。沈仲理参阅了大量的中药药理报道，有机地运用反药相伍，大胆应用于临床，加强了本方消除子宫肌瘤的作用。衷中西参，推陈出新，这就是沈仲理遣方用药、匠心独到之处。而上述消瘤方的组成是沈仲理历经数十年积累的经验，在上百种中草药经过挑选和尝试最终而成。

9. 审证求因，辨证施治　子宫肌瘤的兼证较多，根据临床出现的症状和病症，加以辨证分析，在消瘤散结的基本方基础上，加减用药。以下是沈仲理在临床中治疗子宫肌瘤不同证型的方药。

（1）肌瘤基本型：本型患者月经多为正常，经行腹胀，乳房胀痛，便结，子宫略见增大，多为中小型子宫肌瘤。舌质淡白，或苔薄白，脉弦细。沈仲理认为本证多见于子宫肌瘤初起时,多为浆膜下肌瘤,质硬,日久可液化或钙化。治拟养血化瘀,消瘤缩宫。处方:消瘤散结汤。药用:大生地10 g,白芍10 g,生甘草10 g,牡丹皮6 g,蒲公英15 g,半枝莲30 g,三棱20 g,石见穿20 g,海藻30 g,重楼30 g,五灵脂20 g。同时服用沈仲理验方配制的"861消瘤片",每日3次,每次6~8片。方解:略(见前述)。

(2) 血瘀气滞型:轻症者月经正常,重症者经行血崩,或漏下不止,血色暗红,夹有血块,乳房胀痛,小腹作胀或隐痛,肛门坠胀疼痛,多见于肌壁间肌瘤。舌质紫暗或暗红、边有瘀紫斑点,苔薄白,脉象濡细或沉弦,或细涩。治拟活血化瘀,疏肝消瘤。方药:膈下逐瘀汤合香棱丸加减。药用:当归12 g,生地黄20 g,赤芍、白芍(各)10 g,川芎10 g,桃仁6 g,牡丹皮10 g,延胡索15 g,五灵脂20 g,红藤30 g,枳壳10 g,炙甘草10 g,公丁香6 g,三棱20 g,漏芦12 g,槐角15 g,青皮6 g。方解:本方当归、生地黄、赤芍、白芍、桃仁、牡丹皮活血化瘀,川芎、延胡索、五灵脂、公丁香、青皮理气止痛,三棱化瘀消瘤,枳壳缩宫,漏芦消乳房胀痛,红藤和槐角消除肛门坠痛。

(3) 肝郁脾虚型:症见月经后期,量多如崩,或漏下不止,小腹有下坠感,面目虚浮,大便溏薄,经后带多,多为黏膜下肌瘤或宫颈口肌瘤。舌质淡白,苔薄腻,脉象濡细或细弦。治拟健脾疏肝,益气固冲,消瘤缩宫。方药:举元煎合平肝开郁止血汤、震灵丹加减。药用:党参20 g,黄芪20 g,白术12 g,升麻12 g,白芍15 g,炙甘草10 g,生地黄、熟地黄(各)10 g,黄精20 g,黑荆芥10 g,柴胡6 g,鬼箭羽20 g,半枝莲30 g,重楼30 g,玉米须20 g,震灵丹12 g(分2次化服)。方解:本方党参、黄芪、白术、甘草健脾益气,升麻、柴胡、白芍疏肝解郁升清阳,生地黄、牡丹皮清肝经郁火,熟地黄、黄精补血,黑荆芥、玉米须、重楼固摄冲任、止血治崩,半枝莲、鬼箭羽消瘤散结。本方即沈仲理所言"扶正祛邪,消散癥瘕""止血不忘消瘤,消瘤兼顾止血"的消瘤原则。

(4) 阴虚火旺型:症见月经先期,经量多如崩冲,或淋漓瘀下不止,或经期出血,头晕耳鸣,五心烦热,胸中灼热,或腹内觉热,烘热汗出,颧赤口干,心烦易怒,乳头痛或刺痛,经后带下赤白,或黄白相间,便结尿赤,多见于黏膜下肌瘤。舌质红或舌尖红、舌边有瘀斑,苔薄黄,脉弦或细弦,或细数。治拟养阴清肝,滋肾消瘤,泻火固冲。方药:犀角地黄汤合生脉饮、逐瘀止血汤加减。药用:水牛角30~50 g,生地黄炭30 g,白芍20 g,牡丹皮10 g,北沙参15 g,麦冬12 g,五味子

10 g,紫草 30 g,制川大黄 6 g,炙龟甲 15 g,黄柏 10 g,半枝莲 30 g,花蕊石 30 g,侧柏叶 30 g,莲蓬炭 30 g。方解：本方以水牛角代替犀牛角,配以生地黄炭、白芍、牡丹皮、紫草、川大黄、花蕊石、侧柏叶、莲蓬炭以化瘀止血、清泻心肝之火,沙参、麦冬、五味子、龟甲养阴滋肾、固摄冲任之脉,加入半枝莲、鬼箭羽消瘤散结。

10. 随证配伍,灵活组方　上述四方是沈仲理在临床中治疗子宫肌瘤的主要方药,但临诊中病情复杂,必须明确施药,故而上方不能生搬硬套,而应随证加减。如见子宫肌瘤偏大者可加入大剂量的莪术、海藻、炒黑丑之类,虑及莪术化瘀之燥性,恐其耗血动血,常在使用莪术的同时加入黄芩,以其性凉制莪术的燥性之弊;大便闭结者加入天葵子、火麻仁;大便溏薄者加入水红花子、煨葛根;腹痛剧烈者加入䗪虫、血竭、乳香、没药;肛门坠痛者加入槐角;经行量多崩冲者加入花蕊石、贯众炭、蒲黄炭、赤石脂、禹余粮、煅龙骨、煅牡蛎等;肾亏腰酸者加入杜仲、狗脊、桑寄生、千年健等;经期血虚头痛者加入白蒺藜、夏枯草、白芷、天麻等;肝火上逆头痛者加入苦丁茶、青葙子、蔓荆子、藁本等;乳房胀痛者加入木馒头、漏芦、路路通等;肝胆胁痛者加入八月札、茵陈、平地木等;经期牙龈肿痛、口糜者加入露蜂房、马勃、板蓝根、黄芩等;有心律失常等心脏病者加入茶树根、丹参、麦冬等;有慢性支气管炎咳喘者加入江剪刀草、鱼腥草、川贝母等;伴有肺不张者加入山海螺;有胃脘不适者加入竹茹、青皮、陈皮等;小便清长或短频者加入乌药、桑螵蛸等;伴有尿路感染者加地丁草、马齿苋;夜寐不眠者加入合欢皮、夜交藤、炒酸枣仁、水炙远志等;带下量多、色黄赤者加黄芩、红藤、败酱草等;带白清稀者加山药、芡实、海螵蛸、椿根白皮等;血虚身痛者加入鸡血藤、伸筋草、千年健等;四肢肿胀疼痛者加入天仙藤、海风藤、汉防己等;肝火目糊者加密蒙花、谷精草、决明子,甚者龙胆草;伴有眩晕之高血压者加入罗布麻叶、青木香;兼有卵巢囊肿者加入沙氏鹿茸草、夏枯草等;兼有宫颈糜烂者加入白薇、败酱草、黄柏等;有盆腔积液、炎症者加猪苓、萹蓄草、红藤、败酱草等;血小板减少者加入玉米须……总之,沈仲理治疗子宫肌瘤的同时顾及兼证的治疗,选方用药之灵活广泛,是他长期积累的宝贵临床经验,值得我们认真学习和总结。

11. 典型病例

杨某,40 岁。

初诊(1995 年 3 月 15 日)　患者主诉发现小腹内肿块 1 周余。1994 年 12 月起,每次经行量多如崩冲不能自止,需肌内注射止血针后方能控制。血常规:

红细胞计数 $2.4×10^{12}$ /L,血红蛋白 74 g/L。平时头晕乏力,面色萎黄,眼目昏花,时伴眼前发黑昏厥。平时带下尚正常,纳可眠安,大便溏薄。月经史：16 岁初潮,经期 7 日,周期 25 日,量中,无痛经。末次月经 2 月 27 日,7 日净止,量多如崩,色鲜,少量血块。经前期腹内隐痛。婚育史：26 岁。结婚,1－0－1－1,足月顺产一子(现 12 岁),宫内置节育环。既往史：有偶发性室性期前收缩史。1995 年 3 月 9 日外院 B 超检查示：中位子宫,大小 67 mm×60 mm×51 mm,子宫前壁及后壁分别见到直径为 20 mm、19 mm 突向宫腔的增强回声区。诊断：多发性黏膜下子宫肌瘤。妇检：外阴已产式；阴道畅；宫颈光滑、无举痛；宫体中位偏左,子宫增大不明显,质中,无触痛,活动；双附件(－)。舌淡,苔薄,边有齿印,脉细小。

中医诊断：石瘕(气血两虚)；西医诊断：多发性黏膜下子宫肌瘤。

辨证：气血双亏,冲任不固,血瘀胞宫。治则：健脾益气,养血摄冲,消瘤散结。处方：沈仲理验方。

党参 20 g,生白术 10 g,生甘草 20 g,生地黄、熟地黄(各)20 g,白芍 20 g,黄精 20 g,石见穿 30 g,三棱 30 g,花蕊石 30 g,紫草 30 g,生贯众 30 g,玉米须 30 g,重楼 30 g,五灵脂 20 g,海藻 30 g。同时服用"861 消瘤片",每日 3 次,每次 6 片,共服 21 日。

医嘱：忌食鳗、蟹、黑鱼、羊肉、桂圆。经期停服上述药。

二诊(1995 年 4 月 13 日) 末次月经 3 月 20 日,量多色鲜,夹有血块,经行腹内隐痛,伴乳房胀痛,便溏。苔薄,舌淡边有齿印,脉细软。再拟健脾疏肝、消瘤固冲。处方：经验方。

党参 20 g,炒白术 15 g,熟地黄 15 g,炒白芍 20 g,生甘草 10 g,黄精 20 g,石见穿 30 g,三棱 30 g,花蕊石 30 g,贯众炭 30 g,煨葛根 20 g,石榴皮 20 g,木馒头 10 g,炒五灵脂 20 g,延胡索 20 g。同时服"861 消瘤片",每日 3 次,每次 8 片,共服 21 日。诊断、医嘱同前。

三诊(1995 年 6 月 18 日) 末次月经 5 月 12 日,6 日净止,量中,色鲜,少量血块。小腹隐痛、乳胀消失,大便已实。苔薄,舌淡、边有齿印,脉细软。再拟健脾养血、消瘤散结。处方：经验方。

党参 20 g,炒白术 10 g,熟地黄 20 g,生白芍 20 g,黄精 20 g,海藻 30 g,莪术 30 g,黄芩 6 g。同时服"861 消瘤片",每日 3 次,每次 10 片,共服 21 日。上药随证出入加减用药。8月9日复查B超：子宫前后壁各见一13 mm×17 mm大小的低回声区突向宫腔。血常规复查：红细胞计数$3.4×10^{12}$/L，血红蛋白10.5 g/L。随证上方出入服用。11月4日B超复查示：中位子宫，大小65 mm×51 mm，宫内无异常光点，内膜线居中。复查血常规：红细胞计数$3.6×10^{12}$/L，血红蛋白11.7 g/L。精神不佳，头晕无力诸症消失。提示：子宫肌瘤消失。遂以"861消瘤片"，每日3次，每次6片以巩固治疗。

[按] 本例病案为"黏膜下多发性子宫小肌瘤"。由于肌瘤的生长部位，其特征为月经量多如崩，伴腹内隐痛，并发症为贫血。沈仲理在治疗时标本兼治，消瘤时不忘扶正，投以健脾益气、养血化瘀之品，使气行血生，瘀祛瘤消。共服药8个月。之后又于12月4日复查B超，证实子宫肌瘤消失。

黏膜下子宫肌瘤均见经行崩冲，但又有虚实之分。本病为气虚不能摄血所致之黏膜下子宫肌瘤，治宜健脾益气、消瘤固冲。如为实热血崩，则血色鲜红，月来2次，心肝火旺，迫血妄行，治宜清心肝之火、凉血止血，佐以消瘤固冲。但属心肝火旺的黏膜下肌瘤，日久不愈，多由心火偏旺、肝肾两亏、夹有血瘀所致。故初起用《备急千金要方》的犀角地黄汤加紫草、半枝莲等，今方用水牛角代替犀角，或服水牛角粉亦佳；病久则加用花龙骨、生牡蛎、菟丝子、白薇、龟甲等滋肾固涩之品，疗效较佳。

（二）治疗痛经的用药经验

妇女每至经期一两日，或月经来潮前后出现小腹部疼痛，轻者隐隐胀痛，重者疼痛剧烈或伴有冷汗，面色苍白，甚或痛如刀割，服用一般止痛药无效，需哌替啶、吗啡类强镇痛解痉剂，方能使症状缓解。此类患者有的可因剧烈疼痛导致周围末梢血循环障碍，出现昏厥、休克等症状。中医称之为"痛经"。

痛经，包括现代医学中的功能性膜样排经、子宫内膜异位症、盆腔炎、子宫肌瘤、卵巢囊肿等疾病。

1. 病因病机　《傅青主女科》曰："盖肾水一虚则水不能生土，而肝木必克土，土木相争，则气必逆，故而作痛。"《医宗金鉴》曰："妇人产后经行之时，伤于风冷，则血塞内必有瘀血停留……其人必面色萎黄，脐腹胀痛，内热。"《景岳全书》曰："若寒凝于经，或因外寒所逆，或素日不慎寒凉，以致凝结不行，则留聚为痛。"《竹林女科》曰："经来不止，下物如牛膜片。"以上经论概述了痛经的病因病机。沈仲理认为，妇人以血为本，以肝为先天。肝藏血，喜条达，主疏泄气机。肝气郁结易滞,由此可引起一系列气血不和、冲任脉阻的临床表现。如因血凝阻络,瘀阻胞宫;或因血虚气滞,气血凝滞;或因感受寒邪,寒湿凝滞冲任之脉;或因湿热互传,血脉瘀阻;也有心肝火旺,血热蒸熬成瘀……故而出现"不通则痛""不荣则痛""寒则收引拘急""热则肿胀"……是其痛经的病因之根。

2. 辨证论治,肝肾为重 治疗上,沈仲理强调"由于妇人以血为本,以肝为先天,故痛证的治疗关键在养血柔肝、疏泄肝气、通利血脉"。根据寒因痛经、热因痛经的虚实证,分别予以温经散寒汤、逍遥金铃败酱散、败酱散、红酱金铃四物汤。

(1) 寒因痛经:由于寒湿搏于冲任,症见小腹冷痛或两侧少腹抽痛,亦有少腹坠痛、酸痛或刀割样痛。月经多后期,量中或偏少,色黯有血块。舌质淡,苔薄白,脉迟缓或细弦。

治则:温经散寒。

处方:温经散寒汤(经验方)。当归 12 g,川芎、芍药、白术、川楝子、制香附、艾叶各 10 g,胡芦巴、小茴香各 6 g,紫石英、炒五灵脂、延胡索、蟅虫各 20 g。

加减用药:寒盛者加吴茱萸、炮姜、乌药、桂枝。血瘀偏重者加桃仁、红花、三棱、莪术。

方解:当归、川芎、芍药、白术养血柔肝;川楝子、制香附、延胡索理气疏肝止痛;艾叶暖宫止痛;炒五灵脂、蟅虫化瘀止痛。

(2) 热因痛经:小腹胀痛,腹内觉热,月经先期,经量偏多,色鲜或伴血块,经后带下色黄、有秽味。舌质偏红,苔薄黄,脉细弦或细数。

1) 实热证:多见月经先期,经行量多,少腹疼痛剧烈,伴有乳房胀痛,或见牙龈肿痛、齿衄、大便干结,口干欲饮。

治则:养血柔肝,理气止痛。

处方:逍遥金铃败酱散。当归、白芍、川楝子、延胡索、茯苓各 9 g,柴胡、白术、甘草、露蜂房各 6 g,生蒲黄 10 g,炒五灵脂、蟅虫、天葵子各 20 g,败酱草 30 g,漏芦 15 g。

方解:当归、白芍、白术、茯苓、甘草相伍以养血和络;蒲黄、五灵脂取"失笑散"之意化瘀止痛,加入蟅虫增强止痛效果;柴胡、川楝子、延胡索合败酱草,清肝泻火止痛;天葵子清热化瘀通便;漏芦消除乳房胀痛,露蜂房可加强消肿止痛的作用,且有治牙龈肿痛之效。

2) 虚热证:经行腹痛绵绵,经后腹内隐痛不止,伴头晕乏力、五心烦热。舌红,苔薄,脉细弦带数。

治则:养血柔肝,清热止痛。

处方:红酱金铃四物汤。当归、川楝子、甘草各 10 g,生地黄、熟地黄、白芍各 15 g,红藤、败酱草、炒五灵脂各 20 g,乳香、没药各 5 g。

方解:当归、白芍、生地黄、熟地黄、甘草养血柔肝止痛,川楝子、炒五灵脂、乳香、没药理气化瘀止痛,红藤、败酱草清热化瘀止痛。全方合用,共奏养血柔肝、清热止痛之效。

加减用药:热重者加半枝莲、黄芩、蒲公英、地丁草等;瘀重者加三棱、莪术、刘寄奴、石见穿等;痛甚者加血竭、徐长卿;血虚者加黄精、丹参、鸡血藤、何首乌等;气虚者加黄芪、党参、太子参、怀山药等;冲任不固者加花蕊石、生贯众、侧柏叶、仙鹤草、景天三七、槐花等;阴虚者加麦冬、玉竹、石斛、南沙参、北沙参等。红藤、败酱草是沈仲理治疗妇科疾病善用的中草药。沈仲理说败酱草是妇科的要药,在热因痛经的患者中,协同使用败酱草与红藤、五灵脂,有明显的清热散瘀止痛功效。李时珍曾言:"败酱草治血气心腹痛……古方妇人科皆用之,乃易得之物,而后人不知用,盖未遇识者耳。"

加减用药:子宫内膜异位症者重用活血化瘀药,如三棱、莪术、石见穿、桃仁、红花等;盆腔炎者重用清热化瘀药,如败酱草、红藤、地丁草、蒲公英、半枝莲、薏苡仁等;子宫肌瘤、卵巢囊肿者重用化瘀散结药,如沙氏鹿茸草、夏枯草、威灵仙、三棱、莪术、海藻、炒牵牛子等;膜样痛经者重在化膜止痛,用桃仁、红花、䗪虫、川楝子、血竭、徐长卿等;伴有头痛者加入苦丁茶、钩藤、藁本、石楠叶等。

3. 典型病例

徐某,34 岁。

初诊(1995 年 9 月 15 日) 主诉经行小腹刀割样疼痛 3 年余。现病史:月经初潮自婚后无明显异常,亦无痛经史。1992 年 7 月人工流产术后,每次月经来潮,小腹内即疼痛如刀绞,难以忍受,初起以去痛片、消旋山莨菪碱尚能止痛。近 1 年来曾因腹痛服药无效致昏厥 3 次,用哌替啶(杜冷丁)后疼痛缓解。苔薄,脉细弦。月经史:14 岁初潮,经期 6 日,周期 28 日,量中,痛经史 3 年。末次月经 1995 年 8 月 25 日,前次月经 1995 年 7 月 22 日。婚育史:25 岁结婚,1 - 0 - 1 - 1。足月顺产一子(现 7 岁)。1992 年 7 月行人工流产术的同时于宫内置节育环。妇检:外阴已产式;阴道畅;宫颈光滑,颈口有 1.5 cm 长环丝;宫体中位,大小正常,后壁触及片状米粒样结节突起,触痛明显,质中,活动;双附件无异常。今B超检查示:子宫内膜异位症。

中医诊断:痛经(气滞血瘀);西医诊断:子宫内膜异位症。

辨证:肝脾气滞,血瘀胞宫。

治则:疏肝理气,化瘀止痛。

处方:自拟经验方。

柴胡、炒白术、甘草各10 g,延胡索、白芍、䗪虫、炒五灵脂各20 g,三棱、石见穿、败酱草各30 g。

7剂。

医嘱:忌食生冷、辛辣。患者在上药基础上坚持服药3个月,痛经症状最后完全消失。

(三)治疗经期头痛的用药经验

每至经期前后或经期即出现头痛,其证随月经周期而作,可称为"行经头痛"或"经临头痛"。疼痛部位可是单侧,也可是双侧,有的在前额,有的在头顶、后脑勺及太阳穴(颞侧)等。疼痛性质可有轻微胀痛、刺痛、晕痛、痛如重裹,甚或剧烈疼痛,伴恶心呕吐。

1. 病因病机 沈仲理认为,周期性头痛与冲、任、督、带、奇经之脉的盈亏有关。根据其疼痛的时间先后,可有虚、实之分。经前属实,经后属虚。实证者由肝阳偏亢、肝风上扰巅顶所致。故《难经·四十七难》曰:"人头者,诸阳之会也。"唯风可到,必其肝阳,肝血以供冲任之经血,以致肝阳渐衰,则肝用(阳)必有所偏盛,故而化为风阳而上升,出现经行头痛。其痛多在颞侧、巅顶、前额。而虚证者多由阴阳两虚、水不涵木所致。其痛在脑后,为肝肾两亏之迹。盖脑后为督脉所经,督脉经虚,责之于肾,肾生髓,上行于脑。正如《素问·骨空论》云:"督脉者,起于少腹……上额交巅上,入络脑,还出别于项。"《素问·奇经论》云:"髓者以脑为主,脑逆故令头痛。"

2. 辨证施治

(1)风阳上亢:头痛多在经前或经期出现,疼痛多为轻微胀痛或刺痛。苔薄黄,脉细弦。

治则:平肝潜阳。

处方:天麻钩藤汤。用药略。方解略。

（2）肝火上逆：头痛目胀，痛如刀劈，甚则恶心呕吐，急躁易怒，夜寐不宁，大便秘结。舌红，苔薄黄，脉弦紧。

治则：清肝泻火。

处方：龙胆泻肝汤。用药略。方解略。

（3）肝肾两亏：经期头痛绵绵，腰酸耳鸣，两目昏花，经净后头部呈空洞样疼痛。苔薄，脉弦细。

治则：滋肾柔肝，息风止痛。

处方：杞菊地黄汤合石楠白芷苦丁茶汤。生地黄、熟地黄（各）12 g，山茱萸10 g，山药 15 g，牡丹皮 6 g，泽泻 12 g，茯苓 12 g，石楠叶 15 g，白芷 10 g，苦丁茶 15 g，枸杞子 12 g，菊花 10 g。

方解：本方是沈仲理的经验方。杞菊地黄汤可以滋肾补肝、滋水涵木、息风止痛。石楠叶性味辛苦、凉，入肝、肾二经，有祛风止痛之功，专治头风头痛；配以苦丁茶之甘苦性凉，有散风热、清头目之功能。两药合用，可调理阴阳、平肝止痛。

（4）血瘀头痛：头一侧疼痛如针刺或锥刺样，经行不畅，乳房、少腹胀痛，经行头痛改善。舌黯红，苔薄，脉弦。

治则：活血化瘀，疏肝止痛。

处方：桃红四物汤合生白芷、蔓荆子。用药略。方解略。

四、常用药对举隅

沈仲理生前曾言："我用药比较考究。"笔者（沈春晖）当时刚刚从上海中医药大学毕业，所知所学多限于教材书本，跟从他抄方学习后，对很多处方中的用药不得其意，经常查遍手头的教材、辞典等也依然不解，经他指点后，才逐渐明白其在选药上下的苦工之深。由于篇幅关系，以下仅举 10 组常用的妇科用药，以管窥豹。

（一）石见穿、石打穿

沈仲理经常在妇科肿瘤的治疗中使用石见穿与石打穿。虽然《中药大辞典》中并未区别石见穿与石打穿，且认为石打穿为石见穿的别名，但沈仲理认为此二药不同。据赵学敏引《李氏草秘》载："石见穿生竹林等处，叶小如艾，而花高尺许，治打伤扑损膈气，则石见穿之叶如艾，又与石打穿之叶深纹锯齿不侔矣。"可见石见穿与石打穿应属不同药物。沈仲理认为石打穿与石见穿（别名紫参）性味均为苦辛、平;石见穿功能活血止痛、消散痈肿,而石打穿功能清热利水、消肿散结;石打穿用于治疗无痛之肿块效佳,而石见穿的活血化瘀力量强于石打穿,用于有痛之肿块更佳。

在临床处方中使用石见穿或者石打穿时,用量一般开始为 12～15 g,待病情稳定,进入主攻阶段时上调至 30 g。偶然笔者也见到二药同用的情况,一般均取 12～15 g,或许是为了取不同药性协同作用之意。对于辨证为瘀血内阻的妇科肿瘤,还常常协同配用鬼箭羽、牵牛子、三棱、莪术等强化消瘀之力。典型病例如下。

案 1　施某,27 岁。

初诊(1975 年 3 月 21 日)　患者于 1974 年妇科普查时发现有子宫颈肌瘤,月经周期延后,每约下旬来潮,经量不多,经前腹痛,经行后一日腹痛即止,头晕腰酸。苔薄腻,脉弦细。诊断:子宫肌瘤。证属气滞血瘀,冲任不利。治拟养血活血,理气消瘤法。

泽兰叶 12 g,川芎 9 g,赤芍、白芍(各)9 g,大生地 12 g,制香附 9 g,路路通 9 g,小茴香 9 g,石打穿 15 g,半枝莲 30 g,茺蔚子 9 g,橘叶、橘核(各)9 g。

7 剂。

案 2　郭某,34 岁。

初诊(1977 年 3 月 17 日)　患者左侧卵巢囊肿,于 1976 年 8 月予手术切除,近发现右侧卵巢囊肿(大小 3 cm×4 cm),术后少腹隐痛,形寒怯冷,精神倦怠,腰部酸痛,小便频数,大便溏薄。苔薄腻,脉沉细。诊断:卵巢囊肿。证属脾肾两亏,气血不足,夹有瘀阻。治拟七分养正,三分化瘀法。

党参 12 g,白术 9 g,赤芍 12 g,沙氏鹿茸草 30 g,石见穿 12 g,川续断 12 g,金狗脊 12 g,肉苁蓉 9 g,巴戟天 6 g,紫石英(先煎)30 g,怀山药 12 g,白扁豆 9 g,青皮、陈皮(各)6 g。

7 剂。

(二) 贯众、鬼箭羽

子宫肌瘤一般病程较长,瘀血日久必然化热,往往导致热迫血行、出血过多。对此,沈仲理总结出"止血不忘消瘤,消瘤兼顾出血"的经验,而化瘀软坚、清热散结的生贯众与鬼箭羽的联合使用恰恰体现了这种临床思想。生贯众与鬼箭羽配伍使用,既有破癥散结之功,又有疗崩中下血之效,对子宫肌瘤兼有出血过多者甚为适用。如果患者出血过多,则可以用贯众炭加强止血效力。两药的处方用量多为 15～30 g。以下为典型病例。

袁某,40 岁。

初诊(1985 年 6 月 11 日) 1983 年 6 月患者因月经量增多,伴小腹隐痛不适,前往某保健院就诊,经 B 超检查,提示有一大小 30 mm×30 mm 类乒乓球大小的子宫肌瘤。经某中心医院服中药治疗 1 年多,出现月经量多如冲,夹有血块,腰部酸软,无腹痛。2 年多来子宫肌瘤处于稳定状态。苔薄,脉弦细。诊断:子宫肌瘤。证属肝脾气滞,血瘀胞宫。治拟补益气阴,消瘤缩宫法。

太子参 12 g,南沙参、北沙参(各)9 g,石斛 12 g,生贯众 30 g,海藻 20 g,半枝莲 20 g,蛇莓 20 g,天葵子 20 g,马齿苋 30 g,炙甘草 6 g,鸡内金 9 g。

14 剂。

二诊 略。

三诊 今日经量尚不多,既往血块颇多,无腹痛,腰酸乏力。苔薄,脉细弱。证属血瘀胞宫,新血不易归经。治拟化瘀消瘤,养血归经法。

生蒲黄(包煎)10 g,花蕊石 30 g,马齿苋 30 g,鹿衔草 20 g,生贯众 15 g,海藻 15 g,狗脊 10 g,半枝莲 15 g,鬼箭羽 15 g。

7 剂。

(三) 重楼、贯众

沈仲理不仅精通传统中药的性味主治,在遣方用药的过程中还经常借助现代中药药理学的研究成果,不了解情况的初学者往往不解其意。例如重楼在《中药学》第五版教材中归属于清热解毒药,用于治疗痈肿疮毒及毒蛇咬伤等症,也用于治疗肝热生风、惊痫及热病神昏、抽搐等症;还可用于外伤出血或瘀肿疼痛之症。查《中药大辞典》"重楼"条,得知其功用为清热解毒、平喘止咳、息风定惊。查《本草纲目》"重楼"条,则言其"主治惊痫、瘰疬、痈肿。磨醋敷痈肿蛇毒,甚有效"。所有这些常见资料都没有提及重楼与子宫肌瘤(或癥瘕)的直接关系。

其实,沈仲理是依据现代药理研究的成果而选择此药的,主要目的是让恶露不止、月经过多、子宫肌瘤等妇科疾病患者膨大的子宫收缩恢复。据《中药现代药理及研究》"重楼"条介绍,"重楼排草苷对小鼠、大鼠、豚鼠、家鼠离体子宫均有强直性收缩作用""治疗妇产科子宫出血症 292 例,有效率达 92.1%""以麦角新碱作对照……两组产妇产后出血量相似,子宫缩小体积也相似。说明该药的疗效与麦角新碱相同"。重楼的临床用量一般在 20～30 g。另外,上文提到的贯众同样有收缩子宫的作用。以下为典型病例。

林某,29 岁。

初诊(1989 年 9 月 19 日) 患者于 8 月 2 日发生流产,至今约过去 70 日,仍恶露不止,腰肢软弱,口内干燥。苔薄,脉濡细。诊断:产后恶露不绝。证属子宫收缩不全,冲任失固。治拟养血化瘀,育阴固冲法。

大生地 15 g,白芍 15 g,生甘草 6 g,花蕊石 30 g,贯众炭 20 g,石斛 12 g,天仙藤 30 g,重楼 20 g,大蓟、小蓟(各)10 g,杜仲 12 g,钩藤 15 g,怀牛膝 10 g,景天三七 15 g。

7 剂。

(四)沙氏鹿茸草

沙氏鹿茸草为沈仲理喜用的治疗子宫肌瘤、卵巢囊肿等妇科肿瘤的特色药,其功能凉血止血、解毒止痛、疏通血脉。《杭州药植志》载其"治乳癌、乳痈、血管瘤"。由于子宫肌瘤多为癥瘕血瘀日久化热,故治疗大法为清热化瘀。沈仲理用其消癥瘕积聚,临床实践证明疗效确凿。该药的单方用量多为 30 g。以下为典型病例。

郭某,34 岁。

初诊(1977 年 3 月 17 日) 患者左侧卵巢囊肿,于 1976 年 8 月行手术切除,近发现右侧卵巢囊肿(大小 3 cm×4 cm),术后少腹隐痛,形寒怯冷,精神倦怠,腰部酸痛,小便频数,大便溏薄。苔薄腻,脉沉细。诊断:卵巢囊肿。证属脾肾两亏,气血不足,夹有瘀阻。治拟七分养正,三分化瘀法。

党参 12 g,白术 9 g,赤芍 12 g,沙氏鹿茸草 30 g,石见穿 12 g,川断 12 g,金狗脊 12 g,肉苁蓉 9 g,巴戟天 6 g,紫石英(先煎)30 g,怀山药 12 g,白扁豆 9 g,青皮、陈皮(各)6 g。

7 剂。

(五)海藻、甘草

在传统《中药学》中,甘草与海藻配伍属于"十八反"的内容,《神农本草经》序列指出"勿用相恶、相反者"。但历史上散肿溃坚汤、海藻玉壶汤等均合用甘草和海藻,如《本草纲目》所言:"按东垣李氏,治疗疬马刀散肿溃坚汤,海藻、甘草两用之,盖以坚积之病,非平和之药所能取捷,必令反夺,以成其功也。"现代研究也发现海藻与甘草配伍,在治疗肿瘤、心血管疾病方面的疗效满意。在内服中,海藻和甘草的配伍比例应为 2∶1 或 3∶1,方能取得协同作用;如用 1∶1,则发现患者有药后欲吐的不适感。另外,现代药理研究发现,海藻含有丰富的碘质,进入血液及组织后,能促进病理产物和炎性渗出物的吸收,并能使病态组织崩溃和溶解。故沈仲理用海藻、甘草配伍治疗子宫肌瘤等妇科癥瘕积聚,往往取得明显的疗效。临床上海藻一般用量为 20~30 g,甘草为 6~9 g。典型病例见本节(二)贯众、鬼箭羽下。

(六)半枝莲、天葵子、蛇莓

临床上,沈仲理还经常用半枝莲、天葵子和蛇莓来治疗妇科肿瘤,在消肿消瘤的同时防止病灶癌变,兼顾其他症状。其中,半枝莲功能清热解毒、利尿消肿,今多用于治疗肺癌和胃肠癌,因其又能祛瘀止血,沈仲理常用此药治疗子宫肌瘤和宫颈息肉等。天葵子素为清热解毒、消肿散结之品,《滇南本草》谓其能"散诸疮肿,攻疽痈",近年多用于治疗淋巴肿瘤、肝癌、乳腺癌等;由于其兼有通便滑肠之功能,沈仲理多选用其作为妇科肿瘤患者的滑肠通便药,以达到一举多得的目的。蛇莓功能清热解毒、散瘀消肿,可用于治疗痈肿疔毒、瘰疬结核、癌肿,有抗菌和抗肿瘤的作用,而且毒性很小,沈仲理多用之治疗妇科肿瘤。三药的用量一般均为 20~30 g。以下为典型病例。

张某,27 岁。

初诊(1986 年 6 月 20 日) 患者月经 14 岁来潮,婚后生产,婴儿健康,1986 年 5 月 6 日腹痛剧,经水淋漓。6 月 13 日经量增多,腹内隐痛。舌质红,脉弦细。6 月 16 日据某医院 B 超检查示:子宫大小 74 mm×80 mm×49 mm,子宫右方见一大小 39 mm×35 mm 的回声增强区,左方见一大小 51 mm×52 mm 的回声增强区,伴有左侧巧克力囊肿。诊断:卵巢囊肿。证属肝脾同病,气滞血瘀于胞宫胞脉,结为石瘕。治拟养血化瘀、消散肿块法,佐以止血之品。

当归 10 g,生地炭 10 g,川芎 6 g,炙龟甲 12 g,制香附 10 g,泽漆 12 g,川楝子 10 g,牡丹皮 6 g,黄芩 10 g,花蕊石 30 g,天葵子 20 g,半枝莲 30 g,夏枯草 15 g,大蓟、小蓟(各)10 g,石斛 12 g,炙甘草 6 g。

7 剂。

二诊至十二诊 略。

十三诊(1986 年 11 月 2 日) 月经 10 月 29 日来潮,今日基本净止,腹胀已平。再拟健脾疏肝、消散肿块法。

炒党参 12 g,北沙参 12 g,白术 9 g,白芍 9 g,炙甘草 9 g,黄精 20 g,生贯众 30 g,半枝莲 30 g,海藻 20 g,蛇莓 20 g,槐角 15 g,夏枯草 15 g,天葵子 20 g。

14 剂。

（七）侧柏叶、鹿衔草、仙鹤草

经量过多常见于月经不调、产后恶露和妇科肿瘤,沈仲理多用侧柏叶、鹿衔草和仙鹤草等配伍止血,疗效相当显著。其中,侧柏叶功能凉血止血,能治月经过多、崩漏、经行吐血及衄血等;鹿衔草功能止血、补肾、祛风湿,能治吐血、衄血、月经过多等症,兼治肾虚腰痛;仙鹤草性平、味涩,善于收敛,广泛用于各种出血之症。如果出现经量多如崩,沈仲理还常常配伍大生地、墨旱莲、贯众炭、陈棕炭、香附炭、藕节炭等,进一步强化止血效力,往往止血如神,深得患者赞誉。临床上根据出血情况,侧柏叶、鹿衔草多用 20～30 g,仙鹤草多为 9～15 g。以下为典型病例。

周某,30 岁。

初诊(1976 年 4 月 10 日) 产后 40 日,仍恶露不止,头晕乏力,自汗阵出,腰部酸痛。舌苔淡白,脉濡细。诊断:产后恶露不绝。证属气阴两伤、腠理不密,肝肾并亏、冲任未固。治拟益气宁心,滋肾固冲法。

太子参 12 g,麦冬 9 g,炙甘草 9 g,花蕊石 30 g,仙鹤草 15 g,侧柏叶 30 g,益母草 9 g,贯众炭 12 g,朱远志 4.5 g,香附炭 6 g,金狗脊 12 g,淮小麦 12 g,煅牡蛎(先煎)30 g。

5 剂。

二诊 略。

三诊(4 月 18 日) 产后 56 日,继见恶露,持续不止,自汗已敛,面目虚浮。苔薄白,微见浮紫,脉濡。证属气虚不能摄血,血瘀滞留胞宫,收缩乏力,导致新血不能归经。再拟益气摄血,佐入化瘀缩宫法。

黄芪 12 g,生白术 9 g,赤芍、白芍(各)9 g,鹿衔草 30 g,侧柏叶 30 g,陈棕炭 12 g,煅代赭石 30 g,仙鹤草 30 g,参三七粉 2 g,苏木 6 g。

7 剂。

（八）紫石英、胡芦巴、小茴香

紫石英功能降逆气、暖子宫、镇心安神。因其性可温暖宫,故用于女子胞宫虚寒不孕之症。李时珍亦言"肝血不足,及女子血海虚寒不孕者宜之"。胡芦巴功能温肾阳、逐寒湿,用于肾脏虚寒、命门火衰。沈仲理认为,本品有温暖子宫之效,又因其能逐寒湿,故可治疗妇女痛经之属寒者,与紫石英配伍同用,疗效甚好。以上配伍,沈仲理多用于治疗临床上最为多见的寒性痛经,为了加强止痛效果,还可以配伍荜茇、延胡索、白檀香、金狗脊、石楠叶等,皆为暖宫止痛之品。而对于热性痛经,沈仲理则多用逍遥散合金铃子散为主方,加入天花粉、牡丹皮二药以清热调经、化瘀止痛。

此外,沈仲理曾说,两侧少腹疼痛,用胡芦巴、小茴香效果较好,少腹胀痛则以金铃子散为优良。紫石英用量多为 15～30 g,胡芦巴多为 6～12 g,小茴香 6～20 g。以下为典型病例。

董某,17 岁。

初诊(1975 年 7 月 25 日)　患者痛经已有 3 年余,今年腹痛更剧,痛引腰部,月经周期已近,头晕欠清,小便频数。舌质淡红,脉弦细。诊断:痛经。证属肾气不足,肝气易滞,冲任不和。治拟养血疏肝,温肾止痛法。

当归 9 g,川芎 9 g,赤芍、白芍各 9 g,益母草 12 g,制香附 9 g,小茴香 6 g,胡芦巴 9 g,紫石英 15 g,茺蔚子 9 g,川续断 12 g,柴胡 4.5 g,石菖蒲 6 g,橘叶、橘核(各)9 g。

7 剂。

(九)漏芦、木馒头、路路通

在辨病用药的时候,名老中医往往有一系列药可供选用,沈仲理也不例外。例如对妇科中常见的肝气不疏而导致的经行乳胀、产后乳汁不通、乳腺小叶增生等,可以选用漏芦、木馒头、路路通等作为加减药物,根据病情的严重程度或用一味,或加多味。其中,漏芦清热解毒、消痈肿、下乳汁,此药收录于《中药学》第五版教材。木馒头,一名薜荔果,功能补肾通乳、消肿活血,沈仲理认为本品具有直通乳房、消散胀痛的特效;路路通功能活血通络、行气宽中、利水,能治经前乳胀、乳癖,或乳汁不通属气滞者。此两药并不在教材中,唯有从临床资料和实践中可以学习到。除此三药以外,沈仲理经常配伍使用治疗乳房小叶增生的,还有橘叶、橘核、王不留行、川楝子等。所以作为后学,必须重视临床经验的学习和积累,特别是跟从名老中医抄方,以及学习名老中医和门人弟子发表的学术论文成果等。以上三药的临床常用剂量均为 9～12 g。以下为典型病例。

案 1　周某,34 岁。

初诊(1976 年 3 月 19 日)　患者经前乳房作胀结块,甚则胀痛蔓延至腋下,导致淋巴结肿胀。适值经临,经量时多时少,少腹有轻度胀痛,大便溏薄。苔薄,脉濡。诊断:经行乳房胀痛。证属肝脉上行乳中,脾肾不足,肝气失于疏泄。治拟养血疏肝,补益脾肾法。

当归9g,川芎9g,白术12g,赤芍9g,路路通12g,柴胡4.5g,制香附9g,川续断12g,淫羊藿9g,橘叶、橘核(各)9g,鹿角粉(分2次化服)3g。

7剂。

二诊(1976年4月16日) 经前乳胀较前轻减,月经周期将届,平日经量不多,来时少腹隐痛,便溏已结。苔薄,脉濡。证属肝、脾、肾三经同病,肝气疏泄之机失常。再拟养血疏肝、健脾补肾法,佐入和络之品。

当归12g,川芎9g,白术9g,赤芍、白芍(各)9g,柴胡6g,炙甘草4.5g,王不留行9g,川楝子9g,路路通12g,制香附9g,干地龙12g,淫羊藿9g,鹿角粉(分2次化服)3g。

7剂。

案2 罗某,28岁。

初诊(1977年12月27日) 患者生育第一胎,23日满月,昨日又见恶露甚多、色鲜红,头晕腰酸,乳汁不多。苔粉白,脉弦细。证属肝脾不足,统藏失司,胞脉不固。治拟养血止血,健脾通乳法。

二至三诊 略。

四诊 产后血虚肝旺脾弱,苔薄腻,脉濡小。证属气血两亏,乳汁不多。再拟益气健脾,养血和肝法。

党参12g,白术9g,怀山药12g,漏芦12g,麦冬9g,薜荔果12g,山海螺15g,梗通草3g,枸杞子9g,黄精12g,大枣5枚。

7剂。

(十)马鞭草、蒲公英

马鞭草功能活血通经、利水。沈仲理常用此品治疗湿热黄带,疗效确凿。蒲公英功能清热解毒、消肿散结,能治热毒所致的疮痈肿毒,有抗溃疡作用。两药就如天然抗生素一样多被加减,用于盆腔炎、急慢性宫颈炎等妇科炎症。治疗时还常常协同黄柏、红藤、败酱草、紫花地丁、大青叶等。两药的临床常见用量均为15～30g。以下为典型病例。

孙某,35 岁。

初诊(1977 年 5 月 2 日) 患者曾经妇检结果提示附件炎和盆腔炎,经量过多,平时带多夹红,少腹两侧胀痛,头晕耳鸣,胸腹腰部自觉烙热,经来乳胀结块,左乳上缘结块不消,纳呆,不能食干饭。苔薄腻,脉濡缓。诊断:妇人腹痛。证属血虚肝旺,脾弱气滞。治拟养血活血,疏肝健脾,渗利湿热法。

黄精 15 g,赤芍、白芍(各)9 g,牡丹皮 9 g,红藤 30 g,马鞭草 30 g,炒五灵脂 9 g,蒲公英 15 g,生白芷 9 g,薜荔果 12 g,苍术、白术(各)4.5 g,黄柏 9 g,路路通 12 g,石菖蒲 9 g。

5 剂。

著名中医学家岳美中说:"继承名老中医的经验,要特别重视专方专药。"中医同仁都知道中医辨证论治的重要性。为什么岳美中要特别强调专方专药呢?在学习沈仲理经验的过程中,笔者明白了这个道理。中医辨证论治的理论和实践相对来说比较规范,即便有一些特殊的辨证经验不容易掌握,绝大多数中医学生经过一段时间的学习,应该可以做到辨证的大方向不错,但专方专药就不同了。从以上沈仲理的用药经验可以看到,中医专药的经验往往未见于常见的教材、辞典和书籍等,而是来自老专家对前辈医学的经验传承,对于古典医籍的深入解读,对中医中药现代研究成果的关注与收纳,加之临床上的大量试用和筛选。在这个过程中,老专家要考虑药物性味的匹配、剂量的调整,还有毒副作用的对治等细节。如此经年累月,方能确定几味药物的使用经验,在此基础上再形成"专方"。这些专方专药往往具有突出的临床疗效,而成为"秘药""秘方",也犹如名中医的名片,具有鲜明的个人特色。例如前文中并未提及的具有毒副作用的止痛药䗪虫,沈仲理的用量经常高达 30 g。若未见沈仲理的处方和图章,一般药店根本不敢配出,其实沈仲理在处方中会辅以保肝的中药来对治其毒副作用。

沈仲理在长达 80 年的中医生涯中,积累了极其丰富的临床经验。事实上,无论是在中医理论方面还是专方的配制方面,他都有极其丰富的经验供我们学习和继承。此外,在用药方面,他还有丰富的内科用药经验,如果我们能够在临床上加减使用,往往会有很好的临床效果。本文选择从妇科用药的一个侧面做了一些点滴总结,希望能够引起中医同仁对整理和继承名老中医专家专药专方经验的重视。

第四节 膏方选录

一、膏方特色

沈仲理认为,膏方的选备,要全面考虑患者的病情、体质,以及当时的季节、气候、地理条件,应当因人、因时、因地制宜,只要辨证准确、处方合理、服用认真,就能使身体之虚损得以全面恢复。在用药方面,沈仲理认为在膏方中不能一味重用补药,在许多情况下,祛邪亦即为补;故沈仲理在处方中,严格遵循"实者去其壅积,虚者补其不足"的原则,实事求是,以治病为根本目的。沈仲理还特别注重对脾胃的调理,认为"脾胃乃后天之本",只有脾运健旺,消化吸收能力强健,才能充分发挥膏滋药的疗效,而达到治疗目的。对于平时不服中药的患者,一般会要求其服用 1 周的"开路方",以使患者的身体适应药力。由于膏方是根据每个患者的体质和病情进行拟方,是为治病和调补并举,故能起到亡羊补牢、缓图其效之功。

膏方的制备方法:先将较为昂贵的中药,如人参、西洋参、冬虫夏草等单独另煎后取汁备用。另备麦芽糖 500 g 或冰糖 500～1 000 g,核桃仁、芝麻各适量炒熟研碎,桂圆肉、莲子心、红枣肉各适量,水煮成糊状。制膏前,阿胶、龟甲胶、鹿角胶等用黄酒适量浸泡,隔水蒸后备用。将其余中药用大盛器浸泡一夜,次晨煎药,倒出药汁,浓缩至 1 500～2 000 mL,加入麦芽糖、冰糖及阿胶等动物胶类,文火煎熬,不断搅动,防止烧焦,直至药汁呈滴珠状。将已准备好的熟芝麻250 g、桂圆肉 250 g、核桃仁 250 g、莲子 250 g 等倒入锅内,继续搅拌均匀,离火,冷却(不加盖,仅用一层纱布盖住),成膏后放置阴凉通风处。每日早晚各 1 次,每次 1 匙,开水调服。

如患者脾胃虚弱,虚不受补,则可以不用动物胶类,而只用核桃仁、芝麻、冰糖等与中药汁混合搅匀,制作素膏。对于糖尿病患者或对糖过敏者,需要注意控制麦芽糖和冰糖的使用量,可以少加、不加,或用替代糖加入调味。为了配合治疗,服膏方期间会要求患者忌食某些食物。如服滋补性膏方时,不宜饮茶、食用萝卜,应忌食生冷、油腻、荤腥、辛辣等不易消化及有特殊刺激性的食物。服用膏方期间如遇感冒、发热、食滞、便泻等情况,应当暂缓停服。

冬季服用膏方较为适宜,通常冬至时节前后开始服补膏至立春时节为止,一般在此期间服用一料约 1 个月,也可根据患者的意愿和病情加服一料。

二、妇科病膏方举隅

案 1 月经过多

郭某,52 岁。

初诊(1999 年 11 月 18 日) 患者自诉行经量多已有 2 年余,已届绝经期,经行量多如崩。证属功能失调性子宫出血。但经行便溏至为突出,为脾虚清气下陷,肾气不足导致通藏失固,病原肝、脾、肾三经同病。病久阴阳失调,阴不敛阳,则有潮热汗出、头晕耳鸣、口内干燥等症。舌质淡滑,脉细弦或细弱。治拟健脾升清、补肾柔肝,而潜虚阳为吻合之法。藉此冬令进补,以固根本,则诸恙可获康复之机也。

党参 200 g,黄芪 500 g,生白术 150 g,升麻 150 g,怀山药 300 g,南芡实 300 g,白扁豆 300 g,炙甘草 100 g,鹿衔草 300 g,仙鹤草 200 g,黄精 200 g,煅龙骨(先煎)300 g,侧柏叶 300 g,熟地黄 150 g,赤石脂(包煎)200 g,五倍子 60 g,菟丝子 120 g,白薇 100 g,重楼 200 g,玉米须 150 g。

另:生晒参(另煎汁冲入)30 g,陈阿胶 300 g,冰糖 500 g。

上药除生晒参外,共 20 味药,浸一宿,加清水适量,浓煎 3 次;加陈阿胶(陈酒烊化)烊化搅匀,再加冰糖,融化收膏。

案 2 经间期出血

顾某,34 岁。

初诊(1998 年 12 月 3 日) 患者月经失调,经常经间期出血,久而不平,宫内置入节育器。偶有心动过速,鼻塞欠通,据述血脂、血压水平偏高,经常乳胀,夜寐不安,平时精神容易疲劳。苔薄,舌尖红,脉细弦。证属心肾两亏,血不养心,肝阳偏亢,肺气失宣,冲任不固。治拟补益气阴,滋肾宁心,固摄奇经法,以膏代煎。

生黄芪 200 g,当归 100 g,生白芍 150 g,生甘草 100 g,熟地黄 100 g,山茱萸 100 g,枸杞子 150 g,墨旱莲 150 g,熟女贞子 100 g,菟丝子 100 g,鹿衔草 300 g,地锦草 100 g,煅牡蛎 300 g,煅龙骨(先煎)300 g,苎麻根 150 g,青木香 60 g,茶树

根 200 g,麦冬 120 g,玉米须 150 g,玉竹 100 g,芡实 300 g,白薇 100 g,漏芦 150 g,蒲公英 150 g,生甘草 100 g,合欢皮 100 g,山楂肉 120 g,广郁金 150 g,粉葛根 150 g,泽泻 90 g。

另:生晒参 150 g、西洋参 50 g(上 2 味另煎汁冲入),陈阿胶 150 g,鹿角胶 100 g,冰糖 600 g。

案 3 月经不调

林某,41 岁。

初诊(1999 年 11 月 30 日) 患者素体肝肾两亏,冲任督带不和,导致月经失调,腹内隐痛,伴有接触性出血,腰背酸痛,头晕乏力,容易脱发,夜尿频繁,夜寐梦多,周身皮肤干燥瘙痒,曾患肝炎,平日迎风流泪,经净后常见漏下。治拟扶正养血、补益肝肾、固摄冲任法,以膏代煎,标本同治。

党参 150 g,黄芪 200 g,生地黄、熟地黄(各)90 g,白芍 200 g,黄精 200 g,枸杞子 150 g,生甘草 100 g,鹿衔草 200 g,制何首乌 150 g,墨旱莲 200 g,熟女贞子 100 g,苎麻根 150 g,当归 100 g,炒槐花 120 g,地锦草 150 g,煅牡蛎 300 g,菟丝子 100 g,白薇 100 g,平地木 200 g,扦扦活 200 g,地肤子 100 g,谷精草 100 g,密蒙花 100 g,桑螵蛸 150 g,淮小麦 300 g。

另:生晒参(另煎汁冲入)50 g,龟甲胶 100 g,陈阿胶 200 g,冰糖 600 g。

上药共 26 味,浸一宿,加清水适量,浓煎 3 次,加龟甲胶、陈阿胶(陈酒少许烊化)加入膏滋内搅拌,再加冰糖,融化收膏。每次服 1～2 汤匙,开水冲饮,日服 1～2 次。如遇伤风感冒、发热咳嗽、便溏、月经期,暂时停服。

案 4 崩漏(功能失调性子宫出血)

胡某,27 岁。

初诊(1999 年 11 月 30 日) 患者有经行漏下之症,久而不止,继而时有时无,或经多而淋漓不净,必须服药后才净止,颇以为苦。证属功能失调性子宫出血。今年服中药以来,症状逐渐好转,平日腹胀不适,腰部酸胀。舌质淡红,苔薄白,脉细小或弦细。肾亏肝旺,肾主封藏,肝主藏血,本源不固,导致久漏之故。治拟补益气血、滋水柔肝法,以膏滋代煎,以巩固本源之义。

生黄芪 300 g,当归 200 g,生地黄、熟地黄(各)100 g,黄精 300 g,墨旱莲 200 g,熟女贞 100 g,鹿衔草 300 g,侧柏叶 300 g,枸杞子 120 g,仙鹤草 200 g,菟

丝子 100 g,覆盆子 100 g,芡实 300 g,煅龙骨(先煎)300 g,煅牡蛎 300 g,马勃 60 g,生甘草 100 g,淮小麦 300 g,重楼 300 g,芒种草 200 g,马齿苋 200 g,五倍子 100 g,制香附 50 g,玉米须 150 g。

另:生晒参 60 g、西洋参 40 g(上 2 味另煎汁冲入搅匀),陈阿胶 200 g、龟甲胶 150 g(二胶用陈酒炖烊入膏内),加冰糖 500 g,融化收膏。

案 5 经行头痛

沈某,34 岁。

初诊(2002 年 1 月 2 日) 患者月经如期来潮,经行头痛或劳累时亦头痛,且经前乳胀,经后带多,夜寐多梦。舌质淡,脉细弦。素体肾亏肝旺,带脉不固,夹湿热内阻。治拟滋补肝肾,柔肝潜阳,清化湿热,滋肾止带法,以固根本。

生地黄、熟地黄(各)100 g,当归 150 g,川芎 60 g,白芍 200 g,生甘草 100 g,生白术 60 g,怀山药 300 g,芡实 300 g,黄柏 60 g,白薇 100 g,稆豆衣 100 g,明天麻 100 g,白蒺藜 150 g,绿萼梅 40 g,马鞭草 120 g,川断 100 g,杜仲 120 g,威灵仙 200 g,生白芷 100 g,苦丁茶 80 g,漏芦 100 g,木馒头 100 g,火麻仁 150 g,蒲公英 100 g。

另:生晒参 50 g、西洋参 30 g(上 2 味药另煎汁冲入),陈阿胶 250 g,冰糖 500 g。

上药共浸一宿,去污水,加入适量清水,熬 3 次煎取浓汁,加入阿胶烊化,再加冰糖,共同融化收膏。

案 6 绝经前后诸症

吴某,54 岁。

初诊(1990 年 12 月 15 日) 月经于 48 岁停止,平日形寒怯冷,肩胛腰部酸软乏力,头晕欠清,夜寐不安。体检时发现胆结石,但平日无症状。苔薄腻,脉濡细。证属肝胆气滞、脾虚络脉不和。治拟益气健脾、疏利肝胆法,佐以安神之品,以膏滋代煎,以图标本兼治。

开路方:党参 15 g,生黄芪 12 g,生白术 10 g,炙甘草 10 g,紫丹参 12 g,柏子仁 10 g,春砂壳 4 g,广郁金 12 g,金雀根 20 g,金狗脊 15 g,川桂枝 6 g,赤芍 12 g,千年健 15 g,夜交藤 15 g,合欢皮 10 g,青皮、陈皮(各)3 g。

7 剂。

膏方:党参 150 g,生黄芪 120 g,生白术 100 g,生地黄、熟地黄(各)90 g,鸡血藤 300 g,赤芍、白芍(各)60 g,广郁金 150 g,茵陈 200 g,焦栀子 90 g,紫丹参 120 g,柏子仁 90 g,春砂壳 40 g,川桂枝 50 g,金雀根 200 g,金狗脊 150 g,石斛 100 g,千年健 150 g,怀牛膝 100 g,伸筋草 200 g,夜交藤 150 g,合欢皮 100 g,丝瓜络 90 g,炙甘草 100 g。

另:生晒参 50 g,陈阿胶 250 g,冰糖 500 g。

[按]年过"七七",天癸已绝,肾气亏损,命门火衰,失于温煦,故见形寒怯冷,肩胛腰部酸软乏力。有胆结石病史,为肝胆气滞。封蛰之际,以膏代煎,从本论治,以图根本。

案7　不孕症

徐某,33 岁。

初诊(1991 年 12 月 14 日)　患者婚后不孕,经行过少,曾于门诊用中药治疗,服药以来,精神好转,但经行 2 日即净,未见恢复。舌淡暗,苔薄,脉沉细。证属肝肾亏损,胞宫寒冷。值此冬季,改服膏方,以图根本。

黄芪 300 g,紫丹参 200 g,熟地黄 120 g,川芎 60 g,赤芍、白芍(各)90 g,益母草 300 g,泽兰叶 120 g,柴胡 90 g,白术 100 g,枸杞子 120 g,淫羊藿 150 g,巴戟天 100 g,覆盆子 150 g,菟丝子 150 g,杜仲 100 g,补骨脂 100 g,川椒 60 g,柏子仁 100 g,天冬、麦冬(各)90 g,紫石英(先煎)300 g,五味子 100 g,炙甘草 100 g,石菖蒲 60 g,当归 200 g,红花 100 g,石楠叶 150 g,肉苁蓉 150 g,制香附 100 g。

另:生晒参 50 g,红参 20 g,海马(研粉)20 g,紫河车粉 100 g,肉桂心粉 20 g,陈阿胶 200 g,鹿角胶 200 g,冰糖 600 g。

[按]肝肾不足,命门火衰,导致宫寒不孕,治当补益肾阳、填补精血。冬天为封蛰之际,以膏代煎,膏方中加入血肉有情之品,从本治疗,可填补精血,壮命门之火。

案8　产后调理

赵某,28 岁。

初诊(1990 年 11 月 3 日)　患者产后 2 年余,幼儿安健,乳汁尚未见净,经行量多,腹内胀痛,头晕异常,甚则欲昏倒,心慌不安,夜寐梦多。舌质暗红,脉细弦。证属血瘀胞脉,清阳失展,素体血亏血瘀,虚实夹杂。治拟养血化瘀、清神降浊、调理冲任法,佐以疏肝解郁之品,以膏代煎,标本兼顾,庶能根治。

开路方：党参 15 g，生白术 10 g，紫丹参 12 g，川芎 10 g，桃仁 9 g，赤芍、白芍（各）9 g，蔓荆子 12 g，天麻 9 g，广郁金 12 g，鬼针草 30 g，升麻 9 g，玉米须 15 g，陈胆星 6 g，白蒺藜 12 g。

7 剂。

膏方：党参 150 g，生白术 100 g，茯苓 100 g，益母草 120 g，升麻 100 g，柴胡 60 g，桃仁 90 g，川芎 90 g，红花 60 g，煅代赭石 300 g，陈胆南星 60 g，广郁金 90 g，王不留行 90 g，炙甘草 90 g，鬼针草 150 g，野葡萄藤 150 g，白蒺藜 120 g，明天麻 90 g，紫丹参 100 g，紫石英（先煎）300 g，蔓荆子 90 g，黄精 200 g，鸡血藤 200 g，生白芷 60 g。

另：陈阿胶 150 g，冰糖 1 000 g。

［按］患者产时亡血伤津，瘀血内阻，阻滞脉络，清阳失展，清窍失养，属于血虚血瘀、虚实夹杂之证。故用四君子加黄精益气养血，取桃红养血活血，配合化痰开窍、宁神定志之品，共奏养血化瘀、清神降浊之效。

案9　人工流产术后调理

吴某，40 岁。

初诊(1990 年 12 月 15 日)　患者月经尚调准，曾经行人工流产术 2 次。平日头晕耳鸣，腰部酸痛，四肢欠温，甚则寒冷异常，头发易脱落，有时头痛，大便时结时溏，咽喉燥痛，时吐黏痰。苔薄腻，脉沉细。证属肾虚肝旺，虚火易升，上热下寒。治拟补益气血，滋肾柔肝，健脾升清法，以膏滋代煎，以图根本。

开路方：党参 12 g，南沙参、北沙参（各）9 g，功劳叶 15 g，熟地黄 10 g，杭白芍 12 g，炙甘草 10 g，墨旱莲 20 g，熟女贞子 12 g，金樱子 12 g，菟丝子 12 g，潼蒺藜、白蒺藜（各）9 g，金果榄 9 g，天冬、麦冬（各）9 g，钩藤 12 g。

7 剂。

膏方：生地黄、熟地黄（各）90 g，黄精 200 g，枸杞子 120 g，鸡血藤 200 g，杭白芍 120 g，生白术 100 g，钩藤 120 g，潼蒺藜、白蒺藜（各）90 g，金樱子 100 g，墨旱莲 200 g，熟女贞子 120 g，炒补骨脂 60 g，巴戟天 50 g，炙甘草 100 g，山茱萸 90 g，怀山药 150 g，芡实 150 g，桑螵蛸 120 g，乌药 40 g。

另：生晒参 30 g，西洋参 30 g，陈阿胶 100 g，鹿角胶 100 g，龟甲胶 150 g，冰糖 500 g。

案 10 癥瘕(卵巢囊肿)

黄某,36 岁。

初诊(2001 年 12 月 24 日) 患者经妇检诊断为多囊性右侧卵巢囊肿,无闭经情况。外院治疗后于 1999 年 8 月间怀孕,同时西医妇科建议切除右侧附件,以保胎儿安全,如期顺利生产。但右侧卵巢囊肿见有增长,仍未用中药治疗,藉此冬令进补,标本同治,以冀消除余恙,恢复健康。

南沙参、北沙参(各)150 g,天冬、麦冬(各)100 g,生地黄、熟地黄(各)100 g,枸杞子 150 g,生白芍 100 g,海藻 300 g,昆布 200 g,黄精 100 g,制何首乌 150 g,川石斛 100 g,黑玄参 100 g,紫草 300 g,生甘草 100 g,黄柏 60 g,知母 60 g,天花粉 150 g,金银花 100 g,白薇 100 g,生牡蛎 300 g,生石决明 300 g,半枝莲 300 g,夏枯草 150 g,天葵子 150 g,威灵仙 300 g。

另:生晒参 100 g、西洋参 60 g(上 2 味另煎汁冲入),阿胶 150 g,龟甲胶 100 g,冰糖 500 g。

二诊(2004 年 12 月 14 日) 患者素有卵巢囊肿史,曾经 2 次行囊肿剥离手术,提示为双侧卵巢巧克力囊肿,术后已经生育一胎。1 年前 B 超检查提示有双侧附件包裹性积液。平时口干,大便干结。舌质红少津,有裂纹,脉细。治拟益气养阴、消散肿块法,以膏代煎。

南沙参、北沙参(各)100 g,天冬、麦冬(各)100 g,生地黄、熟地黄(各)100 g,枸杞子 150 g,生白芍 100 g,海藻 300 g,昆布 200 g,黄精 100 g,制何首乌 150 g,石斛 100 g,紫草 300 g,生甘草 100 g,黄柏 60 g,知母 60 g,黄芩 100 g,天花粉 150 g,金银花 100 g,白薇 100 g,生牡蛎 300 g,石决明 300 g,半枝莲 300 g,夏枯草 150 g,天葵子 150 g,威灵仙 300 g。

另:生晒参 100 g,西洋参 60 g,阿胶 150 g,龟甲胶 100 g,冰糖 500 g,陈酒 500 mL。

[按] 沈仲理认为附件包裹性积液的成因,多为妇女经期或产后忽视调摄,六淫外侵,或七情内伤,脏腑功能失调,致使湿浊、痰饮、瘀血阻滞胞脉,蓄久成块,形如鸡卵。该患者有 2 次手术史,冲任胞脉受损,气血运行不畅,导致湿浊、痰饮、瘀血阻滞,积聚成块,日久伤阴,导致气阴两虚、阴虚火旺。而对于附件包块的治疗,往往采用消痰软坚、清热化瘀之品攻伐瘀滞瘕聚。患者辨证属于气阴

两虚,故在益气养阴的基础上加清热化瘀、消痰软坚之品,使其相得益彰。

案11 癥瘕(附件囊肿)

洛某,33岁。

初诊(1990年11月10日) 患者经B超检查诊断为左侧附件囊性肿块(大小69 mm×36 mm×58 mm),平时经行量多,夹有血块,第一日腹痛较甚,腰部酸软,白带量中,大便溏薄。苔厚腻,脉细濡。证属血瘀胞脉,导致冲任失调,带脉不固,脾虚清阳下陷,肾气不足,虚中夹实。治拟标本同治法,以膏滋代煎。

党参120 g,炒白术100 g,怀山药150 g,芡实150 g,覆盆子150 g,菟丝子100 g,紫石英(先煎)300 g,胡芦巴60 g,炒补骨脂90 g,路路通120 g,炒五灵脂120 g,鬼箭羽200 g,沙氏鹿茸草300 g,荷叶60 g,半枝莲300 g,白扁豆150 g,杜仲100 g,仙鹤草120 g,川椒30 g,炙甘草90 g,陈皮30 g。

另:生晒参(另煎汁冲入)50 g,陈阿胶250 g,冰糖500 g。

[按]沈仲理认为,痛经往往由胞宫失于温煦所致,因此治疗痛经常用紫石英、胡芦巴等暖宫之品,以沙氏鹿茸草、半枝莲、鬼箭羽等软坚散结。患者大便溏薄,乃脾肾素虚,方中用健脾补肾之品,为标本同治之意。

案12 癥瘕(子宫肌瘤)

李某,49岁。

初诊(2004年12月14日) 患者向来有多发性小型子宫肌瘤,服药后子宫肌瘤已经缩小,月经正常来潮,腹内隐痛,头晕耳鸣,夜寐欠安,潮热汗出,已近围绝经期,口内干燥,大便带溏已久。苔薄,脉细弦。证属心脾两亏,肾亏肝旺,虚阳上升,血瘀胞宫。治拟补益气血,健脾开胃,化瘀消瘤法,以膏代煎,标本兼顾。

生黄芪200 g,党参200 g,生白术120 g,怀山药300 g,白扁豆300 g,煨葛根150 g,益智仁100 g,生白芍150 g,炙甘草100 g,煨木香60 g,黄精150 g,银柴胡100 g,青蒿100 g,茯苓100 g,三棱300 g,鬼箭羽200 g,五味子100 g,杜仲100 g,千年健100 g,菟丝子100 g,青皮、陈皮(各)30 g,诃子60 g。

另:生晒参200 g,冰糖600 g,阿胶250 g,陈酒500 mL。

[按]患者有子宫肌瘤史,已经服用中药治疗多年,肌瘤已经缩小,现年属围绝经期,正值"七七",天癸已竭,脾肾两亏,肾阴不足,不能敛阳,致肝火偏旺、肝旺侮脾,故见潮热汗出、口内干燥、大便带溏。方中用四君子汤、青皮、陈皮益气

健脾,银柴胡、青蒿清虚热,五味子、诃子收敛,杜仲、千年健、菟丝子补肾滋阴,同时不忘加入消瘤之品,以防瘀滞加重。

案 13 癥瘕(子宫肌瘤)

黄某,35岁。

初诊(1990年11月3日) 患者原有小型子宫肌瘤,目前病情较稳定,左侧附件切除,手术顺利,恢复尚好。平日腰肢酸软,大便干结,痔疾时好时发,甚则便血,夜寐欠安,带下绵绵。苔薄腻,舌边红,脉细弦。证属肝肾不足,夹有瘀阻胞宫胞脉,气阴两亏。治拟补益气阴、化瘀消瘤法,佐以清化湿热、消痔润肠法,标本同治。

开路方:党参12g,生白术10g,茯苓10g,生贯众30g,半枝莲30g,生黄芪15g,防风10g,蒲公英6g,马齿苋20g,合欢皮10g,桑螵蛸12g,乌药6g,炙甘草10g。

5剂。

膏方:天冬、麦冬(各)90g,生地黄、熟地黄(各)90g,煅牡蛎300g,生白术60g,生甘草90g,马齿苋200g,半枝莲300g,石见穿300g,蒲公英69g,天葵子200g,菟丝子100g,肉苁蓉100g,炒酸枣仁100g,合欢皮100g,淫羊藿120g,益智仁60g,桑螵蛸120g,乌药60g,槐角120g,金狗脊150g,青皮、陈皮(各)30g,炒五灵脂120g。

另:生晒参50g,西洋参30g(上2味另煎冲入),陈阿胶250g,冰糖1000g。

[按]沈仲理治疗子宫肌瘤,往往用大剂量软坚散结之品,故平时未服用此类药物的患者需用开路方,使其脾胃适应此类用药。平日带下绵绵者,方中加入益智仁、桑螵蛸、马齿苋等收敛之品,以期正气得以恢复、肌瘤得以消散。

案 14 癥瘕(子宫肌瘤)

凌某,42岁。

初诊(1990年12月20日) 发现子宫肌瘤已近3年,属于浆膜下小型子宫肌瘤,宫体增大,服中药后有所缩小。经行量偏多、有小血块,腰酸乏力,两腿酸软,偶发心悸期前收缩。苔薄白,脉细小。证属气血两亏,夹有血瘀胞宫,肝脾同病,心肾失调。治拟补益气血,健脾柔肝,滋肾宁心法,以膏代煎,为标本兼顾之法。

炙黄芪400g,党参200g,生白术100g,升麻100g,紫丹参200g,熟地黄

200 g,枸杞子 150 g,黄精 300 g,制何首乌 150 g,鹿衔草 300 g,三棱 300 g,石见穿 300 g,莪术 300 g,海藻 300 g,昆布 200 g,生贯众 200 g,茶树根 200 g,重楼 200 g,杜仲 120 g,川续断 100 g,千年健 100 g,苎麻根 120 g,白薇 100 g,鬼箭羽 200 g,黄柏 60 g,八月札 120 g,青皮、陈皮(各)40 g,合欢皮 100 g,玉米须 150 g。

另:生晒参 200 g,陈阿胶 150 g,鳖甲胶 100 g,冰糖 250 g。

[按]瘀血内阻,血不归经,患者因肌瘤而月经量多,日久气随血脱,失于濡养,见气血亏损表现,当标本兼治。故以补气养血药与软坚散结化瘀药配合,起到"止血不留瘀,化瘀不动血"的作用,为沈仲理治疗子宫肌瘤的基本原则。

案15 癥瘕(子宫肌瘤)

黄某,50 岁。

初诊(1999 年 12 月 1 日) 发现子宫肌瘤已有多年,提示浆膜下肌瘤,子宫增大,肌瘤时大时小,经行量少,腹内隐痛,精神欠佳,左耳响鸣。苔薄,舌质微红,脉细弦。素体肝肾两亏,夹有血瘀于胞宫,厥气失于疏泄,大便干结,伴有胆囊息肉。治拟补益气血,化瘀消瘤,调理冲任,疏利肝胆,标本兼顾法,以膏代煎。

生黄芪 300 g,太子参 200 g,生白术 100 g,全当归 200 g,大生地 200 g,川芎 100 g,黄精 200 g,枸杞子 150 g,制何首乌 150 g,天冬、麦冬(各)90 g,肉苁蓉 100 g,鸡血藤 300 g,桃仁 100 g,红花 100 g,三棱 300 g,石见穿 300 g,莪术 300 g,鬼箭羽 200 g,茵陈 300 g,广郁金 150 g,天葵子 150 g,黄柏 60 g,金雀根 200 g,漏芦 200 g,柴胡 60 g,青皮、陈皮(各)40 g,杜仲 150 g,凌霄花 100 g,生甘草 100 g。

另:生晒参 100 g,西洋参 60 g,冰糖 600 g,鳖甲胶 200 g。

案16 癥瘕(子宫肌瘤)

杨某,47 岁。

初诊(1999 年 11 月 18 日) 自进行手术切除右乳房及右腿股后背肿块以来,体力衰退。症见月经过多,伴有小型子宫肌瘤,腹内隐痛,血压偏高,头晕乏力。苔黄腻,舌质红,脉细弦。证属肝肾不和,血瘀胞宫,肾气不足,肝阳上升,导致神明不安。治拟养血化瘀、消瘤固冲法,佐以滋肾柔肝、疏经活络法,以膏滋代煎,以冀标本兼治。

生地黄、熟地黄(各)90 g,黄精 200 g,生白芍 200 g,生甘草 100 g,云茯苓

100 g,三棱 30 g,半枝莲 300 g,夏枯草 150 g,昆布 300 g,海藻 200 g,山慈菇 120 g,怀牛膝 100 g,青木香 100 g,白蒺藜 100 g,杜仲 120 g,夜交藤 150 g,漏芦 200 g,制香附 60 g,石菖蒲 100 g,丝瓜络 100 g。

另:生晒参 30 g,西洋参 30 g(上 2 味另煎冲入),鳖甲胶 200 g,冰糖 500 g。

上药共浸一宿,浓煎 3 次,加入鳖甲胶、冰糖,融化收膏。每次服 1～2 汤匙,开水冲饮,日服 1～2 次。如遇伤风感冒、发热咳嗽等情况,暂时停服。忌食生萝卜、浓茶、鳗、蟹、羊肉发物等。

案 17 癥瘕(子宫肌瘤)

凌某,40 岁。

初诊(1999 年 12 月 15 日) 发现子宫肌瘤 3 年,导致气血两亏、心肾失交、肝脾不和,夹有血瘀于胞宫,宫体增大,提示多发性子宫肌瘤,伴有甲状腺功能减退,伴容易疲劳,头项牵强,心悸缺氧,口内干燥,两目干涩,大便秘结,腰酸畏寒。舌苔厚腻,脉细弦。鉴于体虚邪实,且年高半百,体力衰弱,自应取扶正祛邪、恢复体力、消散肌瘤之法。治拟补益气血、攻坚消瘤法,以冀固本治标,标本兼顾之计,以膏滋代煎。

党参 200 g,黄芪 300 g,生白术 100 g,猪苓 100 g,枳实 60 g,天仙藤 300 g,汉防己 100 g,怀山药 300 g,鸡血藤 300 g,黄精 300 g,茶树根 200 g,金雀根 200 g,老鹳草 200 g,络石藤 200 g,三棱 300 g,石见穿 300 g,莪术 300 g,山慈菇 150 g,重楼 200 g,杜仲 150 g,谷精草 100 g,乌药 60 g,密蒙花 100 g,生甘草 100 g,黄芩 60 g,生谷芽 150 g。

另:生晒参 40 g,鳖甲胶 250 g,冰糖 700 g。

案 18 癥瘕(子宫肌瘤)

唐某,43 岁。

初诊(1999 年 11 月 30 日) 自患多发性小型子宫肌瘤以来,服药后肌瘤有所缩小,尚未完全消除,经量过多改善,腹胀不适,腰部酸软,精神疲乏,带下绵绵,大便干结。苔薄,脉细小。证属肝脾不和,气滞血瘀于胞宫,肾亏带脉不固。再拟健脾益气、软坚消瘤、滋肾止带法,以膏滋代煎,以冀标本同治。

黄芪 300 g,党参 200 g,生白术 100 g,生地黄、熟地黄(各)90 g,枸杞子 150 g,黄精 200 g,山茱萸 100 g,女贞子 100 g,三棱 300 g,石见穿 300 g,海藻

300 g,昆布 300 g,莪术 300 g,山慈菇 150 g,半枝莲 300 g,重楼 200 g,黄柏 60 g,椿根白皮 100 g,白薇 100 g,制香附 60 g,芡实 300 g,漏芦 150 g,天葵子 200 g,八月札 120 g,杜仲 120 g,青皮、陈皮(各)40 g,生谷芽 150 g。

另:生晒参 50 g,西洋参 40 g,陈阿胶 200 g,冰糖 600 g。

案 19 癥瘕(子宫肌瘤)

王某,45 岁。

初诊(1999 年 11 月 5 日) 发现子宫肌瘤年余,服药以来肌瘤有所缩小,提示小型子宫肌瘤。有时腹痛,腰部酸软,精神疲乏,夜寐欠安,大便溏薄。苔薄,舌质红,脉细弦。证属肝、脾、肾三经同病,夹有血瘀于胞宫,时而气滞郁结。治拟养血化瘀,疏肝消瘤,补益脾肾法,以膏滋代煎,标本兼顾。

党参 150 g,黄芪 300 g,生白术 100 g,生白芍 200 g,麦冬 100 g,黄精 300 g,枸杞子 120 g,熟地 100 g,白扁豆 300 g,黑大豆 300 g,杜仲 100 g,菟丝子 100 g,三棱 300 g,石见穿 300 g,莪术 200 g,芡实 300 g,淮小麦 200 g,怀山药 300 g,山慈菇 150 g,生甘草 100 g,败酱草 200 g,椿根白皮 100 g,徐长卿 100 g,潼蒺藜、白蒺藜(各)90 g,鹿衔草 200 g,地肤子 100 g,诃子 100 g,青皮、陈皮(各)30 g。

另:生晒参 50 g(另煎汁冲入膏内搅匀),冰糖 650 g。

上药共 31 味,浸一宿,加入适量清水,熬 3 次,取浓汁,煎成素膏;加冰糖收成膏滋。

案 20 癥瘕(子宫肌瘤)

傅某,46 岁。

初诊(2000 年 11 月 12 日) 患者有子宫肌瘤史,月经量多,服中药以来较以往改善,经行腹痛,伴有心悸期前收缩,时轻时重。素有胆结石,口内碎痛,大便干结。苔薄,脉细软。提示多发性小型子宫肌瘤。证属心脾失调,气血两亏,夹有血瘀于胞宫。治拟补益气血,调理心脾,消瘤散结,固摄冲任法,以膏代煎。

党参 200 g,生白术 100 g,生白芍 300 g,生甘草 100 g,紫丹参 300 g,黄精 300 g,制何首乌 150 g,枸杞子 150 g,三棱 300 g,石见穿 300 g,炮山甲 100 g,海藻 300 g,山慈菇 120 g,莪术 300 g,黄芩 100 g,茶树根 300 g,毛冬青 200 g,炒牵牛子 300 g,马勃 40 g,白僵蚕 100 g,茵陈 300 g,广郁金 150 g,威灵仙 300 g,秦艽 150 g,鸡内金 100 g,青皮、陈皮(各)40 g,生贯众 200 g。

另：生晒参 60 g,西洋参 40 g,鳖甲胶 150 g,龟甲胶 100 g,冰糖 500 g。

案 21 癥瘕(子宫肌腺瘤)

朱某,38 岁。

初诊(2001 年 12 月 6 日) 患者月经失调,经后淋漓多日,腹内隐痛,乳胸作胀,白发滋生,大便干结。苔薄腻,脉细弦。B 超检查提示子宫肌腺瘤合并盆腔积液,已有 3 年未见,服成药欠于认真,导致血瘀不化,湿热郁阻于胞宫胞脉。苔薄,脉细弦。治拟补益心脾、消瘤除积法,以膏滋代煎,标本兼顾。

党参 200 g,生白术 100 g,生白芍 300 g,生甘草 100 g,紫丹参 400 g,当归 200 g,黄精 200 g,制何首乌 150 g,牡丹皮 60 g,三棱 300 g,石见穿 300 g,莪术 200 g,炒牵牛子 300 g,炮山甲 100 g,败酱草 200 g,蒲公英 100 g,马齿苋 300 g,红藤 300 g,广郁金 150 g,生薏苡仁 120 g,杜仲 120 g,金狗脊 150 g,秦艽 150 g,白薇 100 g,茶树根 300 g,毛冬青 200 g,青皮、陈皮(各)30 g。

上药共 27 味,浸一宿,加入适量清水,熬 3 次,取浓汁,煎成素膏;加冰糖 650 g,收成膏滋。

第四章
经典医案与医话

第一节 妇科医案

一、月经病

案1 徐某,26岁。

初诊(2004年6月15日) 患者以往有卵巢囊肿病史,经中药治疗后B超检查提示囊肿已消失,近来经行量多,往往漏下不止,少腹左侧隐痛,大便干结,口内干燥。舌质淡红,脉细弦。诊断:崩漏。证属肝肾两亏,冲任不固。治拟养血止血,滋肾疏肝,固摄冲任。

生地黄、熟地黄(各)9 g,制何首乌15 g,黄精20 g,煅牡蛎30 g,仙鹤草15 g,墨旱莲20 g,侧柏叶30 g,重楼20 g,炒槐花15 g,苎麻根20 g,白薇10 g,玉米须15 g。

14剂。

二诊(2004年7月13日) 经行半月未止,量多如崩,夹血块,潮热头晕,面色萎黄。血常规提示:血红蛋白55 g/L。口内干燥,大便带溏。舌质淡白,脉细软。证属气血两亏,气虚不能摄血。再拟补益气血,健脾升清,固摄冲任,以观动静。

炙黄芪30 g,炒党参20 g,熟地黄炭20 g,黄精30 g,鹿衔草30 g,花蕊石30 g,煅龙骨(先煎)30 g,赤石脂30 g,禹余粮30 g,炙甘草10 g,蒲黄炭10 g,五倍子6 g,侧柏叶30 g,仙鹤草20 g,玉米须20 g,升麻10 g。

7剂。

三诊(2004 年 9 月 14 日) 二诊用药后 5 日,阴道流血即止;本次月经 9 月 5 日来潮,初行经量少,继而淋漓不尽,少腹左侧疼痛,腰部酸软疼痛,夜寐欠安,口内干燥。曾诊断为无排卵型功能失调性子宫出血。证属肝肾两亏,冲任不固。再拟补益肝肾,固涩冲任。

黄精 20 g,生黄芪 20 g,生地黄炭 20 g,煅龙骨 20 g,煅牡蛎 20 g,花蕊石 20 g,玉米须 20 g,赤石脂 15 g,菟丝子 10 g,侧柏叶 20 g,五倍子 6 g,大蓟、小蓟(各)6 g,炙龟甲 15 g,生甘草 10 g。

14 剂。

另:固经丸 2 瓶。

四诊(2004 年 12 月 10 日) 近期月经周期得以调整,经量有所减少,但有时经期较长,下腹不适已除。苔薄白,脉细弦。B 超检查提示卵巢囊肿维持原状。再拟补益气血,调理冲任,佐以消散囊肿。后病情稳定,要求服成药。

另:固经丸 2 瓶,841 消囊肿片 4 瓶。

[按]患者为功能失调性子宫出血,属于中医"崩漏"范畴,依据其临床表现,为肝、脾、肾三经同病,引起冲任失调,子宫藏泻失常,导致血崩;因其血崩不止,气随血脱,表现为阳虚型之崩漏。因其脾肾不足,阳气不充,故见面色萎黄、头晕、舌淡,血虚肝旺,故见潮热,脉兼弦象。患者因血崩日久导致贫血,血红蛋白水平仅 55 g/L。根据中医"急则治其表,缓则治其本"的原则,在血崩量多之时,当以塞流为先,以党参、黄芪、升麻益气升提,仙鹤草、鹿衔草、花蕊石、煅龙骨、蒲黄炭化瘀止血,赤石脂、禹余粮温涩止血,五倍子收敛。血止之后当以辨证治疗,以期澄源和复旧。患者有气血两亏,但以阳气虚弱为主,故治疗重在健脾补肾、益气养血,佐以柔肝,而不是一味用止血之法,是其特点。脾统血,肝藏血,肾主封藏,今取健脾益气以升清阳、补肾以固封藏,使阳气复苏,统藏有权,兼抑肝亢,则冲任固摄,而血归其经。

案 2 钱某,33 岁。

初诊(1991 年 7 月 25 日) 经行淋漓不净,已有 1 个月,头晕乏力,纳呆。苔薄腻,脉濡细。诊断:崩漏。证属肝、脾、肾三经同病。治拟柔肝健脾,滋肾固冲,养血止血。

生白术 10 g,生白芍 20 g,炙甘草 10 g,贯众炭 20 g,赤石脂 30 g,煅牡蛎

30 g,炙龟甲 15 g,大蓟、小蓟(各)9 g,仙鹤草 20 g,金樱子 12 g,玉米须 20 g。

二诊(1991 年 8 月 4 日) 漏下见稀,尚未完全净止,精神略振。苔薄,脉濡细、左弦。再拟柔肝健脾,滋肾固冲。

生白术 10 g,升麻 10 g,花蕊石 30 g,煅龙骨(先煎)30 g,赤石脂 30 g,炙龟甲 15 g,贯众炭 20 g,重楼 30 g,炒槐花 15 g,大蓟、小蓟(各)9 g,金樱子 12 g,玉米须 20 g。

另:大补阴丸 3 瓶,每日 2 次,每次 6 g。震灵丸 3 瓶,每日 2 次,每次 6 g。

[按] 本例患者经行淋漓不净,历时 1 个月,伴头晕乏力,纳呆,苔薄,脉濡细,诊为"漏下"。沈仲理认为,经漏不止,与肝、脾、肾三经关系较为密切。《傅青主女科》谓"经水出诸肾",月经的产生以肾为先导;肝气条达,使经候如期;脾气健运,血循常道。若肾精不足,经血无以化生;肝气郁结,血脉失畅;脾失统摄,血不循常道而下溢。其治疗原则,重在缩短经期,以止血为主。故以柔肝健脾、滋肾固冲法中,加贯众炭、大蓟、小蓟、仙鹤草等止血药以止漏。

案 3 陈某,31 岁。

初诊(1973 年 11 月 16 日) 患者患功能失调性子宫出血 1 年余,来则如崩,夹有大血块。近日乳胸作胀,面目虚浮,面色萎黄,头眩耳鸣,精神疲倦,月经将届。舌质淡,边有齿印,脉沉细。诊断:崩漏。证属气血两亏,肝、脾、肾三经同病。治拟益气养血,调摄冲任。

党参 15 g,黄芪 9 g,生白术 9 g,生白芍 9 g,炙甘草 9 g,大生地 30 g,侧柏叶 30 g,槐花 12 g,怀山药 12 g,菟丝子 9 g,煅龙骨(先煎)30 g。

4 剂。

二诊(1973 年 11 月 19 日) 诊断为功能失调性子宫出血,经临如崩,乳胸作胀,头晕耳鸣,面色萎黄。舌质淡,脉沉细、带弦。证属气血两亏,冲任失摄。治拟益气养血,固摄冲任。

党参 12 g,黄芪 9 g,生地黄、熟地黄(各)9 g,生白芍 12 g,炙甘草 6 g,侧柏叶 30 g,贯众 30 g,槐花 12 g,菟丝子 9 g,怀山药 15 g,橘叶、橘核(各)9 g。

5 剂。

三诊(1973 年 11 月 23 日) 月经 2～3 日后即将来临,来则如崩,夹有大血块,少腹胀痛不适,头眩腰酸,脉细弦。证属肝、脾、肾三经同病,冲任失摄。治拟养血柔肝、健脾摄冲。

党参 12 g,黄芪 9 g,大生地 30 g,侧柏叶 30 g,贯众 15 g,广木香 6 g,生白术 9 g,失笑散(包煎)12 g,炒荆芥 6 g。

4 剂。

四诊(1973 年 11 月 30 日) 月经延期而来,量多色紫,较历次崩冲之象为轻,头晕乏力,四肢不温,纳谷尚可,面色萎黄。舌质淡,苔薄白,脉细弦。证属气血素亏,气不摄血,离经之血妄行络外。治拟益气回阳,固摄血脉。

党参 15 g,黄芪 9 g,熟附子 6 g,煅龙骨、煅牡蛎(各)30 g,白术 9 g,白芍 9 g,熟地黄 12 g,怀山药 15 g,阿胶(烊冲)12 g,炙甘草 6 g,炮姜炭 3 g,艾叶炭 6 g。

4 剂。

[按]本例为肝、脾、肾三经同病,引起冲任失调,导致血崩,表现为阳虚证型之功能失调性子宫出血。因其脾肾不足,阳气不充,故见面目虚浮,面色萎黄,精神疲倦;阳气失于温运,则四肢不温,舌质淡,脉细;血虚肝旺,故见头眩耳鸣、脉兼弦象。证属气血两亏,但以阳气虚弱为主,故治则重在健脾温肾、益气养血,佐以柔肝,而不单用止血之法,是其特点。脾统血,肝藏血,肾主封藏,今取健脾以升清阳、温肾以固封藏,使阳气复苏,统藏有权,兼抑肝亢,则冲任固摄,而血归其经,故其收效较速。

案4 陈某,43 岁。

初诊(1976 年 12 月 14 日) 患者月经 17 岁初潮,生育 2 胎,月经过多已有 10 年余,曾经用避孕药、三合激素、丙睾、黄体酮等药物治疗,均有效;但使用时间长,引起肝肿大、消瘦后停药,亦曾经服用中药红参、阿胶等,但效果不理想。1972 年 5 月诊断性刮宫病理提示子宫内膜增生。曾患急性黄疸型肝炎,有内脏下垂、胃炎、肺气肿、神经衰弱等病史。平日月经量多如崩,有瘀血块,无腹痛,月经周期尚规律,7 日净。妇科检查:子宫偏大。月经过多,来则为崩,经汛将临,血色鲜红,夹有大血块,无腹痛,经前头面烘热。舌胖,苔淡白,脉沉细。诊断为功能失调性子宫出血,已有 10 年余。诊断:崩漏。证属气血两亏,气虚血脱,冲任不固,肝、脾、肾三经同病。治拟益气摄血,补肾平肝。

党参 12 g,黄芪 12 g,生白术 9 g,生贯众 30 g,花蕊石 30 g,益母草 9 g,升麻 6 g,生甘草、炙甘草(各)4.5 g,侧柏叶 30 g,怀山药 15 g,川续断 12 g,槐花 12 g,

钩藤(后下)12g。

7剂。

另:震灵丹18g,每次4.5g,每日2次,连服2日。

二诊(1976年12月21日) 月经12月15日来潮,经量较前为少,淋漓未净,头晕腰酸,四肢及周身烘热,夜寐不安。舌胖,苔薄白,脉细弦。证属气血两亏,冲任不固,阴虚则生内热,肝、脾、肾三经同病。再拟益气摄血,健脾平肝。

党参12g,黄芪12g,生白术9g,生白芍9g,炙甘草4.5g,贯众炭12g,升麻6g,侧柏叶30g,功劳叶12g,槐花12g,怀山药15g,川续断12g,白蒺藜12g。

7剂。

三诊(1976年12月28日) 经净后,精神不振,头晕腰酸,四肢及周身烘热,夜寐不安,有时心悸。苔薄腻,脉转沉细。证属气血两亏,肝强脾弱,肾气亦亏。再拟益气养血,健脾平肝。

党参12g,白术9g,白芍9g,墨旱莲30g,女贞子9g,炙甘草4.5g,怀山药12g,菟丝子9g,功劳叶12g,地骨皮9g,玉竹12g,柏子仁9g,川续断12g。

7剂。

四诊(1977年1月4日) 近日胃脘隐痛,约于天明时阵痛,精神不振,面目虚浮。苔薄,脉细弦。证属肝强脾弱,气滞湿阻,胃气失于和降。再拟益气健脾、和胃止痛。

党参12g,炒白术9g,炒白芍12g,炙甘草4.5g,陈皮4.5g,茯苓9g,长冬草6g,升麻4.5g,甘松3g,炒麦芽9g,墨旱莲15g。

7剂。

五诊(1977年1月11日) 月经将潮,来则崩冲,血色鲜红,夹有大血块,腹部气坠,心烦不安,四肢酸软。苔薄,脉细弦。证属肝脾不和。肝藏血,脾统血,脾虚则中流砥柱无权,冲任失调。治拟益气养血,健脾平肝,固摄冲任。

党参12g,黄芪12g,升麻6g,白术9g,白芍9g,生甘草、炙甘草(各)4.5g,花蕊石60g,贯众30g,苎麻根30g,侧柏叶30g,菟丝子9g,橘叶、橘核(各)9g。

7剂。

另:震灵丹18g,每次4.5g,每日2次,连服2日。

六诊(1977年1月18日) 月经1月14日来潮,血崩之象较前好转,血块亦少,头胀不适,两腿皮肤烘热,心烦失眠。苔薄,脉沉细。证属气血两亏,气虚不能摄血,阴虚则生内热。再拟益气固摄,养血平肝。

党参 15 g,黄芪 12 g,升麻 4.5 g,怀山药 15 g,白术 9 g,白芍 9 g,贯众炭 15 g,墨旱莲 30 g,侧柏叶 30 g,槐花 12 g,地骨皮 9 g,功劳叶 12 g,钩藤(后下) 12 g。

7 剂。

七诊(1977 年 1 月 25 日) 血崩较前好转,经量过多减轻,血色鲜红,血块 已少,1 月 21 日经止。面目虚浮,下肢觉热。苔薄,脉沉细。证属气血两亏,肝 脾不和。再拟益气养血,健脾平肝。

党参 15 g,黄芪 12 g,升麻 4.5 g,怀山药 15 g,白术 9 g,白芍 9 g,炙甘草 4.5 g,陈皮 3 g,墨旱莲 30 g,女贞子 9 g,炙龟甲 12 g,川续断 12 g,功劳叶 12 g, 蔓荆子 9 g,生麦芽 12 g。

7 剂。

[按]本例为功能失调性子宫出血,属于中医"崩漏"范畴。因久崩冲任损 伤,不能固摄经血所致,证候分析为肝、脾、肾三经同病。沈仲理认为患者病久则 气血两亏,证情复杂,当先以脾土为本。故治疗重在益气养血、健脾和中,以固其 本。在行经时则以益气摄血、化瘀止血法,用生贯众、花蕊石、槐花及震灵丹等, 取其标本同治之意。本例经过 8 次治疗,目前患者月经过多已经得到控制,血崩 之象已见减轻,有时仅见月经量多,已基本好转。

案 5 蔡某,33 岁。

初诊(1977 年 12 月 27 日) 1972 年婚后流产 1 次,其后月经失调,甚则闭 经,平日潮热升火,精神不振。苔薄黄,脉濡细。诊断:闭经。证属血虚肝旺,冲 任失调。治拟养血疏肝,调理冲任。

当归 15 g,黄精 15 g,鸡血藤 20 g,制何首乌 12 g,生海螵蛸 30 g,生茜草 15 g,覆盆子 12 g,肉苁蓉 12 g,白芍 9 g,茺蔚子 9 g,路路通 9 g。

7 剂。

二诊(1978 年 1 月 3 日) 经常闭经,有时需用黄体酮方能好转,现已 1 个 半月未行,腰酸带下,夜寐不安。苔薄,脉沉细。证属气血两亏,冲任不足。治拟 益气养血,通利冲任。

党参 9 g,陈皮 3 g,白术 9 g,炙甘草 4.5 g,当归 12 g,赤芍 12 g,红花 4.5 g,

茺蔚子 9 g,王不留行 9 g,黄精 15 g,鸡血藤 20 g。

7 剂。

三诊(1978 年 1 月 10 日) 闭经 1 月余,腰酸带下,潮热升火,夜寐不安。苔薄,脉转濡细。证属气血两亏,冲任通盈失常。再拟益气养血,通利冲任。

党参 12 g,白术 9 g,赤芍 12 g,川芎 9 g,当归 6 g,茺蔚子 12 g,八月札 15 g,鸡血藤 30 g,丹参 12 g,路路通 12 g,怀牛膝 9 g。

7 剂。

四诊(1978 年 1 月 17 日) 闭经 2 个月,带下已稀,头晕口燥。苔薄,舌质淡红,脉弦细。证属血虚肝旺,冲任不足。再拟养血,疏肝,通络。

当归 12 g,赤芍 9 g,白芍 9 g,黄精 15 g,川芎 9 g,生茜草 30 g,广郁金 6 g,茺蔚子 12 g,鸡血藤 30 g,炙甘草 4.5 g,泽兰叶 12 g,柴胡 6 g,怀牛膝 9 g。

7 剂。

五诊(1978 年 1 月 31 日) 闭经 2 月余,精神不振,带下稀而未止。舌尖淡红,苔薄,脉弦细。证属血虚肝旺,冲任通盈失常。再拟养血活血,通利冲任。

当归 12 g,川芎 9 g,赤芍 12 g,黄精 15 g,鸡血藤 30 g,红花 6 g,茺蔚子 9 g,覆盆子 12 g,怀牛膝 9 g,卷柏 15 g,石菖蒲 9 g。

7 剂。

六诊(1978 年 2 月 9 日) 上药后月经来潮,经量中等,伴小腹隐痛,夹小血块,精神好转。苔薄,脉弦细。证属血虚肝旺,冲任充盈失常。再拟养血活血,通利冲任。

当归 12 g,黄精 15 g,鸡血藤 30 g,川芎 9 g,覆盆子 12 g,白芍 12 g,赤芍 12 g,茺蔚子 12 g,川牛膝 9 g,石菖蒲 9 g,生茜草 30 g,生海螵蛸 20 g。

7 剂。

[按] 本患者因流产后月经失调而发展成闭经,依据其舌苔脉象及夜寐不安等表现,皆为血虚肝旺、冲任失调之象,故采用养血通络法。方中以《黄帝内经》中治疗血枯闭经的四乌贼骨一藘茹丸,配以当归、黄精、鸡血藤、赤芍、白芍、茺蔚子、川芎等养血活血,石菖蒲开窍,牛膝引药下行,体现了"寓通于补""补而通之"之意。

案6 沈某,31 岁。

初诊(1985 年 5 月 20 日) 婚前发生闭经,婚后又见闭经,经中西医治疗后有时月经可以来潮,但经量过少、色暗红,经前乳胀腰痛,自1月开始又闭经4个月,延至5月2日来潮,量甚少。舌尖红,苔薄,脉弦细。诊断:闭经。证属肝肾不足,精血两亏,冲任通盈失常。治拟养血调经,滋肾疏肝。

当归15g,丹参12g,赤芍9g,白芍9g,生地黄10g,熟地黄10g,黄精20g,鸡血藤30g,柴胡6g,炙龟甲12g,紫石英(先煎)30g,覆盆子12g,枸杞子12g,炒枣仁10g,柏子仁9g,桑寄生12g。

14剂。

另:河车大造丸240g,每次6g,日服2次。

二诊(1985年6月5日) 闭经5个月余,服药后经行量少,乳胸作胀,口苦口干。舌质红,脉弦。证属阴虚阳亢,心火上炎,不得下交于肾,导致冲任失调。再拟芩连四物汤加味。

当归15g,生地黄15g,丹参12g,赤芍9g,白芍9g,川连1.5g,黄芩12g,广郁金10g,王不留行12g,黄精20g,鸡血藤30g,路路通12g,天花粉15g,红花9g,紫石英(先煎)30g。

7剂。

三诊(1985年7月11日) 服上药后,月经于6月24日来潮,4日净止,但经量甚少,肌肤觉热,心烦不安。舌尖红,脉弦细。证属肝肾两亏。再拟养血活血,清肝和冲。

当归15g,赤芍9g,白芍9g,川芎6g,大生地15g,地骨皮9g,刘寄奴12g,路路通12g,黄精20g,鸡血藤30g,银柴胡10g,紫石英(先煎)30g,红花6g,带心连翘12g,生甘草6g。

10剂。

四诊(1985年7月22日) 月经于7月16日来潮,经量略多,5日净止,肌肤发热亦减轻。舌质红,脉细小。证属肝肾不足,冲任失调。再拟养血调经,滋肾疏肝。

当归15g,赤芍9g,白芍9g,大生地15g,川芎6g,丹参12g,地骨皮9g,黄精20g,鸡血藤30g,银柴胡10g,带心连翘12g,紫石英(先煎)30g,红花6g,炙龟甲12g,生甘草9g。

14剂。

[按] 此例属心、肝、肾同病,经闭或量少,经前乳胀腰痛,是肝肾不足、精血

两亏所致,拟养血调经、滋肾疏肝之法。服药14剂后,月经少至,且伴心烦不安,口苦口干,舌尖红。此乃得之于劳心,心火在上,故胞脉闭也。故投以芩连四物汤,以芩连为君,泻心火以导火下行,合四物以补血。诸方配合,安心补血泻火,则经自行。

案7 李某,20岁。

初诊(1975年8月20日) 月经来临,来则腹痛甚剧,乳胸作胀,头眩腰酸,心烦失眠,大便时溏。舌质淡红,脉滑。诊断:痛经。证属肝旺脾弱,气滞不利,冲任失调。治拟和营调经,理气止痛。

益母草9g,泽兰叶9g,川楝子9g,紫石英(先煎)15g,白术6g,白芷9g,胡芦巴9g,炙甘草3g,柴胡4.5g,娑罗子9g,石菖蒲6g。

5剂。

二诊(1975年9月27日) 服药之后,痛经减轻,乳房胀痛亦轻,头痛时作,心烦失眠。舌淡白,脉沉小。证属肝旺脾弱,冲任失调。再拟养血活血,健脾疏肝。

当归9g,川芎6g,白术9g,白芍9g,紫石英(先煎)30g,炙甘草4.5g,青皮、陈皮(各)4.5g,胡芦巴6g,生白芷9g,淮小麦30g,橘叶、橘核(各)9g。

5剂。

三诊(1975年11月7日) 月经11月1日来潮,量色较前正常,未见腹痛,伴有头痛泛作。舌质淡红,苔薄,脉沉小。证属肝脾不足,冲任失调。再拟养血摄冲,和胃潜阳,以臻和平。

熟地黄12g,白芍12g,炙甘草4.5g,竹茹9g,陈皮3g,稽豆衣9g,淮小麦30g,钩藤(后下)12g,蔓荆子12g,绿萼梅4g。

5剂。

[按]本例为少女寒性痛经,胞宫失于温煦,故重用紫石英、胡芦巴等温阳补肾之品以散寒暖宫。服用后虽痛经立止,却引动厥阳上升、胃气不和,故改用橘皮竹茹汤加减,以臻和平。正如孙子兵法曰:"智者之虑,必杂以利害。"诚以智者能虑之慎之,乃得其利,斯谓法之通变也。

案8 吴某,22岁。

初诊(1976年6月2日) 月经约6月初来潮,经常剧烈腹痛,属膜样痛经,伴心烦、腰酸、口臭。苔薄腻、根厚,脉濡。诊断:痛经。证属脾肾不足,心肝火旺,阴阳失调。治拟养血调经,平肝和胃,佐以温肾泻心、调理阴阳之品,以观动静。

当归 9 g,川芎 6 g,丹参 12 g,赤芍 9 g,白芍 9 g,檀香 3 g,煅海螵蛸 30 g,代赭石(先煎)30 g,胡芦巴 9 g,石楠叶 12 g,川贝母 6 g,石菖蒲 9 g,川连 1.2 g,荜茇 6 g,肉桂(研末化服)0.6 g。

5 剂。

二诊(1976 年 7 月 23 日)　月经 6 月 28 日来潮,腹痛、呕吐减轻,脉濡、左弦。再拟暖宫理气,和胃降逆。

川连 1.2 g,肉桂 0.9 g,川贝 1.5 g,荜茇 1.2 g。

3 剂。4 味研细末,每日 3 次,每次 1.5 g。

另:艾附暖宫丸 240 g,每日 12 g,分 2 次吞服。

三诊(1976 年 8 月 29 日)　经来腹痛,呕吐较前减轻,少腹觉胀。苔垢腻,脉濡、左弦。证属肝郁气滞,脾弱湿阻。再拟疏肝解郁,健脾化湿。

当归 12 g,赤芍 12 g,泽兰叶 12 g,川楝子 9 g,石楠叶 12 g,苍术、白术(各)4.5 g,檀香 4.5 g,生薏苡仁 12 g,方通草 3 g。

7 剂。

四诊(1976 年 9 月 21 日)　8 月经汛超前 10 日,经临腹痛有所减轻,呕吐亦减少,小便频数。苔根薄腻,脉濡。证属肝强脾弱,胃气不和。再拟养血调经,健脾柔肝。

当归 9 g,苏木 9 g,赤芍 9 g,白芍 9 g,生白术 9 g,荜茇 9 g,胡芦巴 12 g,小茴香 6 g,延胡索 9 g,乌药 9 g,怀山药 15 g,煅代赭石 30 g,川贝母 6 g,石菖蒲 9 g。

6 剂。

五诊(1976 年 10 月 12 日)　月经于 10 月 1 日来潮,腹痛、呕吐未见发作,病情明显好转,但经量过多,仍有膜块脱落,伴腰酸带下。证属肝、脾、肾三经同病。再拟健脾补肾,疏肝止带。

怀山药 15 g,芡实 15 g,生白术 9 g,陈皮 4.5 g,川续断 12 g,金狗脊 12 g,黄精 12 g,菟丝子 9 g,桑寄生 9 g,制香附 9 g,生贯众 9 g,煅海螵蛸 9 g。

7 剂。

[按]膜样痛经,其痛甚剧,多伴有呕恶症状。其临床特征为经行时腹痛剧烈,于行经的第 2~第 3 日,有大小不等或整块的膜片随同经血一起脱落,腹痛

即见缓解,至下月经行复发。其属于严重痛经,患者极为痛苦。沈仲理认为膜样痛经多因寒湿客于胞宫,经脉受阻而气血不畅,血瘀气滞,不通则痛,往往由于肝郁化火犯胃而呕恶不止,故多表现为上热下寒的虚中夹实证。其治疗应从肝、脾、肾三经入手,清上暖下,平肝和胃。方中川连、肉桂的配伍正体现了清上暖下的主要治则;川贝母性味苦甘、微寒,能化脾中痰湿而顺气止呕;至于荜茇、小茴香、胡芦巴、延胡索、檀香、金狗脊、石楠叶等,皆为暖宫止痛而设,配合适当,其效甚佳。

案9 赵某,41岁。

初诊(1977 年 1 月 27 日) 每次月经经量较多,夹有血块,经行腹痛绵绵,伴经前头痛,两耳响鸣,肠鸣便溏。苔薄腻,脉细弦。诊断:痛经。证属肝强脾弱,冲任不和。治拟健脾平肝,调摄冲任。

益母草9g,川芎6g,赤芍、白芍(各)9g,生地黄9g,炒白术9g,怀山药15g,白扁豆9g,公丁香3g,白蒺藜12g,生贝众15g,制香附6g。

5剂。

二诊(1977 年 2 月 1 日) 经来4日,经量素多,近日已稀,腹痛已止,便溏亦止,腰肢酸软,头晕神疲,头痛较前减轻。苔淡白,脉细弦。证属血亏肝旺,虚阳上扰。再拟养血摄冲,健脾平肝。

生地黄9g,牡丹皮6g,黄精15g,白术9g,白芍9g,炙甘草4.5g,陈皮3g,墨旱莲12g,广木香4.5g,稽豆衣9g,绿萼梅4.5g,桑寄生9g。

7剂。

三诊(1977 年 2 月 8 日) 经行5日即净,近日头晕耳鸣,腰肢酸软,大便时而带溏,夜寐不安。苔薄,脉弦细无力。证属血虚肝旺,心神不宁。治拟养血柔肝而安心神,佐以健脾升清。

生地黄9g,白术9g,白芍9g,怀山药15g,菟丝子9g,潼蒺藜、白蒺藜(各)9g,白扁豆9g,公丁香4.5g,朱远志4.5g,夜交藤12g,合欢皮9g,干荷叶1角。

7剂。

四诊(1977 年 2 月 15 日) 头晕耳鸣未平,咽喉燉痛,便溏时有时止,夜寐梦多。舌质淡红,苔薄,脉弦细。证属阴虚肝旺、清气易于下陷。再拟育阴平肝,和胃升清。

白芍12 g,麦冬9 g,生甘草3 g,马勃3 g,连翘9 g,升麻4.5 g,夜交藤12 g,墨旱莲12 g,钩藤(后下)12 g,白扁豆9 g,卷心竹叶9 g。

7剂。

五诊(1977年2月22日) 月经将潮,以往经量过多,夹有血块,少腹隐痛,头晕腰酸,大便溏薄。现诸症皆已减轻。苔薄,脉弦细。证属肝强脾弱,冲任不固。治拟益气养血,调摄冲任。

黄芪9 g,生地黄9 g,白术9 g,白芍9 g,怀山药15 g,川续断12 g,生贯众30 g,墨旱莲30 g,制香附9 g,广木香4.5 g,炒酸枣仁9 g。

7剂。

六诊(1977年3月1日) 月经于2月27日来潮,经量较前为少,经来2日,尚未净止,头晕腰酸。苔淡白,脉沉细,弦象平。证属肝脾不足,冲任失调。再拟益气养血,健脾摄冲。

党参12 g,黄芪9 g,熟地黄9 g,白术9 g,白芍9 g,煅牡蛎30 g,菟丝子9 g,怀山药15 g,墨旱莲30 g,广木香4.5 g,陈皮3 g。

7剂。

七诊(1977年3月8日) 月经量多已有多年,经治经量明显减少,头痛亦轻,头晕神疲,大便溏薄,肠鸣矢气。苔淡白,脉沉细。证属素体肝强脾弱,气血不足,运化失常。再拟益气健脾,养血柔肝。

党参12 g,白术9 g,白芍9 g,黄精12 g,怀山药15 g,茯苓9 g,炙甘草6 g,升麻4.5 g,公丁香4.5 g,白扁豆9 g,砂仁1.5 g,稽豆衣9 g,干荷叶1角。

7剂。

[按]本例患者月经过多,属于肝强脾弱,肝脾不足,冲任失调,统藏不固。治疗始终以益气健脾为主,辅以养血平肝。肝亢平则脾清升,气为血帅,元气充沛,则血归其经,统血有权,冲任固摄,故奏良效。

案 10 周某,42岁。

初诊(2003年6月9日) 患者素有子宫肌腺病,服药后已见消除,今B超提示:子宫大小43 mm×40 mm×53 mm,子宫质地欠均匀,宫腔内膜厚10 mm。有时经期延长,经下不畅,经前乳胀,带下时多时少。妇检提示假性湿疣。苔薄,脉细小。诊断:经期延长。证属脾虚湿阻,厥气失于疏泄之机。治拟健脾化湿,清肝止带。

紫丹参20 g,生地黄20 g,当归15 g,黄柏6 g,鸡血藤30 g,蒲公英10 g,苍术6 g,桑寄生12 g,威灵仙20 g,椿根白皮10 g,生甘草10 g,石韦15 g,杜仲10 g,煨葛根15 g,生白芷10 g。

14剂。

外洗方:苦参30 g,野菊花10 g,土茯苓10 g,3剂。

二诊(2003年8月12日) 子宫肌腺病已消除,月经8月3日来潮,至今未净,腰部酸软,伴有鼻炎,咳呛痰多。舌质淡红,脉细弦。证属肾亏肝旺,肺气不清。再拟滋肾清肝、固涩冲任,佐以清肺化痰。

生地黄20 g,生白芍20 g,生甘草10 g,贯众炭20 g,重楼20 g,鹿衔草20 g,炒槐花10 g,侧柏叶30 g,苍耳草10 g,茵陈20 g,玉米须15 g,白薇10 g,炙龟甲12 g,大蓟、小蓟(各)10 g。

14剂。

三诊(2003年11月11日) 外院查垂体催乳素34.7 ng/mL(正常小于20 ng/mL),黄体生成素18.5 mIU/mL,卵泡刺激素41.3 mIU/mL,雌二醇111 pg/mL。某医院MRI提示不能排除垂体微腺瘤。采用中西药治疗后,月经已来潮,以往诊断为子宫肌腺病,伴有支气管扩张,腹内吊痛已平,伴大便干结。舌质淡白,脉细小。证属肝脾气滞,血瘀于胞宫,厥气失于疏泄。再拟养血调经,消瘤散结。

当归20 g,紫丹参20 g,鸡血藤20 g,刘寄奴20 g,制香附6 g,三棱30 g,半枝莲30 g,煨葛根15 g,生甘草10 g,江剪刀草30 g,辛夷花10 g,花蕊石30 g,广郁金10 g,玉米须10 g,秦艽12 g。

四诊(2004年1月13日) 经行不畅,血色暗红,头晕乏力,大便溏薄,夜寐欠安。舌尖红,苔薄白,脉沉细。证属肝脾气滞,血流不畅。再拟养血化瘀,疏肝理气,佐以健脾和胃。

当归15 g,赤芍、白芍(各)9 g,生白术10 g,鸡血藤30 g,刘寄奴20 g,凌霄花10 g,制香附10 g,广郁金15 g,川楝子6 g,威灵仙20 g,桑寄生12 g,半枝莲30 g,石见穿20 g,生甘草6 g,橘叶、橘核各9 g,柴胡6 g。

14剂。

另：逍遥丸 3 瓶。

五诊(2004 年 6 月 15 日) 复查 B 超：子宫大小 46 mm×33 mm×42 mm，子宫内膜厚约 13 mm，后穹窿积液大小 13 mm×30 mm。月经失调，时而闭经，时而漏下；头晕乏力，胃脘作胀，甚则作泛，右腿酸胀，夜寐不安。舌质红，脉细小。证属肝肾两亏，胃气不和，冲任失调。治拟养血调经，和胃顺气。

生地黄 20 g，当归 15 g，赤芍、白芍(各)9 g，川芎 6 g，川楝子 6 g，八月札 15 g，路路通 10 g，竹茹 10 g，青皮、陈皮(各)4 g，凌霄花 10 g，刘寄奴 20 g，千年健 20 g，威灵仙 20 g，怀牛膝 10 g，炒酸枣仁 15 g，石斛 10 g，败酱草 20 g。

14 剂。

[按] 本例患者以往有子宫腺肌病史，有血瘀于胞宫之象，加之肝气失于疏泄，故见月经不按期而转，经下不畅，经前乳胀。依据辨证，采用疏肝理气、健脾和胃法治疗，可谓用药得当。

二、带下病

案 1 陈某，35 岁。

初诊(2003 年 3 月 7 日) 带下绵绵，色乳白黏稠，如涕如唾，气味淡，无阴痒，带下量多时如尿液流出状。翻阅病案见其所行各类白带检查均为阴性，曾口服甲硝唑等多种抗菌药，带下量无明显减少。目前神疲乏力，不思饮食，乳胸作胀，大便干溏失调，经前更有头痛不适。舌淡胖，苔薄白腻，左手脉细弦、右手脉细软。诊断：带下过多。证属脾虚肝旺。治拟疏肝健脾，利湿止带。

党参 15 g，白术 15 g，怀山药 15 g，白芍 12 g，车前子 9 g，苍术 9 g，陈皮 6 g，黑芥穗 9 g，柴胡 9 g，甘草 6 g，升麻 3 g，葛根 9 g，炙黄芪 12 g，黄柏 6 g，海螵蛸 12 g。

14 剂。

二诊(2003 年 3 月 21 日) 服药后白带量较前稍减，胃纳改善，自觉纳谷香，将近经期则头痛始作。舌稍红，苔薄白，脉细弦。再拟疏肝理气，健脾和胃。

党参 15 g，黄芪 12 g，白术 15 g，怀山药 15 g，白芍 12 g，延胡索 9 g，黄芩 6 g，川楝子 6 g，青皮 3 g，黑芥穗 9 g，柴胡 9 g，甘草 6 g，制香附 9 g，黄柏 6 g，海螵蛸 12 g。

7剂。

三诊(2003年4月11日)　本次就诊已为行经后,自诉经行头痛明显缓解,经行畅顺,自身感觉较好,但仍担心带下绵绵反复。舌淡、苔薄,脉细。再拟疏肝健脾和胃,佐以益肾固涩止带。

党参15g,黄芪12g,白术15g,怀山药15g,白芍12g,白槿花10g,陈皮3g,黑芥穗9g,柴胡9g,制香附9g,黄柏6g,海螵蛸12g,芡实9g,桑寄生15g,甘草6g。

14剂。

四诊(2003年4月25日)　服药后白带已经不似以往乳白色如唾状,而是如蛋清状。近日量亦减少,即近经期,未觉乳痛。因工作出差3周,恳求服用成药。

给予健脾丸和逍遥丸各3瓶。

[按]此患者之带下病当属脾虚肝旺之证,按患者年龄本属强壮之时,病情亦不重,在外院屡服抗菌药物而挫败胃气,心中焦急,情志受挫,故病症愈治愈深。正如傅青主云:"夫白带乃湿盛而火衰,肝郁而气弱,则脾土受伤,湿土之气下陷,是以脾精不守,不能化荣血以为经水,反变成白滑之物,由阴门直下,欲自禁而不可得也。"故而治疗主方以"完带汤"化裁。从肝、脾、胃三经入手,虽云湿证,但不直接治湿,组方"寓补于散之中,寄消于升之内"。傅青主说,此方"开提肝木之气,则肝血不燥,何至下克脾土;补益脾土之元,则脾气不湿,何难分消水气。至于补脾而兼以补胃者,由里以反表也。脾非胃气之强,则脾之弱不能旺,是补胃正所以补脾耳"。患者经前肝郁明显,故加用金铃子散重用解郁之品,两届经水顺畅,情志开悦,肝木得舒,脾土愈达。此法有事半功倍之效。

案2　彭某,25岁。

初诊(2002年6月12日)　患者带下量多伴外阴部瘙痒,反复发作半年,西医诊断为阴道炎,以抗生素及阴道塞剂。治疗后仍易复发。患者1年前曾行人工流产术,近半年来经前觉阴痒、白带量多,经后左下腹痛、黄带量多。近1个月来黄带量多、味腥,伴左下腹牵扯痛,走路、转身时加剧。月经量少已1年多,腰酸乳胀,夜寐欠佳,左脸颊有少许痤疮、色红。舌体大小正常,色红,舌边有朱点,舌边尖少苔,舌中后苔黄腻,左手脉弦滑、右手脉弦。诊断:带下过多。证属肾虚肝旺,湿热下注,任脉不固。治拟清肝凉血,滋肾束带。

金银花 9 g,连翘 9 g,炒栀子 9 g,红藤 30 g,马鞭草 12 g,青皮、陈皮(各)4.5 g,败酱草 15 g,延胡索 9 g,威灵仙 12 g,川楝子 12 g,赤芍、白芍(各)9 g,焦六曲 6 g,芡实 6 g,金狗脊 12 g,海螵蛸 12 g。

14 剂。

另予盆腔 B 超检查、宫颈涂片检查。

二诊(2002 年 6 月 26 日) 自诉服药后黄带色淡、量有减少,面部痤疮隐退,然月经即将来潮,下腹部胀满更甚,胸部似有肿块胀痛不已。舌红,苔薄黄,脉弦。实验室检查报告:宫颈涂片巴氏Ⅰ级;B 超报告:子宫大小正常,左侧卵巢边缘毛糙,右侧大小正常,盆腔少量积液。再拟清肝活血,行气止痛。

当归 12 g,赤芍、白芍(各)9 g,大生地 12 g,川芎 6 g,红藤 30 g,牡丹皮 12 g,败酱草 15 g,马鞭草 12 g,炒栀子 9 g,春柴胡 9 g,生白术 12 g,桃仁 12 g,红花 6 g,制香附 9 g,延胡索 12 g,川楝子 12 g,威灵仙 12 g,金狗脊 12 g。

14 剂。

三诊(2002 年 7 月 10 日) 患者诉本次行经经期同前,经量增多,下腹疼痛经后明显改善,经后黄带减少,但仍有腥味,腰酸口干,夜寐欠佳。舌红,苔薄,脉弦细。再拟滋肾疏肝,补益冲任,清热止带。

怀山药 15 g,芡实 12 g,金狗脊 15 g,威灵仙 12 g,桑寄生 15 g,大生地 12 g,黄柏 9 g,车前子 9 g,白果(捣)6 g,海螵蛸 15 g,马鞭草 12 g,白槿花 12 g,白薇 12 g,萹蓄草 12 g,扦扦活 12 g,老鹳草 12 g,酸枣仁 9 g。

14 剂。

四诊(2002 年 7 月 24 日) 患者此次服药自觉效果最佳,原先黄带不再困扰,腰酸、口干好转,夜寐亦不再困难。因即将回台湾,特来感谢沈仲理。经期将至,嘱继服银翘红藤解毒汤合四物汤 2 周及三诊之药 2 周,以巩固治疗。

[按]此案属盆腔炎,临床表现为腹痛黄带,伴经前乳胀,月经量少不下。病机为湿热郁结、肝郁血滞。况且 1 年前有人工流产手术史,胞宫胞脉受损,肾气亏虚。故治法在疏肝理气、活血化瘀的同时辅以健脾益肾止带。药用沈仲理自创的银翘红藤解毒汤化裁,确有良效。二诊过后,肝郁血瘀之象好转,故再以易黄汤补冲任、清肾火、祛黄带,共收全功。患者自觉疗效最佳的三诊之药,只是锦上添花而已。

三、妇科杂病

案1 郭某,34岁。

初诊(1977年3月17日) 有左侧卵巢囊肿史,1976年8月予手术切除,病理提示为内膜囊肿。近期发现右侧卵巢囊肿(大小30 mm×40 mm),自手术以来,经常少腹隐痛,形寒怯冷,精神倦怠,腰部酸痛,小便频数,大便溏薄。苔薄腻,脉沉细。诊断:癥瘕。证属脾肾两亏,气血不足,夹瘀血内阻。治拟七分养正,三分化瘀。

党参12 g,白术9 g,赤芍12 g,沙氏鹿茸草30 g,石见穿12 g,川续断12 g,金狗脊12 g,肉苁蓉9 g,巴戟天6 g,紫石英(先煎)30 g,怀山药12 g,白扁豆9 g,青皮、陈皮(各)6 g。

7剂。

二诊(1977年3月23日) 月经2月26日来潮,经量不多,少腹隐痛,近日腹痛便溏,腰酸带多。苔薄腻,脉沉细。证属肝旺脾弱,冲任不和,夹有瘀阻。再拟养血活血、理气止痛,佐以健脾止泻。

益母草12 g,川芎6 g,赤芍、白芍(各)9 g,炙甘草6 g,青皮、陈皮(各)3 g,制香附9 g,炒白术9 g,焦楂曲(各)9 g,煅海螵蛸12 g,青橘叶9 g。

7剂。

三诊(1977年3月29日) 月经3月24日来潮,经量较多,尚未净止,腹痛已平,头晕腰酸,兼有感冒、鼻塞。苔淡白,脉沉细。右侧卵巢囊肿未消,导致冲任不和。再拟养血活血,调理冲任。

黄精15 g,赤芍、白芍(各)9 g,半枝莲30 g,制香附9 g,川续断12 g,白蒺藜12 g,佩兰叶12 g,桑叶9 g,桔梗3 g,生甘草3 g,青橘叶9 g。

4剂。

四诊(1977年4月5日) 头晕腰酸,带多不止,右侧卵巢囊肿尚未消退。证属正虚邪实,夹有瘀阻。再拟养血活血,疏肝消肿。

黄精15 g,丹参9 g,肉苁蓉12 g,菟丝子12 g,炒白术9 g,广木香4.5 g,乌药6 g,三棱15 g,柴胡4.5 g,淫羊藿12 g,青橘叶9 g。

7剂。

五诊(1977 年 4 月 12 日)　头晕腰酸,带多未止,右侧卵巢囊肿未消,少腹作胀,小便频数,大便溏泄。证属脾肾两亏,夹瘀血内阻。再拟健脾疏肝,活血消肿。

党参 12 g,白术 9 g,赤芍、白芍(各)9 g,广木香 4.5 g,三棱 15 g,莪术 15 g,柴胡 9 g,炒枳壳 9 g,肉苁蓉 12 g,淫羊藿 12 g,菟丝子 9 g,乌药 9 g。

7 剂。

六诊(1977 年 4 月 19 日)　月经提前于 4 月 18 日来潮,少腹隐痛,腰酸如折。脉沉细。证属冲任失调,内夹瘀阻。再拟养血活血,补肾消肿。

黄精 15 g,赤芍、白芍(各)9 g,苏木 6 g,半枝莲 30 g,白术 9 g,制香附 9 g,炒五灵脂 9 g,淫羊藿 12 g,菟丝子 9 g,乌药 9 g。

5 剂。

七诊(1977 年 4 月 26 日)　月经 4 月 23 日净止,腹胀腰酸,右侧卵巢囊肿尚未消除,大便溏薄。苔薄,脉沉细。证属肝强脾弱,瘀阻化而未清。再拟养血活血,化瘀消肿。

黄精 15 g,川芎 6 g,赤芍、白芍(各)9 g,刘寄奴 12 g,夏枯草 12 g,半枝莲 30 g,沙氏鹿茸草 30 g,蛇床子 6 g,川续断 12 g,青橘叶 9 g,炒麦芽 12 g。

7 剂。

八诊(1977 年 5 月 3 日)　腹胀隐痛轻而未止,头晕腰酸,右侧卵巢囊肿未消。证属肝脾不和,气滞血瘀。再拟养血疏肝,化瘀消肿。

黄精 12 g,赤芍、白芍(各)9 g,刘寄奴 12 g,半枝莲 30 g,三棱 15 g,沙氏鹿茸草 30 g,石见穿 15 g,制香附 9 g,川断 12 g,金狗脊 12 g,橘叶、橘核(各)4.5 g,炒麦芽 12 g,青皮、陈皮(各)3 g。

7 剂。

[按] 对于本病的治疗,沈仲理对经期与非经期予以不同的治疗。经期以调理冲任为主,量多者予以益气固摄或清热固经,量少者予以补气养血。在调理冲任的同时,不忘消散囊肿。非经期则以大队化痰软坚、清热化痰之品攻伐瘀滞癥结,药用刘寄奴、红藤、赤芍、半枝莲、夏枯草、石见穿、海藻、沙氏鹿茸草等。其中沙氏鹿茸草性味苦平,功能凉血解毒、消肿止痛、疏通血脉。据《大明本草》记载,刘寄奴能"通妇人经脉、癥结",善于破血消散;半枝莲功能消瘤,且能防止癌变;海藻功能软坚消痰,如配合甘草使用,则如《得配本草》所言:"反者并用,其功益

烈。"至于石见穿、石打穿、牵牛子、三棱、莪术、苏木、当归、川芎、桃仁等活血化瘀药物的使用,其意自明。沈仲理常常告诫学生,虽然在治疗中以消为主,但仍需注意,始终不能忘记以健脾疏肝为其基本法则,因为卵巢囊肿的形成,肝脾气滞所导致的血瘀痰凝才是其根本原因。

案 2 张某,27 岁。

初诊(1986 年 6 月 20 日) 月经 14 岁来潮,婚后生一子,健康。5 月 6 日腹痛剧,经水淋漓。6 月 13 日经量增多,腹内隐痛,舌质红,脉弦细。6 月 16 日某医院 B 超检查提示:子宫大小 74 mm×80 mm×49 mm,子宫右方见一大小 39 mm×35 mm 的回声区,左方见一大小 51 mm×52 mm 的回声区,提示卵巢巧克力囊肿可能。诊断:癥瘕。证属肝脾同病,气滞血瘀于胞宫胞脉,结为血瘕。治拟养血化瘀,消散肿块,佐以止血之品。

当归 10 g,生地黄炭 10 g,川芎 6 g,炙龟甲 12 g,制香附 10 g,泽漆 12 g,川楝子 10 g,牡丹皮 6 g,黄芩 10 g,花蕊石 30 g,天葵子 20 g,半枝莲 30 g,夏枯草 15 g,大蓟、小蓟(各)10 g,石斛 12 g,炙甘草 6 g。

7 剂。

二诊(1986 年 6 月 29 日) 月经于 6 月 13 日来潮,量偏多,6 月 25 日净止。舌质红,脉弦细。证属血瘀肝旺,冲任不和。再拟养血固冲,消散肿块。

生地黄 15 g,生白芍 15 g,炙甘草 9 g,生贯众 30 g,海藻 20 g,半枝莲 30 g,蛇莓 20 g,夏枯草 15 g,泽漆 12 g,石见穿 20 g,黄芩 9 g,功劳叶 15 g,仙鹤草 15 g。

14 剂。

另:消囊肿片 1 瓶,每次 6 片,每日 2 次;861 消瘤片 4 瓶,每次 8 片,每日 3 次。

三诊、四诊(略)

五诊(1986 年 8 月 3 日) 少腹左侧隐痛,头晕乏力,乳胸左侧作胀。再拟养血化瘀,消散肿块。

生地黄 15 g,黄精 20 g,枸杞子 12 g,赤芍 15 g,路路通 10 g,漏芦 12 g,木馒头 12 g,生贯众 30 g,海藻 20 g,半枝莲 30 g,泽漆 12 g,夏枯草 15 g,石见穿 20 g,红藤 30 g,炙甘草 6 g。

14 剂。

另：消囊肿片 1 瓶,每次 6 片,每日 2 次;861 消瘤片 4 瓶,每次 8 片,每日 3 次。止血冲剂 1 盒,每次 1 袋,每日 2 次。

六至十七诊(略)

十八诊(1987 年 1 月 11 日) 月经延期,以往一向先期而来,腹胀减轻,口干便秘。再拟养血调经、消散肿块。

大生地 15 g,赤芍、白芍(各)9 g,川芎 6 g,夏枯草 15 g,制香附 9 g,黄精 15 g,玉竹 12 g,天葵子 30 g,泽漆 12 g,红藤 30 g,半枝莲 30 g,蛇莓 20 g,金狗脊 15 g,槐角 15 g,橘叶、橘核(各)9 g。

7 剂。

十九诊(1987 年 2 月 8 日) 月经 2 月 6 日来潮,经量略多,腹内隐痛,头晕腰酸。1987 年 1 月 16 日外院 B 超提示:子宫大小 34 mm×43 mm×56 mm,未见明显肌瘤,右侧卵巢大小 17 mm×22 mm×20 mm,左侧卵巢大小 37 mm×19 mm×25 mm。提示子宫正常,未见明显肌腺瘤,两侧卵巢可见,左侧卵巢略大。治拟健脾固冲,以巩固疗效。

炒党参 12 g,炒白术 10 g,生白芍 15 g,炙甘草 9 g,黄精 20 g,生贯众 30 g,半枝莲 30 g,蛇莓 20 g,天葵子 20 g,石斛 12 g,槐角 15 g,红藤 30 g,夏枯草 15 g,仙鹤草 20 g。

7 剂。

[按] 子宫腺肌瘤、卵巢巧克力囊肿与子宫肌瘤的西医病因不同,然中医认为此病病机亦为肝脾不和、气滞血瘀,故其治疗原则与子宫肌瘤也有相同的内容,即健脾疏肝、活血化瘀、调理冲任。具体而言,也是在经期以调经为主,非经期则以消散为主。然而,由于囊肿的内容物为液性,与子宫肌瘤及子宫腺肌瘤的实质性质地有所不同,故沈仲理在活血化瘀的方中加入化痰之品,如海藻、昆布、泽漆之类;由于子宫腺肌瘤与子宫肌瘤相比较而言往往更为顽固,且多有较为严重的痛经,故在治疗中应偏重于软坚,可用夏枯草、石见穿、半枝莲、鸡内金、血竭、徐长卿、炙没药等。本例患者为子宫腺肌瘤合并卵巢巧克力囊肿,沈仲理以经期健脾疏肝、调理冲任为主,非经期养血化瘀、消散肿块为主,历时 7 个月,使患者得愈。

案 3 吴某,42 岁。

初诊(2002年12月26日) 1994年因子宫左侧巧克力囊肿(5 cm大小)，在沈仲理处服中药1年，囊肿缩小到3 cm。患者从2002年8月开始出现痛经，在外院服中药，痛经无改善。B超提示子宫饱满，左侧囊肿大小27 mm×28 mm×26 mm。2002年复查B超提示：子宫后位，大小51 mm×49 mm×43 mm，形态饱满，右前壁中低回声区8 mm，后壁肌层内见6 mm，余宫体回声不均匀。左侧卵巢低回声区38 mm×34 mm×21 mm，提示多发性肌瘤合并肌腺症可能。2003年复查B超提示：子宫大小45 mm×46 mm×40 mm，形态饱满，回声不均匀，见多个小的低回声区，左侧囊肿大小15 mm×14 mm×14 mm。2002年12月20日B超复查，提示多发性肌瘤合并肌腺瘤可能，盆腔少量积液。昨日月经来潮，胃脘作胀。诊断：癥瘕。证属肝脾气滞，血瘀胞宫胞脉。治拟养血化瘀，消瘤散结，疏肝止痛。

紫丹参30 g，当归20 g，川芎6 g，生白芍30 g，生甘草10 g，三棱30 g，石见穿30 g，莪术20 g，黄柏6 g，椿根白皮10 g，白薇10 g，杜仲15 g，黄精20 g，制香附6 g，橘叶、橘核(各)9 g。

7剂。

二诊(2003年1月2日) 月经今日来潮，乳胸作胀，腹内隐痛，夜寐欠安，腰部酸软，肛门部有坠痛感。再拟养血化瘀，消瘤散结，疏肝止痛。

紫丹参30 g，当归20 g，川芎6 g，生白芍30 g，生甘草10 g，三棱30 g，石见穿30 g，莪术20 g，黄柏6 g，槐角15 g，八月札15 g，猪苓20 g，半枝莲30 g，山慈菇10 g，杜仲12 g，黄精20 g。

14剂。

三诊(2003年1月23日) 经后带下，腹内隐痛，肛门部有坠痛感，腰部酸软，夜寐欠安。苔薄，脉细。再拟养血化瘀，消瘤散结，疏肝止痛。

紫丹参30 g，当归20 g，川芎6 g，生白芍30 g，生甘草10 g，三棱30 g，石见穿30 g，莪术20 g，黄柏6 g，槐角15 g，八月札15 g，猪苓20 g，半枝莲30 g，广郁金12 g，桑寄生12 g，白蒺藜15 g，杜仲12 g。

14剂。

四诊(2003年3月1日) 月经2月28日来潮，略有腹胀隐痛，少腹左侧隐痛，伴肛门胀，神疲乏力，腰酸带下。舌偏红，苔腻，脉细左弦。诊断为多发性子宫肌瘤合并肌腺症。再拟养血化瘀，疏肝消瘤。

紫丹参 30 g,当归 20 g,川芎 6 g,生白芍 30 g,生甘草 10 g,三棱 30 g,石见穿 30 g,莪术 30 g,重楼 20 g,猪苓 20 g,半枝莲 30 g,八月札 15 g,广郁金 9 g,桑寄生 12 g,杜仲 12 g,白蒺藜 15 g。

14 剂。

五诊(2003 年 7 月 15 日)　月经周期已近,第三日量多,平日腹内隐痛作胀。B超提示多发性肌瘤合并肌腺症可能,盆腔积液,宫腔肥大。舌质淡白,脉弦细。证属肝脾气滞,血瘀胞宫胞脉,夹湿热内阻。再拟养血化瘀,消散肿块,清利湿热。

紫丹参 20 g,生地黄 20 g,生白芍 20 g,生甘草 10 g,三棱 30 g,石见穿 30 g,半枝莲 30 g,蒲公英 30 g,败酱草 20 g,川楝子 10 g,延胡索 20 g,马齿苋 30 g,白薇 10 g,扦扦活 20 g,银柴胡 10 g。

14 剂。

六诊(2003 年 10 月 14 日)　月经于昨日来潮,上周开始已有少量出血,经量中等,有时过多;乳胸作胀,腹内轻度胀痛;今日感冒,头痛乏力。苔薄腻,脉细软。服药以来,子宫肌瘤及卵巢囊肿逐渐缩小。再拟健脾益气,疏肝和络,攻坚消瘤,佐以消散囊肿。

生黄芪 20 g,党参 10 g,生白术 6 g,生白芍 15 g,三棱 30 g,石见穿 30 g,夏枯草 15 g,蒲公英 10 g,半枝莲 30 g,鬼箭羽 20 g,生白芷 10 g,扦扦活 15 g,炒黑丑 15 g,川楝子 6 g。

14 剂。

七诊(2003 年 12 月 16 日)　月经提前于 12 月 6 日来潮,经量较正常,腹内胀痛减轻,一般情况较以往改善。舌尖红,苔薄,脉细小。经后带下绵绵,子宫肌瘤及卵巢囊肿均见缩小。证属肝肾两亏,冲任失调,夹有血瘀。再拟补益气阴,消散肿块,佐以调理冲任,固摄奇经。

生黄芪 20 g,北沙参 15 g,生地黄 20 g,黄精 20 g,菟丝子 10 g,三棱 30 g,石见穿 30 g,鬼箭羽 20 g,蒲公英 30 g,红藤 30 g,半枝莲 30 g,金狗脊 20 g,白薇 10 g,仙鹤草 15 g,玉米须 15 g,扦扦活 30 g。

14 剂。

八诊(2004 年 3 月 16 日)　末次月经为 3 月 8 日,经量较以往减少,经期延长,腹内隐痛已除,纳少便溏,经常胃脘胀痛,无泛酸,时有嘈杂感;有颈椎病史,头晕耳鸣,颈项板滞,腰肢酸软。舌红,苔薄黄。再拟补益气阴、消散肿块,佐以清肝止带。

北沙参 20 g,生地黄 20 g,生白芍 20 g,三棱 30 g,石见穿 30 g,鬼箭羽 20 g,蒲公英 10 g,粉葛根 20 g,夏枯草 15 g,扦扦活 30 g,枳椇子 10 g,秦艽 15 g,八月札 15 g,红藤 30 g,半枝莲 30 g。

14 剂。

九诊(2004 年 6 月 15 日) 2004 年 4 月 10 日复查 B 超:子宫后位,大小 45 mm×46 mm×40 mm;后壁低回声区直径 9 mm;右卵巢大小 23 mm×21 mm×12 mm,呈囊性;左卵巢大小 25 mm×24 mm×20 mm,内低回声直径 13 mm。服药以来,子宫肌瘤有所缩小,卵巢囊肿也见消失,腰酸带多,胃脘作胀,夜寐欠安,耳鸣减轻,颈项酸痛。苔黄腻,脉细弦。再拟补益气阴,消瘤散结,佐以和胃顺气。

南沙参、北沙参(各)9 g,生地黄 20 g,生白芍 20 g,黄芩 10 g,三棱 30 g,石见穿 30 g,鬼箭羽 20 g,蒲公英 10 g,红藤 30 g,黄柏 6 g,粉葛根 20 g,夏枯草 15 g,扦扦活 30 g,半枝莲 30 g,八月札 15 g,金银花 10 g。

14 剂。

[按] 本例为子宫内膜异位症卵巢巧克力囊肿合并子宫腺肌瘤。沈仲理认为,此病以气滞血瘀为主,治疗当用化瘀消瘤散结之品,根据患者腹内胀痛、胃脘不适等表现,当有肝脾气滞,因此用疏肝健脾、和胃顺气之药,共奏其效。

案4 张某,57 岁。

初诊(2003 年 7 月 15 日) 原来子宫肌瘤约 60 mm 大小,B 超提示:子宫大小 58 mm×33 mm×51 mm,宫底部 36 mm×28 mm×29 mm,左侧卵巢稍大,伴有糖尿病。服药后,多发性子宫肌瘤有所缩小,腹胀不适,两耳响鸣,腰部酸软,潮热汗出。苔薄白,舌尖红,脉细弦。诊断:癥瘕。证属血虚血瘀,肝阳偏亢,厥气失于疏泄。再拟养血化瘀,消瘤散结,滋肾柔肝。

紫丹参 30 g,生地黄 20 g,天冬、麦冬(各)9 g,生白芍 20 g,生甘草 10 g,三棱 30 g,石见穿 30 g,半枝莲 30 g,夏枯草 12 g,川楝子 6 g,地骨皮 30 g,桃树胶 30 g,黄精 20 g,潼蒺藜、白蒺藜(各)9 g。

14 剂。

二诊(2003 年 8 月 12 日) 月经已停止 3 年,服药以来多发性子宫肌瘤有所缩小,伴有左侧卵巢稍大,头晕耳鸣,腰部酸软,小便淡黄。舌边淡红,苔薄黄,脉细小。证属肝肾两亏,夹有血瘀于胞宫。再拟养血化瘀,消瘤散结,佐以滋肾平肝。

紫丹参 30 g,生地黄 20 g,生白芍 20 g,黄精 20 g,地骨皮 30 g,桃树胶 30 g,明天麻 10 g,三棱 30 g,石见穿 30 g,黄柏 6 g,天冬、麦冬(各)10 g,石韦 15 g,鬼箭羽 20 g,杜仲 12 g,天花粉 20 g,青蒿 15 g,银柴胡 10 g。

14 剂。

三诊(2003 年 9 月 16 日) 绝经 3 年,少腹左侧隐痛,多发性子宫肌瘤逐渐缩小,伴有左侧卵巢增大。舌尖红,苔薄,脉细软。再拟养血化瘀,滋肾疏肝,佐以消瘤。

紫丹参 20 g,生地黄 20 g,天冬、麦冬(各)9 g,生白芍 20 g,黄精 20 g,地骨皮 30 g,明天麻 12 g,三棱 30 g,石见穿 30 g,乌药 4 g,川楝子 6 g,天花粉 15 g,杜仲 12 g,银柴胡 10 g,青皮、陈皮(各)4 g。

14 剂。

四诊(2003 年 10 月 14 日) 近日头晕目眩,潮热汗出,心悸不宁,两耳响鸣,多发性子宫肌瘤已渐缩小,腰部酸软。舌尖红,苔薄白,脉细弦。证属心肾两亏,夹有血瘀于胞宫。再拟养血化瘀,滋肾宁心,佐以平肝解热。

紫丹参 20 g,生地黄 20 g,天冬 12 g,地骨皮 30 g,泽泻 10 g,明天麻 10 g,白蒺藜 15 g,毛冬青 15 g,金银花 10 g,石斛 12 g,青蒿 15 g,白薇 10 g,半枝莲 30 g,石见穿 30 g,玉米须 15 g。

14 剂。

五诊(2003 年 11 月 11 日) 近日头晕目眩,心悸动速,胸闷不舒,胃脘不适,左手足麻木,伴有小型子宫肌瘤合并左侧卵巢囊肿。舌尖红,苔薄腻。素体阴虚肝旺,夹有痰湿内阻,血瘀于胞宫胞脉。再拟养血化瘀,滋肾柔肝,佐以顺气宁心,消散肿块。

紫丹参 30 g,仙半夏 10 g,泽泻 10 g,生白术 6 g,云茯苓 10 g,明天麻 10 g,三棱 30 g,石见穿 30 g,海藻 20 g,八月札 15 g,青皮、陈皮(各)3 g,杜仲 12 g,茶树根 15 g,毛冬青 15 g,石菖蒲 10 g。

14 剂。

六诊(2003 年 12 月 16 日) 近日发生眩晕症,服药后有所减轻,两耳闭塞欠聪,心悸不宁,甚者隐痛,腰肢酸软。苔薄黄,舌边红,脉细小。诊断为小型子宫肌瘤,左侧卵巢稍大。证属肝肾两亏,肝阳偏亢,夹痰热交阻。再拟养血化瘀,滋肾柔肝,佐以清利头目,疏通络脉。

南沙参、北沙参(各)9 g,生地黄 20 g,黄精 20 g,海藻 20 g,夏枯草 15 g,三棱 30 g,石见穿 30 g,半枝莲 30 g,明天麻 15 g,白蒺藜 15 g,泽泻 10 g,生白芍 15 g,黄芩 10 g,海风藤 20 g,络石藤 20 g,生薏苡仁 10 g,石菖蒲 10 g。

14 剂。

七诊(2004 年 6 月 15 日) 素有糖尿病史,时轻时重,脘腹作胀,头晕作胀,夜寐欠安。苔薄腻,脉细弦。证属肝肾两亏,厥气失于疏泄。治拟补益气阴,滋肾疏肝。

南沙参、北沙参(各)9 g,黄精 20 g,地骨皮 30 g,制何首乌 15 g,川楝子 6 g,广郁金 15 g,八月札 15 g,夏枯草 15 g,杜仲 12 g,仙半夏 10 g,青皮、陈皮(各)4 g,威灵仙 20 g,秦艽 15 g,千年健 15 g,石菖蒲 10 g。

14 剂。

八诊(2004 年 7 月 13 日) 血糖时高时低,但较以往稳定,脘腹作胀,腰肢酸软,头晕耳鸣,精神疲乏。苔薄黄,脉细弦。证属肾亏肝旺,厥气失于疏泄,脉络不和。再拟补益气阴,滋肾柔肝,疏通络脉。

生黄芪 20 g,北沙参 15 g,明天冬 10 g,川楝子 6 g,白蒺藜 15 g,八月札 15 g,黄芩 6 g,杜仲 12 g,秦艽 10 g,青皮、陈皮(各)4 g,桑寄生 12 g,菟丝子 10 g。

14 剂。

案 5 章某,47 岁。

初诊(2003 年 11 月 11 日) 2003 年 2 月 7 日在某妇幼保健院行全子宫＋大网膜＋双附件＋阑尾切除术,手术中见子宫正常大小,左侧卵巢肿瘤大小 12 mm×10 mm×10 mm,形态规则,包膜完整光滑;右侧卵巢大小正常,右侧输卵管系膜小囊肿 2 枚,直径 1～1.5 mm;盆腹膜未及游离液体,盆腔脏器检查(-),大网膜、阑尾(-)。术中左侧附件切除术,剖视见皮脂及毛发,囊壁光滑。冰冻切片提示:左侧卵巢畸胎瘤,局部恶变为鳞状细胞癌。手术顺利,出血 130 mL(化疗用 PC 方＋VP16)。病理提示左卵巢鳞状细胞癌Ⅰ级,局部浸润囊壁大于 1/2,来自成熟性畸胎瘤。

2002 年 6 月诊断为左侧卵巢肿瘤恶变,伴有平滑肌小肌瘤。2003 年 2 月 11 日行手术顺利,并行化疗,现已逐渐恢复健康。平日潮热汗出,心烦不安,腰肢酸软,大便带溏。苔薄腻微黄,脉细弦。诊断:癥瘕。证属气阴两伤,脾虚肝旺,营卫不和。治拟补益气阴、健脾柔肝,佐以滋肾、和络、解毒之品。

生黄芪 20 g,黄精 20 g,鸡血藤 30 g,功劳叶 20 g,生白术 10 g,生白芍 15 g,生甘草 10 g,石斛 10 g,天竺黄 10 g,半枝莲 30 g,淮小麦 30 g,八月札 15 g,毛冬青 15 g,炙鳖甲 15 g,杜仲 12 g。

14 剂。

二诊(2003 年 12 月 16 日) 经过手术与化疗,阴液大伤,夹痰热内阻,潮热汗出轻而未平,腰酸亦轻,左少腹酸痛。苔薄腻微黄,脉细弦。证属气阴两伤,脾虚肝旺,夹痰热交阻。再拟补益气阴,疏肝和络,清化湿热,佐以消瘤之品。

生黄芪 20 g,黄精 20 g,鸡血藤 30 g,功劳叶 20 g,生白术 10 g,云茯苓 10 g,生白芍 20 g,生甘草 10 g,天竺黄 6 g,马勃 4 g,白花蛇舌草 30 g,淮小麦 30 g,露蜂房 4 g,炙鳖甲 15 g,毛冬青 15 g,秦艽 15 g,生薏苡仁 10 g,杜仲 10 g。

14 剂。

第二节 医　　话

一、易州张元素学说及其发展的探讨

张元素,字洁古,晚号洁古老人。约生于 1440 年,为南宋时代、金之易州(今河北易县)人,故时人又尊称他为"易老"。张元素除对经典药学著作加以研究外,对华佗《中藏经》和钱乙《小儿药证直诀》以及当时的刘完素学说,都有一番深入的研究,因而他在著作里,能探赜索隐、钩深致远地阐发医药奥义,总结他一生的医药学理论和实践经验,为后世留下了不少宝贵的医学遗产。他的学生很多,其中最有名的为李东垣、王好古等人,均能传其术,故当时张元素的威望遍及燕赵间(今河北一带)。在他的著作里,最足以代表其学术思想的是《医学启源》《珍珠囊》《脏腑标本寒热虚实用药式》《洁古家珍》等书。李时珍曾极力推崇他说:"《珍珠囊》,大扬医理,《灵》《素》之下一人而已⋯⋯"也就是说,张元素的《珍珠囊》是一部医药学巨作。张元素的著作,确实是有显著成就的。

（一）张氏的学术渊源

张氏的学术成就,主要表现于对药理理论的阐述和创制新方的贡献。他既从汉唐医药的发展中汲取营养,又进一步结合很多具体的事实和理论的验证,复根据《黄帝内经》有关药物性味方面的理论,对药物作出仔细的分析。

1. 对《黄帝内经》《难经》中有关药物气味和归经等内容的发扬　他对中医古籍如《素问·阴阳应象大论》《素问·藏气法时论》《灵枢·五味》,以及《难经》的《三十四难》《四十九难》等篇,都不遗余力地刻苦钻研。因此,他从药物气味与脏腑经络的关系和影响中得到很大的启发,并作出详细的归纳。同时,提出"运气不齐,古今异轨"的主张,更阐明了运气与用药的关系。

2. 对《伤寒论》《金匮要略》制方的精义也有深切体会　他虽然提出"古方新病,不相能也"的论点,但在创制新方的过程中,却处处体现重视《伤寒论》《金匮要略》的制方精神。如他化裁而成的外感、内伤、寒温的不同新方,都是在《伤寒论》《金匮要略》诸方的基础上发展起来的。

3. 受到华佗《中藏经》的深刻影响　他引申了华佗论《脏腑虚实寒热》《生死逆顺》《脉证之法》等篇的内容,并补充了华佗方药的不足。

4. 既善于用寒凉方药,又重视脾土　这是张氏学术上的又一特点。他擅于运用钱乙《小儿药证直诀》和刘完素《宣明论方》等方书里的寒凉方剂。所以有人称他为"寒凉派",但不可忽视的是,他还重视升补脾土。因此,对于张氏是否是"寒凉派"、弟子东垣与他有何不同,以及谁为"补土派"的创始者等问题,都必须在深入了解张氏的整个学术体系以后,才能得出比较正确的分析和评价。

（二）张氏的治学态度

根据张氏"古方新病,不相能也"的论点,可认为张氏富有革新精神。但综观张氏的学术成就,又说明了张氏在思想上既不是"是古非今",也并非"崇今废古"。他对药物方面一系列新的贡献,无一不是从《黄帝内经》有关药物性味诸理论的基础上发展起来的。李东垣在《内外伤辨惑论·临病制方篇》里曾说:"易张先生云,仲景药为万世法,号群方之祖,治杂病若神,后之医家,宗《黄帝内经》方,学仲景心,可以为师矣。"这就能体会到张氏所谓"古方新病,不相能也",并非废弃古方,实系重视新病。也就是力求切合客观实际,避免生搬硬套,可见"实事求是"是张氏治学的态度,故其在学术上能有特殊的成就。

（三）张氏的学术理论

1. 阐发药物与五运六气的关系 《金史列传》中提到张氏"运气不齐,古今异轨"的论点,是指张氏对运气的重视。有关他对运气学说的叙述,《珍珠囊》里曾引申《素问·五常政大论》"必先岁气,无伐天和"之论,就是说治病必先了解司天运气所主。同时,他又提出"五郁之病"与运气的关系(《医学启源》),即是根据《素问·六元正纪大论》"岁半之前,天气主之,岁半之后,地气主之,上下交互,气交主之""无失天信,无逆气宜""木郁达之,火郁发之,土郁夺之,金郁泄之,水郁折之"的道理,这就是对大运之气而言的。此外,张氏在《六气主治要法》一篇里,论说四时二十四个节气为病的形成和变化,这就是对小运之气而言的。

张氏"运气不齐,古今异轨"论点内的运气,就是《黄帝内经》所谓"人与天地相应"的说法。这个学说,是用天之十干(甲、乙、丙、丁、戊、己、庚、辛、壬、癸)和地之十二支(子、丑、寅、卯、辰、巳、午、未、申、酉、戌、亥)以之纪月成岁,以及一年中的二十四个节气循环转化的规律,用来说明自然界气候的变化对人体的影响。大体上来说,主年的运气每随着阳干或阴干而为阳年或阴年、太过或不及的变动;由于这样的变动,给人们造成疾病发生的外在因素。而疾病发生的类型,又往往随着木、火、土、金、水五运的太过或不及,依循着"邪之客于身也,以胜相加"(《素问·藏气法时论》)的常规,而影响于人体。我们祖先在长期与疾病斗争的过程中积累了经验,悟出了运气的变化与人们发生疾病的关系,因而形成运气学说,为防治疾病提供了有利的条件。

张氏对大运之气为病,略而未群。明代张景岳对此有了进一步的考证。例如2022年为壬寅年,依据运气规律的推算,壬干是阳干,为木运太过;寅支为少阳相火司天,厥阴风火在泉。总的来说,壬寅年是木火之气。从预防角度来说,则应注意预防风火疾病的发生,如衣着不要过厚,饮食上少吃辛辣醇酒之类。一年之中,上半年的司天,为少阳相火,表示甲胆主气,在发病上容易引起肝病疾患,又为火淫之邪所胜地,火淫则胜金,故易于犯肺为病,宜用辛凉清泄之剂。下半年则为厥阴在泉,风淫之邪所胜,木盛而致土病,故易引起脾土不足,宜用抑木扶土之剂。此仅言其大概情况。张氏对小运之气为病,阐述颇详,在《医学启源·六气主治要法》里指出:"大寒至春分,厥阴风木之位,在上宜吐,在下宜下;春分至小满,少阴君火之位,间有阳明之位,宜发汗之药;小满至大暑,少阳相火之位,宜清上凉下之药;大暑至秋分,太阴湿土之位,宜渗泄之药;秋分至小雪,阳明燥金之位,宜和解表里之药;小雪至大寒,太阳寒水之位,宜发汗破积之药。"又如在《珍珠囊》"四时用药法"中又指出:"春,防风、升麻;夏,黄芪、知母、白芍;秋,泽泻、茯苓;冬,桂、桂枝。"但他认为如果疾病在未见诸运气司天的情况下,则见病治病,不必拘泥于运气学说的框框,这又说明张氏还是着重于辨证施治的。不过他掌握了运气学说,从而联系到用药的灵敏手法,自是他的特点。

2. 分析药物的五气六味 药物气味之分,原为四气(寒、热、温、凉)、五味(辛、甘、酸、苦、咸),由于张氏对《黄帝内经》有关药物气味理论的钻研,所以他又依据经文的原义扩充为五气(寒、热、温、凉、平)和六味(辛、甘、酸、苦、咸、淡),即《素问·至真要大论》"辛甘发散为阳,酸苦涌泄为阴,咸味涌泄为阴,淡味渗散为阳"的意义。这说明在用药时,首先应辨认药物的不同性味,才能据此衡量其对于人体内部功能上所起到的偏盛偏衰的不同作用。张氏还从此了解到一药二用,或从配伍上产生更多的效用。他认为同一酸味的五味子,既能收心,又能补肺;收心,以其能养血;补肺,以其能降气。例如牛脉散用五味子合人参、麦冬以收心;小青龙汤用五味子合麻黄、细辛以降肺气。又如同一酸味的白芍,既能敛肺,又能泻肝,敛肺以其能下气,泻肝以其能活血。例如百合固金汤以百合之润肺合白芍以敛肺,四物汤以川芎之辛散合白芍以泻肝。还有同是苦味药,既有白术的苦燥湿,又有黄连的苦泻火之不同(引见《医学启源·五脏补泻法》)。由此可见,药物的不同作用,基本上是产生于药物的性味与脏器的密切联系上的。

3. 药物有升降浮沉的作用 药物的升降浮沉,是由于药物的性能而产生的相应作用,而药物的性能,当然来源于药物的气味,但主要又根据药物的气味厚薄、阴阳。如气温热为厚,寒凉为薄,味酸、苦、咸为厚,辛、甘、淡为薄。性升浮属阳,沉降属阴。所谓升浮者,具有上行、发散的作用;沉降者,具有下行、降气的作用。人体病变所在,有上、下、表、里的不同,病势有上逆和下陷的差异,所以在上、在表宜升浮,在下、在里宜沉降;病势逆上宜降,陷下宜升。这都是药物性能在临床用药上的正常规律之一。然而仅知乎此,还不足以完全理解药物升降浮沉的作用,例如《素问·阴阳应象大论》说:"味厚者为阴,薄为阴之阳;气厚者为阳,薄为阳之阴。"它从气味中又分厚薄,阴阳中又分阴阳,便说明了气薄者未必尽升,味薄者未必尽降。张氏对这方面的体会极为深刻。如他在《医学启源》说:"茯苓淡,为天之阳,阳也。阳当上升,何谓利水而泄下?《内经》曰:气不离乎阳之体,故入手太阳也。""麻黄,苦,为地之阴,阴也。阴当下行,何谓发汗而升上?

《内经》曰：味之薄者阴中之阳，所以麻黄发汗而升上，亦不离乎阴之体，故入手太阴也。"又说："附子，气之厚者，乃阳中之阳，故《内经》云发热；大黄味之厚者，乃阴中之阴，故《内经》云泄下；竹，淡，为阳中之阴，所以利小便；茶，苦，为阴中之阳，所以清头目也。"

此外，张氏从药物升降浮沉的特性，还联系到某些药物配合其他药所起到的引经作用，即所谓"引经药"。他在《医学启源》说："升麻，气平，味微苦，足阳明胃、足太阴脾引经药，若补其脾胃，非此为引用不能补。""柴胡，味微苦，性平微寒，气味俱轻，阳也，升也，少阳经分药，引胃气上升。"这诚为张氏独特的见解。此后，他的学生李东垣在《脾胃论》中继承了他的遗义，创制"补中益气汤"一方，以参、芪、术、草等补气温中的主药，配合升麻、柴胡为升阳补土的引经作用，给后世医家提供了良好的治法。凡在临床治疗清阳下陷、中气不足之证，往往采用升麻、柴胡的配伍，则疗效显著。例如用此升举下陷之清阳，治疗便泄、脱肛、妇女阴挺等症，常能收到特殊的效果。假如不用升麻、柴胡，效用即差，足以说明升麻、柴胡确有升提清阳的作用。

4. 强调药物归经与五脏苦欲补泻的意义　药物归经，是根据药物的作用联系脏腑十二经脉，指出某药对某脏腑、经络的疾病所起治疗的作用及其应用范围，但与上述引经药略有不同。归经药物涉及的范围广，并起到主要的功用。但药物归经的作用，又往往依靠引经的药物。

张氏十分重视药物归经，他在《医学启源》《珍珠囊》《脏腑标本寒热虚实用药式》三种著作所载药物，都提到归经。在《医学启源·各经引用》中，如太阳小肠与膀胱经病，在上则用羌活，取羌活行太阳经以治头痛身痛、关节酸痛（洁古九味羌活汤）；在下则用黄柏走膀胱，以化湿热（三妙丸）。阳明胃与大肠经病，在上则用升麻、白芷，以治阳明头痛，行手阳明大肠经（升麻葛根汤、神白散）；在下则取石膏（洁古桂苓白术散）。少阳胆与三焦经病，在上则用柴胡，以行足少阳胆经（小柴胡汤）；在下则用青皮散气滞，以治坚癖疝气之症，即以青皮行三焦经和肝经气分（李东垣天台乌药散）。又如太阴肺与脾两经病，则用白芍的敛肺养阴和抑木扶土之义，治肺虚骨蒸、肝旺脾弱的泄泻等症（黄芪建中汤）。少阴心与肾经病，则用知母滋水清火，治心胸烦热、小溲短赤等症（滋肾丸）。厥阴肝与包络经病，在上用青皮，以其行厥阴之分而泻肺气，用治气促、胁痛、乳肿等症（洁古款气丸）；在下则用柴胡，以疏利厥气的滞气，因肝脉络大指之端，循足跗上抵小腹而上行,以治腹胀疝气之症(洁古七宣丸)。就是指使每味药物的性能各归其经、各尽其能,使全方发挥主治的效果。

此外,同一泻火药,黄连则入手少阴经而泻心火(一物黄连泻心汤);黄芩则入手太阴经而泻肺火(定喘汤);白芍则入足厥阴经而泻肝火(黄芩芍药汤);知母则入足少阴经而泻肾火(滋肾丸);木通则入手太阳经而泻小肠火(导赤散);黄芩又兼入手阳明经而泻大肠火(葛根黄芩黄连汤);石膏则入足阳明经而泻胃火(白虎汤)。其他如用柴胡泻三焦之火必佐以黄芩,泻肝胆之火必佐以黄连等君、臣、佐、使的配伍方法(《医学启源·去藏府之火》)。这些都指出药物的归经与引经的作用有不可分割的密切联系。他反复强调每味药的适应范围,在辨证用药的错综复杂情况之下,还具有一定的选择性。如痛证,他主张头巅顶痛用藁本;眼痛用黄连、当归;风湿痛用羌活;腹痛用白芍;小腹痛用青皮、小茴香;胁下痛用柴胡;胃脘痛用草豆蔻;气刺痛用枳壳;茎中痛用生甘草梢(《医学启源·主治心法随症治病药品》)。妇人痛的用药,安胎先用黄芩、白术;产后用当归、桃仁。小儿病的用药,见摇头咬牙属心热,用黄连、甘草;目连闪属肝热,用柴胡、甘草等说法,都是依据属何经病证,即用何经的归经药直达病所,使奏犁庭扫穴之效。

张氏对归经的单味药物,更突出地指出了"芒硝软心",这点曾受到多人指责,但据笔者考证,确实是有其实际根据的。他依据《黄帝内经》经文"心欲软,急食咸以软之"和"热淫于内,治宜咸寒"的意义,治心火亢盛之证。李时珍曾说明,《太平惠民和剂局方》紫雪(丹)、红雪(通中散)、碧雪(丹),皆以芒硝配入方内,主治一切积热、心烦懊恼、伤寒心下痞坚、温病谵狂的热郁心经等证。据此,可知"芒硝软心"的功用,是无可否认的。

另一方面,张氏为了建立处方用药的轨范,又创立了《脏腑标本寒热虚实用药式》(以下简称《用药式》)。依据五脏六腑除心包络十一经脉证法的分类,并引用《中藏经》五脏六腑虚实寒热、生死逆顺、脉证法各篇的内容,以脏腑为纲,以病机为目,分别标、本、虚、实、寒、热,系以不同的药物,纲举目张,条理分明,对指导临床用药具有参考价值。因此,《用药式》也深受李时珍的重视而被采入《本草纲目》中。但目前所能见到的单行本《用药式》,已经清代赵双湖增订,由周学海辑入《周氏医学丛书》中,药品亦有增加,并非张氏原本。近人指责《用药式》内某些药物配伍的错误,殆由于此。

综上所述,这一系列的引经、归经用药方法,自是张氏引古证今的独特成就,当然也是有其渊源的。如五脏补泻法，由《素问·藏气法时论》五脏苦欲的理论化裁而成；论药性升降浮沉，由《素问·阴阳应象大论》气味厚薄的理论化裁而成；论药物归经，则是以《神农本草经》为蓝本。但必须指出，归经学说只是辨证施治的方法之一，并不是说临床处方上必须一概结合归经用药。只能说是某些疾病发生的证候中，有必要考虑到归经用药的引导作用，以冀加强疗效。张氏强调药物归经与五脏苦欲补泻的作用，阐发了由简到繁、由繁到简的用药准则，是有其重要意义的。

5. 制方遣药的特点　张氏对制方遣药具有深刻造诣，在立方选药方面，认为如果墨守古方以治今病，正如削足适履，是不符合现实的。张氏在这样的思想指导下提出了"古方新病，不相能也"的精辟论点，促使他在制方遣药的方法上，创立师古方之法而化制新方的准绳，既纠正了当时泥古的风气，也给后世医家开拓了知识领域。例如张氏解利法"九味羌活汤"，就是根据仲景桂枝麻黄各半汤改制成的"四时发散通剂"。王海藏在《此事难知》中认为本方不独捷于解表疏利，即治疗各种杂病，亦有功效；并指出本方的九味药味，灵活应用，不必固执不变，这正说明张氏遣药的特点。又如他根据仲景枳术汤意改制成的"枳术丸"，以治脾虚的心下痞闷之症，以及由仲景白通汤、理中汤二方改制为"加减白通汤"，以治少阴寒厥与太阳吐利之证，确是治疗肠胃疾病剧烈吐利将陷于虚脱的急救良方。目前为人们常用的"润肠丸"一方，也出自张氏，乃为《汤头歌诀》等方书误注为东垣之方（《医学启源》）。其他如张氏"门冬饮子"主治老弱虚人大渴之症，和洁古"天麻丸"主治中风症等有效方剂，均为后世医家所习用。这些都体现了张氏制方遣药的特点。

（四）张氏学说的发展

张氏学说的主要成就，首先是对《黄帝内经》《难经》有关药物理论的钻研。古代本草虽偶或涉及经文，但不如他所叙述的精细而完备。如对药物气味、归经、补泻等问题，多是依据《黄帝内经》《难经》经文而阐述的。从易水之学的张氏发展到李东垣、罗天益等，他们师徒的治学精神和理论主张都能贯彻理论联系实践的原则。特别是张氏对其前人钱乙经验的重视，和受同时代刘河间学术的深刻影响，使他对钱、刘二家的寒凉方药，在临床上很自然地运用他们所制订的方剂。例如在五脏补泻方面，钱乙的地黄汤、安神丸、泻青丸、三黄丸、导赤散、益黄散、泻白散等，均为张氏临证时所采用。虽然，他的学术在某些部分与刘完素有着不同的见解，但对五运六气的理论及热性病的处理，有其一致的看法。因此，刘氏的益元散、防风通圣散、三一承气汤等，也为张氏临证所习用。从他擅用钱、刘的方药来说，后人称他为"寒凉派"，是有其理由的；何况他与刘氏是同一时代的人，从当时的社会背景和运气加临情况来看，有着共同之点。因此，章巨膺先生认为张氏同属寒凉派，是符合事实的，这是他学术思想的主要一面；其次还必须肯定他重视"太阴脾土"、主张"升补脾胃"的特点，所以他与专主寒凉方药的钱、刘之辈，自属同中有异，否则又有什么河间学派与易州学派之分呢？易州张氏之学，虽有重视"太阴脾土"，但是属于次要一面，到李东垣始在培补脾土方面大力发展，方才转为东垣学术的主要一面，所著关于脾胃方面的理论，卓然成一家之言，故后世称他为"补土派"的先河。是以东垣虽师承张氏，但他们的学术成就显然有所不同；张氏主要在阐发药物的理论，李氏则主要阐发脾土的论治，师徒之间，又属异中有同，故章先生又有"李氏与师异轨"之说，从发展观点来看，亦切合实际。我们还可以从以下几个方面窥探它的发展情况。

张氏驰名燕赵间，李氏从其学，对张氏的学术见解有了新的发展；更因社会背景影响有所不同，在李氏行医时，适值元兵侵略中原最剧烈的战乱时期，人民处于颠沛流离之中，或因劳役伤形，或因饥饱伤脾及精神上的恐怖情绪，都是造成内伤病的主要因素。李氏遂创立"内伤之证，有类外感"的论点，指出"饮食劳倦，虚人感冒"的主要病因，主张"升补脾胃，培益元气"的治疗法则，从而创造性地制订了"补中益气汤"这张名方，流传至今，多为医家所采用，使对内伤虚损的疾病治疗，获得优良的效果。

李氏进一步从实践的认识总结经验，提升为理论，更加精辟地写成《脾胃论》和《内外伤辨惑论》两部名著。推原李氏的学术思想，固然渊源于张氏之学，但从发展观点来看，李氏的学术已有独特的成就，如李氏对补中益气汤的用药，首先重视人参、黄芪、甘草的补益元气，再综合张氏用升麻、柴胡以升补脾胃的指导思想。张氏治外感而发明九味羌活汤，李氏治外感兼内伤之因而发明补中益气汤。前者治重发散，后者治重升补，一表一里，截然不同；是则李氏"与师异轨"之说，也是实际之反映。所谓"异轨"，不等于他们师徒之间的矛盾，其实李氏是在乃师重视脾土的基础上创立《脾胃论》的。因此，师徒之间虽有主寒、主温之法的不同，是互相发明而不相悖，如说张氏与河间为同一时期的人，自然治病多偏用寒凉；而发展到李氏，所值多内伤之证，故治病多偏用温补。这完全基于当时的实际情况，因而有所异同。

进一步发展为王好古的学术时，王氏受业于张氏，复从学于李氏，故于二家用药，又多引证阐发；并且补充了李氏治疗上的不足，阐明"阳气不守，肾气虚寒"的论点，重视"冷物固能伤脾，阴寒伤肾尤甚"的主要因素，而辑著《阴证略例》一书。书中对阴证的发病原因、诊断、治疗等都作出详细的分析，使后人对阴证的鉴别具有精审的辨证能力。这是很可贵的。他主张"温养脾肾"，特别提出"温肾"方法的重要性。由于王氏认为阴证的病源在于肾，而肾阳虚的患者不宜升发，所以他与乃师李氏治疗内伤脾胃主张升发元气，又有所不同。王氏指出，如遇阴证，单纯用升补，已感不够适应，恐滋流弊，从而阐明"脾肾并重"的治法，还搜集了前贤各家的论述，提供了自己新的论点，正所以"补东垣之偏而救升发之弊"。这使易水之学有了更大进展，也充实了李氏论治上的不足。

传业到罗天益，罗氏受到张氏、李氏的学术思想影响很深，既有继承，又有发扬。如他所撰辑的《卫生宝鉴》，就是渊源于张氏、李氏二家，论病必求其因，用药则随机应变，选方则求诸实验。所以罗氏在治病上溯张氏的辨证用药，下宗李氏的重视脾胃。他特别指出滥用下法的错误，从而兼收并蓄地发挥了易水之学。如他在《卫生宝鉴》中提出的"药误永鉴""名方类集""药类法象""医验纪述"4 个部分，正误纠失，重视实践，颇有独到之处，使当时已近百年的易州之学得到不断的充实提高，更加丰富多彩。

（五）结语

易州张氏是南宋时代杰出的医学家，与刘河间同时，并驰名于燕赵间。张氏除精通《黄帝内经》《难经》《伤寒论》等经典之外，对华佗《中藏经》、钱乙《小儿药证直诀》都有深入研究，故其学博大精深，著有《医学启源》《珍珠囊》《脏腑标本寒热虚实用药式》《洁古家珍》等书，成为医学历史上著名的医药文献。

张氏在学术上有卓越的见解，提出"运气不齐，古今异轨；古方新病，不相能也"的论点，是张氏研究医学经典结合自己实践经验的总结，对后世在学术上、诊疗上"遵古而不泥古"有很大的启发。

张氏在学术上的主要成就，是对药物的研究，如"阐发药物与五运六气的关系；分析药物的五气六味；发明药物有升降浮沉的作用；强调药物归经与五脏苦欲补泻的意义以及制方遣药的特点"，都是非常精湛的理论。

在临床实践上，受到钱仲阳及其同时代刘河间的影响，亦多用寒凉方药，但不可忽视的,他又重视培养脾土的论治。这两个方面是张氏学术上的特点。因此,他的学术思想和治疗经验,与刘河间同中有异。

由于张氏在医学上有杰出的理论,成就颇大,因此后人称他的学术思想为"易水之学",传业至李东垣、王好古,再传至罗天益等,称为"易水学派"。

李东垣为宋(金)元四家之一,继承了张氏重脾胃之论,大大发展,更有其独特的成就,畅论脾胃和元气的关系,脾胃在升降运动中的枢纽作用等,著《脾胃论》等书,故后世称之为"补土派",认为李东垣是脾胃学派的代表人物。李东垣虽师承张氏,而学术成就显然不同;张氏主要阐发药物的理论,李氏则主要阐发脾土的论治,师徒之间,异中有同。王好古先受业于张氏,复从学于李氏,进一步补充李氏之说,倡"阳气不守,肾气虚寒"的理论,著有《阴证略例》一书,为著名之作。罗天益上溯张氏的辨证用药,下宗李氏的脾胃论治,撰著《卫生宝鉴》,源于张氏、李氏而多有发挥,使易水之学有了更大的发展。

二、李东垣学术思想研究

东垣学说,是宋金元时期四大医学流派之一。东垣,姓李,名杲,字明之(1180—1251),晚年取号"东垣老人"。宋金时真定(今河北正定)人。李氏学医于张元素(洁古),继承了张氏的学术思想,推崇"古方新病,不相能也"的观点,辨药性气味升降浮沉的理论,以及因病制方、随症用药的方法,并对张氏学说有所发展。他打破因循守旧的治法,主张升发阳气、培补脾胃,创立的新治法和方剂,至今还在临床上应用。

李氏的著作有《脾胃论》《内外伤辨惑论》《兰室秘藏》《东垣试效方》等。其中《脾胃论》和《内外伤辨惑论》为阐述脾胃学说和内伤学说的重要文献。《脾胃论》是李氏的代表作,讲述了"脾胃与元气"的重要关系。他试图将自然界物质运动升降变化的普遍现象运用于医学,引证《黄帝内经》《难经》的理论,创立了以脾胃升降的气化功能为基础的学说。《内外伤辨惑论》指出"内伤脾胃,元气不足"是"变化百病"的主要因素,从而形成"内伤学说"。他的学术思想,在当时是进步的,给人以颇多启发,对充实和发展中医学作出了一定的贡献。

(一)对脾胃生理功能的阐述

李氏对脾胃生理功能的叙述,着重于阐明脾胃病理变化的原因。关于脾胃的主要生理功能,他强调"脾胃与元气的关系"及"脾胃的升降气化作用"。

1. **脾胃与元气的关系** 脾胃为生化元气的源泉,因此,李氏认为脾胃与元气有着密切的关系。"元气"是维持人体生理活动的动力之一。他强调元气是水谷经脾胃所化生的基本物质,正是由于这种物质(元气)的不断运动,才能促进人的生长发育和一切生理活动。元气运行全身,有营养、温煦等作用。至于李氏所说"脾胃与元气的关系",是指脾胃对于气血和维持正常活动所必需营养的生成起着主要的作用。他说:"夫元气、谷气、营气、清气、卫气、上升之气,此六者,皆饮食入胃,谷气上行,胃气之异名,其实一也。"

脾与胃合称为"后天之本""气血生化之源",意即全身气血都要依靠脾胃运化水谷、输布精微来濡养,对生理活动起着主要作用。因此,他在《脾胃论》中指出:"真气又名元气,乃先身生之精气,非胃气不能滋之。"

另一方面,李氏论述脾胃与元气的关系,关键在于阐发气与人体的病理变化,提出"内伤脾胃,百病由生""脾胃之气既伤,而元气亦不能充,而诸病之所由生也"的论点,而发挥了"内伤学说"。他认为内伤病的形成,原因就是元气不足,而气之不足,又是脾胃受到损伤的结果。因此,他反复地说明脾胃是元气之本源,元气是生理功能的主体,两者具有互相联系、互相影响的作用。同时,也正说明了人们在日常生活、工作、饮食等方面,必须注意保护脾胃的气化作用,才不致消耗元气。所以,他十分重视脾胃与元气的关系。

2. **脾胃升降浮沉之理**

(1) 论天地阴阳升降浮沉变化之理:李氏论天地阴阳升降浮沉的道理,在于探讨人体内脏的气化作用。由于古代医家从自然现象的观察,发现自然界有阴阳、升降、浮沉的交互作用,而自然气候变化又密切地关系到生物的生化,于是李氏根据《黄帝内经》所说天地物质运动的方式,归纳为"升降浮沉",引证《素问·阴阳应象大论》"天以阳生阴长,地以阳杀(消)阴藏"之理,提出"天地阴阳生杀之理在升降浮沉之间论"。例如,一年四季中,以春为首,春夏之时,地气升浮,阳生阴长,万物由萌芽而枝叶盛茂;时至秋冬,天气沉降,阳杀阴藏,万物枝叶凋落而生气潜藏。所以,"《经》言岁半以前,天气主之,在乎升浮也……岁半以后,地气主之,在乎降沉也……升已而降,降已而升,如环无端,运化万物,其实一气也"。

他认识到人体内脏气化的活动,有升必有降,有降必有升,为顺行,则调和健康;但升不降,但降不升,为逆行,则发生疾病。如他说:"万物之中人一也,呼吸升降,效象天地,准绳阴阳……若夫顺四时之气,起居有时以避寒暑,饮食有节,及不暴喜怒以颐神志,常欲四时均平而无偏胜则安。"这是升降顺行的现象。又说:"清气不升,浊气不降,清浊相干,乱于胸中,使周身气血逆行而乱。"这是升降逆行的现象。从而说明人体的生命活动全在此升降浮沉运动之中。而这种升降浮沉运动的变化,旨在生化气血,以营养经络、脏腑、四肢、百骸,故脾胃元气充足,则清升浊降,生化气血;脏腑得气血濡养,则功能活动正常,人体才能有旺盛的生命力。

(2) 论脾胃的升降气化作用:李氏进一步阐述在脾胃的气化活动过程中,也具有这种升降浮沉的作用。如他说:"盖胃为水谷之海,饮食入胃,而精气先输脾归肺,上行春夏之令,以滋养周身,乃清气为天者也;升已而下输膀胱,行秋冬之令,为传化糟粕,转味而出,乃浊阴为地者也。"这是脾胃正常的生理现象。如果人体升降浮沉的气化活动因机体内部自身变化及受外界环境变化影响,而使平衡发生障碍或破坏,那就是病理现象。因此,李氏认为脾胃虚弱,则升降失常,可出现 2 种不同的病理情况,如"或下泄而久不能升,是有秋冬而无春夏,乃生长之用陷于殒杀之气,而百病皆起;或久升而不降,亦病焉"。所以李氏在升降问题上,特别强调生长和升发的一面,认为只有谷气上升,脾气升发,清气上升,浊气下降,清浊不相干,生机才能洋溢活跃,以保持人体气化活动的正常调节,而起到推陈出新的作用。与此相反,则谷气不升,脾气下流,元气就会衰少和消沉,生机也受到影响,不能活动如常,导致"阴火"上亢而引发病变。

因此,他在理论上非常重视升发脾胃之阳气,在治法用药方面善于运用升麻、柴胡的升发。正因为他有这样的想法,所以他提出"大肠、小肠、五脏皆属于脾胃虚则俱病论""脾胃虚则九窍不通论""胃虚脏腑经络皆无所受气而俱病论""胃虚元气不足诸病所生论"等论点;并把这些论点作了专题阐发,强调升发脾胃之气的重要性,引申为脾胃是元气之本,元气是健康之本,脾胃损伤则元气衰,元气衰则疾病由生的道理,而形成其内伤学说中的一个基本观点。

(二) 内伤学说的阐述

李氏内伤学说,是依据其从临床实践中总结出的"内伤脾胃"是"变化百病"的主要因素而建立的。实际上,它包括虚劳病和虚实夹杂的各种内伤病变。现将李氏内伤学说提要分述如下。

1. 病因 对于内伤病的病因,李氏认为有下列 2 个方面。

(1) 饮食不节:李氏认为,饮食不节,首先影响脾胃。如他说:"若饮食失节,寒温不适,则脾胃乃伤。"在临床所见,可因"内伤饮食,付药者,受药者,皆以为琐未细事,是以所当重者为轻,利害非细,殊不思胃气者,营气也,卫气也,谷气也,清气也……人之真气衰旺,皆在饮食入胃,胃和则谷气上升,谷气者,升腾之气也",或因"饮食不节,则胃病,胃病则气短精神少,而生大热"。因此,他特别重视维护胃气。如他说:"脾者行胃津液,磨胃中之谷,主五味也。胃既伤则饮食不化,口不知味,四肢倦困,心腹痞满,兀兀欲吐而恶食,或为飧泄,或为肠澼,此胃伤脾亦伤明矣。"这段话说明饮食所伤者,可患腹泻或痢疾等症;还可因饮食不节,发生心下痞闷、腹胁作胀、口失滋味、脚膝痿软等症。这种情况,确为临床所常见。

(2) 精神因素:李氏认为精神刺激能资助心火。如他说:"喜怒忧恐,损耗元气,既脾胃气衰,元气不足,而心火独盛,心火者阴火也。"所谓"阴火",是由于气血不足所产生的一种虚火。心主血,心火盛因于血虚,血虚又由脾胃元气受损所致。他又说:"凡怒忿悲思恐惧,皆损元气,夫阴火之炽盛,由心生凝滞,七情不安故也。"都是指情志激动、精神抑郁,而引起心火亢甚,但此非实火,故称"阴火"。心火上冲,或心火郁遏,皆可引起阴火炽盛,日渐煎熬,血气亏少,则心无所养,致使心乱而烦闷不安,于是反映为精神不安的病态。李氏进一步认为阴火伤其生发之气,脾胃气虚,不能升浮,是清气不升,浊气不降,清浊相干,乱于胸中,使周身气血逆行而乱,脾虚则火邪乘之,而生大热。也就是虚热之象。因此,他强调"发明脾胃之病,不可一例而推之,不可一途而取之,欲人知百病,皆由脾胃衰而生也"。就是说,精神因素也可以使脾胃损伤,而脾胃气衰,则阴火亢甚,如欲平息其阴火,必须补益脾胃。脾胃清阳上升,则精神自然舒畅。所以李氏制有一方叫作"补脾胃泻阴火升阳汤",就是这个道理。

2. 病机 对于内伤病的病机,主要有以下 2 个方面。

(1) 阴火与元气不两立:"阴火"之说首创于李氏。李氏认为阴火是内伤病理变化的一种重要病机,由于元气不足,就会产生阴火。如他说:"脾胃气衰,元气不足,而心火独盛,心火者阴火也。"又说:"脾胃既虚,不能升浮,为阴火伤其生发之气,营血大亏,阴火炽盛,日渐煎熬,血气亏少。"因此,他把这种阴火叫作"元气之贼","火与元气不两立,一胜则一负",火与元气是势不两立的、相互对立的。胃中元气充沛,则阴火自然潜降;反之,元气不足时,阴火就会亢盛嚣张而发生病变。如他说:"脾胃既为阴火所乘,谷气闭塞而下流,即清气不升,九窍为之不利,胃之一腑病,则十二经元气皆不足也。气少则津液不行,津液不行则血亏,故筋骨皮肉血脉皆弱,是气血俱羸弱矣。"

李氏所说"阴火"的性质,可归纳为3种不同因素,在上焦因心火独盛,而致阴火上冲,阴火胜则灼肺;中焦因脾胃气虚,则夹肝火,而致阴火妄行;下焦可因肾间阴火沸腾。因此,李氏所谓的"阴火",实际上是包括心火、包络之火、下焦相火和肝肾之火等。他创立这一"阴火理论",主要为了说明饮食劳倦所伤,或情志不适等变化,会损伤脾胃元气。另一方面,李氏认为这种内伤病理变化有寒、热的区别,他说:"饮食劳倦,喜怒不节,始病热中,则可用之;若末传为寒中,则不可用也……"指出本病的发生多由先病热中,后传寒中。为此,他详述热中、寒中的变化,而提出"饮食劳倦所伤始为热中论"。他说:"脾胃气衰,元气不足,而心火独盛……则气高而喘,身热而烦,其脉洪大而头痛,或渴不止,其皮肤不任风寒而生寒热……惟当以辛甘温之剂,补其中而升其阳,甘寒以泻其火,则愈矣。"这属于热中的病机和症状。至于寒中,也是气虚发热病的一种病变,如他说:"凡脾胃之症,调治差误,或妄下之后,末传寒中。"但寒中的病因,一是脾胃受寒,下焦阳虚;一是脾肾两亏,上盛下虚,多属阴盛阳虚之证。前者指纯寒证,多见心腹冷痛,腹鸣便泄,手足厥逆,精神沉困,自汗等;后者指寒中假热证,多见上焦如火,下寒如冰,咳嗽气短,或恶风寒,更有身热心中烦乱,有时而显火上行,独燎其面,头痛,口中流涎,掌中热,目中流火,视物不明,步行乏力,阴汗出,前阴冷,小便频数,大便不调;妇人白带,阴中大痛,牵心而痛,面黧黑失色;男子控睾牵心腹隐隐而痛,面如赭色,膝下筋急寒冷等。这属于寒中的病机和症状。

对于上述论证,我们从实践中体会到它有一定的指导意义。比如,我们在临床上时常看到某些慢性病患者,在日常工作和生活中,饮食不调,或稍稍劳倦,或精神受刺激,就会出现不明原因的发热、夜卧不安、心烦口渴、饮食无味、便溏尿频等症。这类慢性病多为因脾胃虚弱,元气不足,虚阳升浮,而形成的内伤发热病。正如李氏所说的"元气不足,阴火炽盛"的种种假热现象,有似外感发热之症,但与外感发热颇形同而实异。因此,李氏对内伤病的治疗方面,提出了"益元气"与"泻阴火"的辨证关系。

(2)升降失常:升降作用既然是人体生理功能活动的普遍现象,那么疾病形成,也必然是升降的生理功能发生障碍而打乱平衡的缘故。脾胃的气化作用是主持升降的枢纽,脾胃气虚,元气不足,则升降失常,清气不升,浊气不降,脾气下陷,气血不得生化,血虚则心神失养而心火亢甚,心火亢甚,则诸虚热症俱现,以及一系列内伤发热症的发生,即由脾虚升降失常造成。所以脾胃的升降失常是内伤病的主要病机,其根本原因在于内脏升降功能发生障碍,而外来的致病因素,仅是构成发病的条件罢了。

脾胃升降运动的实际意义是生化气血以营养经络、脏腑、四肢、百骸,以及传化糟粕而排出废物的推陈出新作用。若脾胃气虚,元气不足,则升降失常,气血得不到正常的生化,脏腑也就缺乏气血的濡养。李氏提出"胃虚脏腑经络皆无所受气而俱病""胃气下溜五脏气皆乱其为病互相出见论"等论点。他认为脾胃气虚而升降失常,可影响五脏六腑相互的协调作用,而导致内伤疾病的发生。现将李氏的论证提要分述如下。

1)脾胃和心的关系:"脾胃气衰,元气不足,而心火独盛""脾胃气虚,营血大亏……心主血,血减则心无所养,致使心乱而烦,病名曰悗,悗者心惑而烦闷不安也。"

2)脾胃和肺的关系:"胃虚不能上行,则肺无所养,故少气""肺金受邪,由脾胃虚弱,不能生肺,故咳嗽,气短,气上,皮毛不能御寒"。

3)脾胃和肝的关系:"因脾弱而风(肝)乘之,风湿相搏,一身尽痛,或为眩晕战摇,或为麻木不仁""阴盛阳虚,则九窍不通,令青白翳见于大眦,足厥阴肝经气不得上通于目,故青白翳内阻也。"

4)脾胃和肾及膀胱的关系:"脾胃虚,则湿土之气溜于脐下,肾与膀胱受邪,膀胱主寒,肾为阴火,二者俱弱,润泽之气不行""如见肾火旺及督任冲三脉盛,则用黄柏、知母……"

5)脾胃和大肠、小肠及胆的关系:"大肠者主津,小肠者主液;此皆属胃,胃虚则无所受气而亦虚,津液不濡,睡觉口燥咽干,而皮毛不泽也""胃虚,则胆及小肠生长之气俱不足,伏留于有形血脉之中,为热病。"

综上所述,可见李氏所指的"脾胃",是指脾胃的气化功能。因此,脾胃虚,则脏腑、经脉、九窍、四肢、百骸都得不到充分的营养之气,而引起内伤疾病。

(三)治法用药上的特点

李氏在治法用药方面有他的独到之处。除了根据药物性味升降浮沉的特点处方用药之外,还有下面2个特点。

1. 甘温除热法 李氏创立"甘温除热"一法,在临床上有它的指导及实践意义。所谓"甘温除热法"，就是指脾胃气虚所引起的一种发热，必须用升阳补气的方法、甘温的药物才能解除。他所创制的"补中益气汤"，就是一个代表方剂。

李氏认为内伤病是气虚不足之症，故以补中益气为主要治法，甘温之药主要是黄芪、甘草、人参等。他说："脾虚缘心火亢甚，而乘其土也。其次，肺气受邪，为热（虚热）所伤，必须用黄芪最多，甘草次之，人参又次之，三者皆甘温之阳药也。脾始虚，肺气先绝，故用黄芪之甘温，以益皮毛之气而闭腠理，不令自汗而损其元气也；甘草最少，恐资懒语；须用人参以补之，心火乘脾，须用炙甘草以泻火热，而补脾胃中元气，甘草最少，恐资满也。若脾胃之急痛，并脾胃太虚，腹中急缩，腹皮急缩者，却宜多用之。"方中还用升麻、柴胡以升脾中清阳，白术健脾化湿、当归和营血、陈皮散滞气，又能助阳气上升。这段话概括地说明了补中益气汤的用药意义。

同时李氏提出，内伤发热与外感发热之病是有根本区别的。他说："外伤风寒六淫客邪皆有余之病，当泻不当补；饮食失节，中气不足之病，当补不当泻。"所以又说："当以辛甘温之剂。补其中而升其阳，甘寒以泻其火，则愈矣。《内经》曰：劳者温之，损者温之。又云：温能除大热，大忌苦寒之药，损其脾胃。"故必须用甘温法以解其热，在治疗法则上称它为"反治法"。

2. 泻火散火法　李氏于泻火和散火的治法，是在正虚邪实，兼有实火郁遏的病情下，并不放弃苦寒泻火、升阳散火之法。他认为苦寒泻火或升阳散火的目的，是为了在顾护元气的同时，达到扶正祛邪、泻火解热的效用。

李氏认为升发脾胃之气就可以降火，而有时则必须泻火或散火，才能升发脾胃之气，所以无论泻火、散火，都是为脾胃升发之气提供有利条件。如他的制方"朱砂安神丸"（苦寒泻火）、"升阳散火汤"（散火解热）、"当归龙胆汤"（升散眼中白翳）等，都是为了达到这一个目的。

此外，他对单纯实火的病因，则采用"普济消毒饮"以治时毒发颐症，"龙胆泻肝汤"以治肝经湿火之症等，则着重于泻其实火和清热解毒的作用，以及用"当归六黄汤"治虚中夹实的盗汗。这些都是临床上常用的著名方剂。

（四）结语

李氏创立脾胃学说并写成名著《脾胃论》，阐发了脾胃在生理、病理中的重要作用；并对内伤病的治疗特点以及各科的治疗提供了新的见解，在历来的临床实践中，都起着一定的指导作用。

李氏认为元气充沛的人就健康,元气衰弱的人就容易发病,尤其重视脾胃与元气的关系,阐明脾胃与元气的生化作用,并阐发脾胃的升降气化运动,认为清阳上升、浊阴下降是人体元气活动的正常状态,因而强调升发脾胃之气的重要性。相反,脾胃伤则元气衰,元气衰则清阳不得上升,而引起内伤病。所以他认为内伤病的形成,就是人体内部元气不足的结果,从而提出升阳益气的理论,创立"甘温能除大热"的补中益气汤等方剂。

但是,李氏的学说受到当时社会条件和自然科学条件的限制。一方面,在脏腑关系上,他过分强调脾胃,而从临床上来说,许多疾病是由其他脏腑先病,而后传到脾胃的;另一方面,在医学理论上,李氏强调内伤病,而对于外感病则相对忽视。这些都是李氏学说的不足之处,后学者应当有所了解。

三、朱丹溪学术思想研究

滋阴学派是宋元四大学派之一。代表人物是朱震亨,字彦修,号丹溪(1281—1358),婺州义乌(今属浙江)人。著作有《格致余论》《局方发挥》《伤寒辨疑》《本草衍义补遗》《金匮钩玄》《外科精要发挥》等书,以《格致余论》与《局方发挥》为其代表作。流传的《丹溪心法》及《丹溪心法附余》乃后人将其临床经验编辑而成的。

丹溪学说的主要特点是重视滋阴降火,他始创"阳有余、阴不足"与"相火论"等医学理论,大力反对当时盛行辛燥药较多的《太平惠民和剂局方》,告诫世人防止相火妄动,注意保持阴精。因此,后世医家认为他是滋阴学派的创始人。

此外,宗法丹溪学说的人很多,如王履、戴思恭、刘纯、虞抟、王纶、汪机、赵良以及徐用诚、刘橘泉、张翼、刘叔渊等。他们有的是朱氏的弟子,有的是效法朱氏,在学术上对朱氏学说多有阐发。兹将其中有代表性的人物以及他们的主要著作,列如表4-2-1。

表4-2-1 丹溪学说代表性阐发人

姓　名	字	别　号	籍　贯	主　要　著　作
王　履	安道	畸叟	昆山	《医经溯洄集》
戴思恭	元礼		苏州	《证治要诀》《证治要诀类方》《推求师意》订正丹溪的《金匮钩玄》

姓　名	字	别　号	籍　贯	主　要　著　作
刘　纯	宗厚			《医经小学》《寿亲养老补遗》《伤寒治例》《玉机微义》
虞　抟	天民		义乌	《医学正传》《方脉发蒙》《百字吟》《半斋稿》
王　纶	汝言	书斋	慈溪	《明医杂著》《本草集要》
汪　机	省之	石山	祁门	《石山医案》《医学原理》《素问钞》《本草会编》《运气易览》《脉诀刊误》《外科理例》《痘治理辨》《针灸问对》《伤寒选录》
赵　良	以德	云君	苏州	《医学宗旨》《金匮方衍义》

本篇重点介绍朱氏的学术观点,并将其后学者中的某些主要论点作为补充。

(一)滋阴学派的形成及其影响

1. 学术渊源　能够指导实践的理论,其产生都离不开群众的实践和前人的经验。朱氏滋阴学派也是在总结前人经验和群众医学知识的基础上,结合其自己的临床实践而形成的。从中医学术发展的历史看,历代医学家的学术主张和理论依据,大多源于《黄帝内经》。丹溪学说的"相火论""阳有余,阴不足论"以及主张滋阴降火等论点,其学术渊源也始自《黄帝内经》。如《黄帝内经》中有"壮火之气衰,少火之气壮;壮火食气,气食少火;壮火散气,少火生气"(《素问·阴阳应象大论》),"阳气者,烦劳则张"(《素问·生气通天论》),"阳道实,阴道虚"(《素问·太阴阳明论》),以及"年四十而阴气自半也,起居衰矣"(《素问·阴阳应象大论》)等论述。朱氏通过医疗实践,把这些理论与临床密切结合起来,从而进一步阐发和丰富了《黄帝内经》的这些理论。

除《黄帝内经》外,他还深受以前诸家学术思想的启发,其中主要是刘河间与李东垣。朱氏受业于钱塘罗知悌,罗得河间之传,旁通张从正、李东垣之学。朱氏从罗知悌处读到他们的著作,很是信服,叹为"医之为书,至是始备,医之为道,至是始明"。他看到其所居南方,地土卑湿,认为"六气之中,湿热病十居八九",而提出关于"湿热相火"的问题。自《黄帝内经》以后,很少有人阐述,"至张、李诸老,始有发明"。刘河间的"凡病多主火化"思想及李东垣的"相火、下焦包络之火，元气之贼也""火与元气不两立，一胜则一负"主张，都是丹溪学说的渊源。在《相火论》中，他自己也说"如上文所云者，实推广二公之意"，而他的论病立方重用泻火，则主要宗法刘河间。他的"阳有余，阴不足"和"相火易动"等论点，实质上是刘河间寒凉学派的新发展。

2. 与《太平惠民和剂局方》之争　　学术的发展与社会经济和政治环境有着密切的关系。北宋时期盛行陈师文、裴宗元所撰的《太平惠民和剂局方》，这是宋朝官家药局所制订的成方成药。它是我国药学史上最早的国家协定方，其中有许多著名方剂是以后历代医家的常用方，直到今天仍为广大医务人员所常用。由于它便于劳动人民检方购药治病，故在当时极为盛行，尤以江南一带为甚，对医药发展起到一定的积极作用。正如朱氏的《局方发挥》所描述的"自宋迄今，官府守之以为法，医门传之以为业，病者恃之以为命，世人习之以成俗"。朱氏在开始学医的时候，曾对《太平惠民和剂局方》作了钻研，颇为赏识，他说："《和剂局方》之为书也，可以据证检方，即方用药，不必求医，不必修制，寻赎见成丸散，病痛便可安全，仁民之意，可谓至矣。"但随着实践经验的积累、学术水平的提高，他发现《太平惠民和剂局方》中存在的缺点，对《太平惠民和剂局方》表示"然予窃有疑焉"。由于《太平惠民和剂局方》中所用大多是辛香刚燥热性的药品，而且说可以"久服多服"，实际上此类药物最易伤阴，对很多疾病是不相宜的。因此，流传越广，流弊越大。朱氏目睹这种情况，朝夕研究，认为："病者一身气血有深浅，体段有上下，脏腑有内外，时月有久近，形志有苦乐，肌肤有厚薄，能毒有可否，标本有先后，年有老弱，治有五方，令有四时，某药治某病，某经用某药，孰为正治反治，孰为'君臣佐使'，合是数者，计较分毫，议方治疗，贵乎适中。今观《局方》，别无病源议论，止于各方条述证候，继以药石之分量，修制药饵之法度，而又勉其多服、常服、久服，殊不知一方统治诸病，似乎立法简便，广络原野，冀获一二。"他深深感到"操古方以治今病，其势不能尽合。"于是著《局方发挥》，不遗余力地对《太平惠民和剂局方》作出尖锐的批评，并列举许多病证，剖析辛香燥烈之剂的危害性，尤其对阴虚血枯之人，应予禁忌。如对口鼻出血者，认为："皆是阳盛阴虚，有升无降，血随气上，越出上窍，法当补阴抑阳，气降则血归经，岂可以轻扬飞窜之脑麝，佐以燥悍之金石乎？"对久病卧床不起、神思恍惚的患者，认为："此血气虚弱也，夫治血以血药，治虚以虚药，彼燥悍香窜之剂，固可以劫滞气，果可以治血而补虚乎？"诸如此类，例子很多。由于朱氏的竭力反对，特别是他创立"相火论"

及"阳有余，阴不足"等著名学术论点，作为滋阴降火治疗方法的理论依据，有力地批评《太平惠民和剂局方》用药香燥之弊，于是当时治疗之风为之一变。故清代《四库全书提要》说："此方(《局方》)盛于金元之间，至震亨《局方发挥》出，而医学始一变也。"可见，滋阴学派是在与《太平惠民和剂局方》作斗争中形成和发展起来的。

滋阴学派在明代前期盛极一时，当时对朱氏学术的评价很高。如方广说："求其可以为万世法者，张长沙外感，李东垣内伤，刘河间热症，朱丹溪杂病，数者而已。然而丹溪实又贯通乎诸君子，尤号集医道之大成者也。"朱氏与他的弟子们的著作很多，丹溪学说经过他的后学者的补充和发挥，流传更为广泛，对后世有着深远的影响。明清时期，中医学在治疗湿热和滋阴降火的方法等方面有很大进展，主要受到滋阴学派学术思想的启发。

丹溪学说不仅于国内盛行一时，而且流传到日本。日本成立"丹溪学社"以专门研究和推广他的学说，可见其声誉之高、影响之大。

(二) 朱氏主要学术观点

1. 相火论 "相火论"发挥《黄帝内经》的"少火""壮火"，刘河间的"凡病多主火化"和李东垣的"相火元气之贼"等著名论点，而对"火"的病因病机及辨证施治作了进一步阐明。它的主要内容有以下 2 点。

(1) 相火为人生动气，寄于肝肾，为有生之本。

"相火论"说"火内阴而外阳，主乎动者也，故凡动皆属火"，"天主生物故恒于动，人有此生，亦恒于动，其所以恒于动，皆相火之为也"。

朱氏认为宇宙间各种事物的存在，表现为动与静 2 个方面，而其中，动是主要的、根本的方面。没有动，自然界便不能生物，人也就没有生命，而所有能动者，都属于火，在人而言，则无不是"相火"之所为。所以，他又说"天非此火，不能生物，人非此火，不能有生"。

所谓"相火"，"因其动而可见"，"具于人者，寄于肝肾二部"，"肝肾之阴，悉具相火"。朱氏强调了"因其动而可见"，故动而能见的"火"的表现，在人体而言，有脏腑、经络、气血等功能活动。这些就体现了"相火"之所为。所以，全身脏腑活动，莫不与之有关。如"相火论"说："肝属木而肾属水也。胆者，肝之腑；膀胱者，肾之腑；心包络者，肾之配；三焦以焦言，而下焦司肝肾之分，皆阴而下者也。"说明相火即为肝、肾二脏所司，而复分属于心包络、三焦、胆、膀胱诸腑。

丹溪论相火与各个有关脏腑的联系，全面而概括。后世言相火者，大都根据朱氏之说。

（2）相火妄动，变化莫测，煎熬真阴，为元气之贼。

丹溪认为动有吉与凶2个方面。他在《格致余论·房中补益论》说："吉凶悔吝生乎动，故人之疾病亦生于动。"在人体之动既然皆相火之为，则相火之动也必然有吉和凶2个方面。它既是生理功能、生命活动之所本，又是疾病发生、病机逆转之所系。吉与凶的关键在于它动得是否正常。如朱氏在《格致余论·阳有余阴不足论》说："彼五火之动皆中节，相火惟有裨补造化，以为生生不息之运用耳，何贼之有？"又说："主闭藏者肾也，司疏泄者肝也，二脏皆有相火，而其系上属于心。心，君火也，为物所感则易动，心动则相火亦动，动则精自走，相火翕然而起，虽不交会，亦暗流而疏泄矣。"又在《格致余论·疝气论》说："大劳则火起于筋，醉饱则火起于胃，房劳则火起于肾，大怒则火起于肝。"在《金匮钩玄》说："脏腑之火，根于五志，六欲七情激之，其火随起。"

相火有常有变，动而中节，有裨造化，动不中节，病变之由。朱氏认为之所以动不中节，使相火妄动，主要由于情志过于激动，所以他在《格致余论》的卷首，就写了《饮食箴》《色欲箴》，告诫人们要节饮食、戒色欲，使相火不妄动，达到"阴平阳秘"，则生理功能正常。

一旦相火妄动，则"其害甚大，其变甚速，其势甚彰，其死甚暴"（《金匮钩玄》），"相火易起，五性厥阳之火相扇，则妄动矣。火起于妄，变化莫测，无时不有，煎熬真阴，阴虚则病，阴绝则死……故曰相火元气之贼"（《格致余论·相火论》）。

为了说明火起于妄，变幻莫测，他把《黄帝内经》病机十九条中属于火的类型都与火挂起钩来。他说："百病皆生于风、寒、暑、湿、燥、火之动而为变者。岐伯历举病机一十九条，而属火者五，此非相火之为病之出于藏府者乎？考诸《内经》少阳病为瘛疭，太阳病时眩仆，少阴病瞀暴喑郁冒不知人，非诸热瞀瘛之属火乎？少阳病恶寒鼓栗，胆病振寒，少阴病洒淅恶寒振栗，厥阴病洒淅振寒，非诸禁鼓栗如丧神守之属火乎？少阳病呕逆厥气上行，膀胱病冲头痛，太阳病厥气上冲胸，小腹控睾引腰脊上冲心，少阴病气上冲胸呕逆，非诸逆冲上之属火乎？少阳病谵妄，太阳病谵妄，膀胱病狂颠，非诸躁狂越之属火乎？少阳病胕肿善惊，少阴病瞀热，以酸胕肿不能久立，非诸病胕肿，疼酸惊骇之属火乎？"不仅如此，他还进一步把五脏病机中与火有关的也联系起来，而归之于火。如他说："诸风掉眩，属于肝，火之动也；诸气膹郁，病痿，属于肺，火之升也；诸湿肿满，属于脾，火之胜也；诸痛痒疮疡，属于心，火之用也。是皆火之为病，出于脏腑者然也。"（《格致余论·相火论》）这样，五脏皆有火化之症，更扩大了"相火致病"的思想。

由于相火暴悍酷烈之性，一旦妄动，变化莫测，无时不有，无脏不有。而它最大的危害性则在于能"煎熬真阴，阴虚则病，阴绝则死"。因此，欲保真阴，必须泻火，这就是朱氏立方中重用苦寒泻火之品的道理所在。他的著名方剂"大补阴丸"，即以黄柏、知母为主药。他的"大补丸"，名为大补，而是由单味黄柏制成的。他的"三补丸"是以黄芩、黄柏、黄连三味苦寒药组成，虽说加入补气补血药，但其主要作用在于去"肾经火燥""上焦积热"及"无脏火"。其他的著名方剂，如"虎潜丸"治痿，"左金丸"治肝火吞酸呕吐，都离不开苦寒药。他在论蘗皮的功效时说其"有泻火为补阴之功"，可见他主张以泻火为主，达到保阴养阴之目的。

"相火元气之贼"，本是李东垣的论点，但李氏只言其害，朱氏则提出了相火常与变、吉与凶的两重性，说法就比较全面了。他的弟子戴元礼说得更为明确。他在《金匮钩玄·气属阳动作火论》说："捍卫冲和之谓气，扰乱妄动变常之谓火。"指出火与元气本来就是一个东西，只有常与变的区别。常则为气，生化之本；变则为火，危害生机。这是丹溪学说对东垣学说的一个重要补充和发展。

此外，关于火的治疗用药，朱氏作了细致的分析。他在《丹溪心法》说："阴虚火动难治。火郁当发，看在何经？轻者可降，重者则从其性而升之。实火可泻，黄连解毒之类。虚火可补，小便降火极速。凡气有余便是火，不足者是气虚。火急甚重者，必缓之以生甘草，兼泻兼缓，参术亦可。人壮气实，火盛癫狂者，可用正治，或硝黄、冰水之类。人虚火盛狂者，以生姜汤与之，若投以冰水正治，立死。有补阴，火即自降，炒黄柏、生地黄之类。凡火盛者，不可骤用凉药，必兼温散。阴证本难治，用四物汤加炒黄柏，降火滋阴。"

戴元礼对治疗五脏均有火化之候又作了补充。他认为治火当分虚实。实火可以用苦寒直折。若是虚火，则不能直折，不能水灭，又当顺脏气特征而施治。如饮食劳倦，内伤脾胃元气而火动者，宜甘温之剂以除之。如阴微阳强而相火炽盛者，宜甘寒之剂以降之。若心火亢极，郁热内实者，仍可用咸冷之剂以折之。若肾水受伤而火失其守者，宜壮水之剂以制之。若右肾命门火衰而阳越于外者，宜温热之剂以制之。若胃虚过食冷物而火郁于土中者，宜假升散之剂以发之。

朱氏、戴氏等在治火方面辨证甚详，对后世临床应用的启发很大。

2. 阳有余阴不足论　朱氏的阳有余阴不足之说与他的"相火论"是密切联系的。"相火论"说"动易而静难""凡动皆属火"，火属阳，所以相火妄动即是"阳有余"，煎熬真阴，必然导致"阴不足"，"阴虚则病，阴绝则死"。在《格致余论》里有专篇论述这个问题。他的弟子们在丹溪学说的基础上又有所发挥。

朱氏在《格致余论·阳有余阴不足论》说："人受天地之气以生，天之阳气为气，地之阴气为血。故气常有余，血常不足。何以言之？天地为万物父母，天大也为阳，而运于地之外，地居天之中为阴，天之大气举之……故人之生也。男子十六岁而精通，女子十四岁而经行，是有形之后，犹有待于哺乳水谷以养，阴气始成而可与阳气为配，以能成人，而为人之父母，古人必近三十、二十而后嫁娶，可见阴气之难于成，而古人之善于摄养也……《内经》曰：年至四十，阴气自半而起居衰矣。又曰男子六十四岁而精绝，女子四十九岁而经断。夫以阴气之成，止供给得三十年之视听言动，已先亏矣，人之情欲无涯，此难成易亏之阴气，若之何而可以供给也。"

朱氏从观察天地、动静等自然现象，特别是研究人自出生以后生长发育以至于衰老的过程，领悟到"阴气难成而易亏"。人的视、听、言、动等生命活动，都需要阴气的供给，如果加上"人之情欲无涯"，则易动之相火，必然更进一步耗伤阴气。于是他得出的结论是"阳常有余，阴常不足""气常有余，血常不足"。从这一论点出发，所以朱氏经常劝诫人们要摄御相火，勿使妄动，以保养真阴。

同时必须指出，丹溪所谓"阳有余"之"阳"与"气常有余"之"气"，都是指妄动之"邪火"而言，不是指人身之"真阳""正气"。他自己在《格致余论·张子和攻击法论》也说："阴易乏，阳易亢，攻击宜详审，正气需保护。"可见易亢之阳是邪火，宜清宜泻。而人身之正气，则不仅不宜攻伐，而且必须加以保护。故在朱氏治验的病案中，有不少是重用人参、黄芪的。他在论治时除了强调清泄邪火外，也非常重视滋阴养血。"滋阴学派"的名称由来主要在此。他的大补阴丸，就是在这个思想的指导下制定的。方用熟地黄、龟甲、猪脊髓等滋阴补血、填精益髓之品，以补阴抑阳，又以黄柏、知母泻有余之火，以抑阳护阴。这是朱氏"阳有余，阴不足"理论在实际应用中的代表方剂。

王纶在这方面继承了朱氏的理论。他在《明医杂著·补阴丸论》说："人之一身，阴常不足，阳常有余，况节欲者少，过欲者多，精血既亏，相火必旺，火旺则阴愈消，而劳瘵、咳嗽、咯血、吐血等症作矣。故宜常补其阴，使阴与阳齐，则水能制火，而水升火降，斯无病矣。"从而进一步认为"补阴之药，自少至老，不可缺也"。他在补阴方面较朱氏尤为重视。如朱氏的大补阴丸，原以泻火为主，而王氏则在原方的基础上，更大增补阴之品，补阳以配阴，两者各有适宜之证。此外，王氏又以这种养阴的见解，应用和充实到李东垣关于培补脾胃元气的内容中。如他在《明医杂著·枳术丸论》说："近世论治脾胃，不分阴阳气血，而率皆理胃。所用之药，又皆辛温燥热，助火消阴之剂。遂致胃火益旺，脾阴愈伤，清纯中和之气，变为燥热，胃脘干枯，大肠燥结，脾阴渐绝，而死期近矣。"李氏是补脾派的代表人物，他对脾胃之治主张升阳以益气，偏于脾胃之阳气。王氏则提出生津以和中，也照顾到脾胃之阴。这是对东垣学说的补充。

戴元礼则把"阴不足"之"阴"，还指为"血"。他在《金匮钩玄·血属阴难成易亏论》说："年四十而经行，至四十九而经断，可见经血之难成易亏如此。"他认为人的视、听、行、动以及一切脏腑功能活动都需要血的资助。人在气交之中，常多动而少静，故阳气最易滋长，气属阳，动作火，阴血最易被耗。若阴血既亏，复受阳扰，实是百病变生之由。如《金匮钩玄·血属阴难成易亏论》载"妄行于上则吐衄；衰竭于外则虚劳；妄返于下则便红；稍血热则膀胱癃闭溺血；渗透肠间则肠风；阴虚阳搏则崩中；湿蒸热瘀则为滞下；热极腐化则为浓血；火极似水，血色紫黑；热盛于阴，发为疮疡；湿滞于血，则为痛痒瘾疹，皮肤则为冷痹；蓄之在上则人喜忘；蓄之在下，则为喜狂"。这些病变的产生，势必使阴血更受损伤。因此，他主张治血必用血属之药，宜以四物汤为主而随证加减，以适应病情变化。

戴氏重于治血，汪机则善于补气。他习用人参、黄芪以治病，但他又是传朱氏之学的。朱氏言"气常有余"，气既有余，自无补的必要了。为了避免与朱氏之说发生矛盾，所以他在评述朱氏"阳有余，阴不足"之说时在《石山医案·营卫论》说："此丹溪所以立论垂戒于后也，非论治阳虚之病也。若遇有病气虚，则补气，血虚则补血，未尝专主阴虚而论治。且如产后之属阴虚，丹溪则曰，右脉不足，补气药多于补血药；左脉不足，补血药多于补气药。丹溪固不专主于血矣！何世人昧此，多以阴常不足之说，横于胸中，凡百诸病，一切主于阴虚，而于甘温助阳之药，一毫不敢轻用，岂理也！"

为了使他的补气论与朱氏之说取得一致，他强调朱氏所谓"阳有余""气常有余"是指卫气而言；"阴不足"则是指营气。而他所要补的"气"，正是指"营气"，而不是指"卫气"。他阐明阴阳气血的相互资生关系及补阴方法的多样化,认为在某些情况下,补气亦属补血的一种方法。所谓"参芪,不惟补阳,而亦补阴。东垣曰:血脱益气。仲景曰:阳生阴长。义本诸此。世谓参芪补阳不补阴,特未之考耳"(《石山医案·营卫论》)。汪氏善用参、芪,确有独特的经验,他的医案中也有不少效果卓著的病例。这是他在朱氏"阳有余阴不足"学说基础上的发挥,并有新的补充。

(三)辨证施治经验

朱氏以善治杂病著称。他的论病施治,除了上述"相火"和"阳有余阴不足"等主要论点外,还有不少独特见解,尤其突出在气、血、痰、郁4个方面。正如王纶所说:"丹溪先生治病,不出乎气、血、痰。"又说:"气、血、痰三病多有兼郁者,治病用药之大要也。"除朱氏外,王履、戴元礼、王纶、汪机等对此均有所补充和发挥。

气、血、痰、郁四者是相互联系的。不仅气、血、痰三者多兼郁,郁和痰也离不开气和血。对气、血、痰、郁的认识,亦离不开上述"阳有余阴不足"及"相火"等基本观点。除了"气常有余,血常不足"之外,对郁与痰的形成,他们都认为离不开火。如朱氏说:"自热成积,自积成痰。""眩晕嘈杂,乃火动其痰。"虞抟在《医学正传》说:"肺气郁则成热,热盛则生痰。"王纶在《明医杂著》说:"老痰郁痰,皆因火邪炎上,熏于上焦,肺气被郁,故津液之随气而升者,为火熏蒸凝浊郁结而成……而其原则火也。"关于气血之论,已见前节,这里重点介绍关于痰和郁的论述。

1. 论痰　朱氏认为"痰之为物,随气升降,无处不到"。因此,痰可以导致多种疾病。他说,"凡痰之为患,为咳嗽呕利,眩运嘈杂,怔忡惊悸,寒热痛肿,痞隔壅塞,或胸胁间辘辘有声,或背心一片常为冰冷,四肢麻痹不仁,皆痰饮所致""头眩,痰夹气虚并火""无痰则不作眩。痰因火动,又有湿痰者,有火痰者""人身中有结核,不痛不红,不作脓,多痰注也""痰在膈间,使人癫狂或健忘""喉中有物,咯不出,咽不下,此是老痰"(《丹溪心法》),"若气血两亏,痰客中焦,妨碍升降,不得运用,以致十二官各失其职,视听言动,皆有虚妄"(《格致余论·痰病似祟论》)。因为痰的病变种种不一,所以他得出的结论是"百病多有兼痰者,世所不知"。这是朱氏在张从正痰症有五(风痰、热痰、湿痰、酒痰、食痰)的基础上的发展,对后世启发很大。

关于痰产生的原因,戴元礼认为主要由津液所化。在正常情况下,"经脉之津液与血者,皆四布水精之所化"。在变常情况下,"苟不善于化,则水积不行,亦如湿漂之为害,故其水盛,与血杂混而不滋容气之运,或不化液而不从卫气之用,聚于经脉以为病,冷则清如其饮,热则浊如其痰,设值风火之迫,则涌溢而起,无处不到,痰饮为病,莫大于此"(《推求师意》)。王纶也认为"痰者病名也。人之一身气血清顺,则津液流通,何痰之有? 惟夫气血浊逆,则津液不清,熏蒸成聚而变为痰"。

正由于痰的形成,起于气不善于运化,而致"气血浊逆","津液不能从营卫之用,熏蒸成聚而成"。关键在于气,尤其是脾气,所以朱氏主张"治痰先治气"。他说:"善治痰者,不治痰而治气,气顺则一身之津液亦随气而顺矣,古方治痰饮用汗、吐、下、温之法,愚见不若以顺气为先。"又说:"大凡治痰,用理气药过多,脾气虚则痰易生而多。""治痰法,实脾土,燥脾湿,是治其本。"治痰以顺气为先,而顺气主要在于健脾,脾为生痰之源,健脾益气方是治痰之本。王纶在朱氏治脾的基础上又补充了肾与痰的关系。他在《明医杂著》说:"痰之本,水也,原于肾;痰之动,湿也,主于脾。"这一点大为赵献可所赞赏,认为是"发前人所未发"。戴元礼则认为除了脾胃之外,还应根据六经形证来辨证施治。他说:"窃谓痰饮之生,有生于脾胃,有生于六经,所起不同,若谓感邪与为病之形证则一也。至于治之,必先从其邪之所起,而后及于病之所止。"戴氏的说法,较之朱氏、王纶更为全面。

在治痰用药方面,朱氏作了细致的分析。他说"湿痰用苍术、白术,热痰用青黛、黄连、黄芩,食痰用神曲、麦芽、山楂,风痰用南星,老痰用海浮石、半夏、瓜蒌、香附、五倍子作丸服""凡风痰病,必用风痰药,如白附子、天麻、雄黄、牛黄、片芩、僵蚕、猪牙皂角之类""内伤夹痰,必用参、芪、白术之属,多用姜汁传送,或加半夏,虚甚加竹沥,中气不足加参术""痰在胁下,非白芥子不能达,痰在皮里膜外,非姜汁竹沥不能导,痰在四肢,非竹沥不升,痰结核在喉中,燥不能出入,用化痰药加咸药软坚之味,瓜蒌、杏仁、海浮石、菊梗、连翘,少佐朴硝,以姜汁蜜和丸,嚼服""天花粉大能降膈上热痰""痰在肠间者可下而愈,痰在经络,非吐不可,吐法中就有发散之义"。

可见朱氏对痰的辨证施治有着丰富的临床经验,方法也丰富多彩,可为后世效法。

2. 论郁 郁证虽不是一个独立的疾病,但与许多疾病有关。如王履在《医经溯回集》所说:"凡病之起,多由于郁。郁者,滞而不通之义。"朱氏对郁证的病机,论述甚详。他在《金匮钩玄》说:"气血冲和,万物资生,一有怫郁,诸病生焉。"指出郁证的主要病因是情志怫郁,影响气机,气郁日久,变生多端。基于这一认识,朱氏创"六郁"之说。所谓"六郁",即气、血、湿、痰、热、食六者之郁。而六者之中,总是先有气郁而后影响及其他。同时不论哪一种,郁久都能化热化火。

戴元礼在朱氏论郁基础上有所发挥,并对六郁的病证脉象作了条分缕析。他说:"郁者,结聚而不得发越也,当升者不升,当降者不降,当变化者不变化,此为传化失常,六郁之病见矣。""气郁者,胸胁痛,脉沉涩;湿郁者,周身走痛,或关节痛,遇阴寒则发,脉细沉;痰郁者,动则喘,寸口脉沉滑;热郁者,瞀闷,小便赤,脉沉数;血郁者,四肢无力,能食,便红,脉沉;食郁者,嗳酸,腹饱不能食,人迎脉平和,气口脉紧盛者是也。"

根据六郁之说,朱氏创立越鞠丸,是后世常用治郁之方。用药为大多香辛行气之品以开郁导滞。此方组成有川芎、香附、苍术、栀子、六曲,药仅五味而顾及六郁,而其中以行气为主。气行则血行,而痰、湿、食、热诸郁自然可解。应用时可根据具体情况,有所偏重,灵活进行加减。

王履在治郁方面尤有独特见解。他主张反《黄帝内经》关于五郁的治法,扩而充之,使它适用于更多病证。如他说:

"木郁达之,达者,通畅之也,如肝性急,怒气逆,去胁或胀,火时上炎,治宜苦寒辛散而不愈者,则用升发之药,加以厥阴报使而从治之。又如久风入中为飧泄,及不因外风之入而清气在下为飧泄,则以轻扬之剂。举而散之。凡此之类,皆达之之法也。"

"火郁发之,发者,汗之也,升举之也,腠理外闭,邪热怫郁,则解表取汗以散之,又如龙火郁甚于内,非苦寒降沉之剂。可治,则用升浮之药,佐以甘温,顺其性而从治之,使势究则止。如东垣升阳散火汤是也。凡此之类,皆发之之法也。"

"土郁夺之,夺者攻下也,动而衰之也,如邪热入胃,用咸寒之剂。以攻去之。又如中满腹胀,湿热内甚,其人壮气实者,则攻下之,其或势盛而不能顿除者,则劫夺其势而使之衰。又如湿热为痢,有非力轻之剂。可治者,则或攻或盍以致其平。凡此之类,皆夺之之法也。"

"金郁泄之,泄者,渗泄而利小便也,疏通其气也,如肺金为肾水上源,金受火炼,其令不行,原郁而渗道闭矣。宜肃清金化,滋以利之。又如肺气膹满,胸凭仰息,非利肺气之剂,不足以疏通之。凡此之类,皆泄之之法也。"

"水郁折之,折者,制抑也,伐而挫之,渐杀其势也。如肺胀之病,水气淫溢而渗透道以塞。夫水之所不胜者土也,今土气衰弱不能制之,故反受其侮,治当实其脾土,资其运化,俾可以制水而不敢犯,则渗透道达而后愈。或病势既旺,非上法所能遏制,则用泄水之药以伐而挫之。或去菀陈莝,开鬼门,洁净府,三治备举选用,以渐平之。"(《医以溯洄集·五郁论》)

朱氏还把郁证的理论应用到具体病证的治疗中。如对泛吐酸水一症,认为:"平时津液随上升之气郁积而成,郁积之久,湿中生热,故从火化,遂作酸味,非热而何!"治疗此症,他主张辛苦同用,苦以清降,辛以开郁,更参以二陈汤之类,以和胃气化痰湿。他的著名方剂"左金丸",就是后世临床常用的有效方剂。又如对疝气的病机,他不同意前代医家把疝气作为单纯寒证的看法。他认为"此症始于湿热在经,郁而至久,又得寒气外束,湿热之邪不得疏散,所以作痛",因此对疝气的治疗,除了散寒郁、疏气滞外,也结合泄火热及通瘀阻之法。所立"疝气方",即基于这种指导思想而设。

对于在中部以上的痰郁之症,朱氏等主张用吐法,即《黄帝内经》"其高者因而越之"之意。朱氏所常用的"倒仓法",即属于吐法范畴,用以治"七情之偏,五味之厚……糟粕之余,停痰瘀血,互相纠缠,日积月深,郁结成聚"(《格致余论》)等郁滞所致之病,尤其是痰郁、食郁,往往取得很好的效果。"半月,觉精神焕发,形体轻健,沉疴悉安矣。"但此法后世应用甚少,有待进一步研究。

朱氏关于郁证的理论,对后世有重要的指导意义。如叶天士治郁常用朱氏之法。他说:"隐情曲意不伸,是为心疾,此草木攻病,难以见长,乃七情之郁损,以丹溪越鞠方法。"

3. 论病举例

(1) 中风:对中风的病因病机,朱氏认为外风极为少见,仅西北地区偶尔见之,东南地区一般多属风从内生。主要是湿生痰、痰生热、热生风。他说:"《内经》以下,皆为外中风邪,然地有南北之殊,不可一途而论;惟刘守真作'将息失宜,水不能制火'极是! 由今言之,西北二方,亦有真为风所中者,但极少尔! 东南之人,多是湿土生痰,痰生热,热生风也。"同时又认为中风患者每多兼气虚或血虚,而治疗则以治痰为首要。他说:"中风大率主血虚有痰,治痰为先,次养血、行血,或属虚夹火与湿,又须分气虚、血虚。"气虚有痰,用参芪或四物加竹沥、姜汁;血虚,用四物汤俱用姜汁炒,恐泥痰也,再加竹沥、姜汁。半身不遂,大率多痰,在左属死血瘀血,在右属痰有热并气虚,左以四物汤加桃仁、红花、竹沥、姜汁;右以二陈汤四君子等汤,加竹沥、姜汁。在历代医案中,中风之有肝风夹痰、痰蒙清窍、痰火上扰、痰阻经络加用豁痰、涌痰等治法而愈者,不在少数。可见朱氏关于中风的理论有一定的临床指导意义。但关于左属血,右属气、热、痰之说,却把气和血等截然分开,这种机械的论证方法显然是错误的。

(2)痿证:痿是一种肢体筋脉弛缓、手足痿软,甚至两足痿废不能行动的病证,亦称"痿躄"。最早见于《黄帝内经》,载有专论,认为导致痿证的原因,有"肺热叶焦""有渐于湿,以水为事,若有所留,居处相湿""湿热不攘""大经空虚""热舍于肾……水不胜火,则骨枯而髓虚"以及"生于大热也"等。朱氏在《黄帝内经》论痿的基础上把痿证的病机进行进一步分类。他说:"痿证有湿热、湿痰、气虚、血虚、瘀血。"而其中尤其突出一个"热"字。正如他在《丹溪心法》所说:"诸痿生于肺热,只此一句,便见治法大意。"所以他的辨证施治中,除了益气、补血、化痰、祛湿等原则外,几乎都加入黄柏、黄芩等药。他的著名方剂"二妙散",就是只用黄柏、苍术二味,突出泄热化湿。因热伤肺、湿伤脾,"肺热则不能管摄一身,脾伤则四肢不能为用,而诸痿之病作"(《丹溪心法》)。此方为后世治湿热所致的痿证、痹证所常用,张景岳也认为"黄柏、苍术治痿要药也"。对于阴虚、水不制火所致的痿证,朱氏制订了"虎潜丸":龟甲、黄柏各四两,牛膝三两半,知母、熟地黄各二两,芍药四两,锁阳、炙虎骨、当归各一两,陈皮七钱半,干姜半两,酒糊丸。立方有泻火滋阴之意,也是后世常用的治痿方。

此外,朱氏强调"痿证断不可作风治而用风药",王纶进一步解释说:"如羌活、防风、麻黄、桂枝、乌头、细辛等剂。皆发散风邪,开通腠理之药,若误用之,阴血愈燥。"这是朱氏看到在他以前,不少人把痿证与中风混为一谈,临床上误用燥热之风药而致不治所作的结论。王肯堂称赞"丹溪始揭发千余年之误"。

以上简单介绍以朱氏为代表的滋阴学派的主要学术观点。滋阴学派以与《太平惠民和剂局方》对立的姿态出现,为了补弊纠偏,创"相火论"和"阳有余,阴不足"等论,强调相火妄动之为害,人身阴气之可贵,立方重用黄柏、知母,着重于清泄邪火,尽管有它的片面性,但在当时是必要的。这些著名论点,有它的独到之处,充实到中医学理论体系之中,既补了前人之不足,也对后世有深远的影响。

朱氏虽然是滋阴学派的代表人物,但他在临床治疗中则非常强调辨证施治。《太平惠民和剂局方》之弊,即是以成方统治诸病,朱氏是竭力反对的。因此,他虽力主滋阴降火,而在他的现存医案中,却有不少用温阳补气而治愈的案例。如朱氏曾治一少年热病,"两颧火赤,不能自禁,躁走于庭,将蹈河。曰:此阴证也,制附子汤饮之。众为之吐舌,饮已,其疾如失"。

丹溪学术宗刘河间、张从正、李东垣等人,而又能补充他们的不足。如河间主火,偏重于心火,朱氏补充了相火。东垣创内伤气虚发热之说,朱氏补充了内伤阴虚发热之论。张子和汗、吐、下三法强调攻邪,而朱氏则补充了"攻击宜详审,正气须保护"。所以朱氏继承三家学说并有所发展,在学术上是有较大成就的。

(四)医案

案1

东阳吴子方,年五十,形肥味厚,且多忧怒,脉常沉涩。自春来,得痰气病,医以为虚寒,率与燥热香窜之剂。至四月间两足弱,气上冲,饮食减。召予治之,予曰:此热郁而脾虚,痿厥之证作矣。形肥而脉沉,未是死证,但药邪太盛,当此火旺,实难求生。且与竹沥下白术膏,尽二斤,气降食进。一月后,大汗而死。书此以为诸贤覆辙之戒云。(《格致余论》)

案2

吴添官得腹痛之病,夜叫喊不绝,小水全无。以茱连汤加元胡索投之始安。又因伤食复反,病至二十余日,肌肉瘦削,眼胞下陷。才得略宁,适遇家难,证变壮热,目红腮肿,全似外感有余之候。余知其为激动真火上焚。令服六味地黄加知柏三十余剂。其火始退。退后遍身疮痍黄肿,腹中急欲得食,不能少待片顷,整日哭烦,余为勉慰其母曰:旬日后腹稍充,气稍固,即不哭烦矣。服二冬膏全瘳。此极难辨治之证,竟得相保,不大快哉!(《寓意草》)

案3

一人年逾三十,形瘦苍白,病食则胸膈痞闷,汗多,手肘汗出尤多,四肢倦怠或麻,晚食若迟,早来必泄。初取其脉,浮软近快,两关脉乃略大。余曰:此脾虚不足也。彼曰:已服参术膏,胸膈亦觉痞闷,恐病不宜于参、芪耶?余曰:膏则稠黏,难以行散故也,改用汤剂。痞或愈乎?令用参、芪各二钱,白术钱半,归身八分,枳实、厚朴、甘草各五分,麦门冬一钱,煎服一剂。上觉胸痞,下觉失气,彼疑参芪使然。余曰:常也。若参芪使然,只当胸痞,不当失气,恐由脾胃过虚,莫当枳朴之耗耶？宜除枳、朴，加陈皮六分，再服一剂。顿觉胸痞宽，失气除，精神爽恺，脉皆软缓不大，亦不快矣。可见脾胃虚者，枳、朴俱散，用为佐使，即有参、芪、归、术为之君，尚不能制。然则医之用药，可不慎哉！（《石山医案》）

案 4

宪幕之子傅兄，年十七八，时暑月，因大劳而渴，恣饮梅浆，又连得大惊三四次。妄言妄见，病似邪鬼。诊其脉，两手皆虚弦而带沉数。予曰：数为有热，虚弦是大惊。又酸梅之浆，郁于中脘，补虚清热，导去痰滞，病乃可安。遂与人参、白术、陈皮、茯苓、芩、连等，浓煎汤，入竹沥、姜汁。与旬日未效。众皆尤药之不审。余脉之，知其虚未完与痰之未导也。仍与前方，入荆沥，又旬日而安。（《格致余论》）

案 5

予佐妇何氏在室时，四月间因多食青梅，得痰饮病，日间胸膈中大痛如刀锥，至晚胸中痛止，而膝衍大痛，盖痰饮随气升降故也。一医作胃寒治，用干姜、良姜、官桂、乌、附、丁、沉辈，及煮胡椒粥间与，病日剧，加口渴，小水淋涩，求予治。诊其六脉，洪数而滑，予作消痰处治，令其急烹竹沥，服三日，口不渴，小水亦不淋涩，但胸中与膝互痛如旧。用萝卜子研汁，与半碗，吐痰半升许，至夜痛尤甚于前，正丹溪所谓引动其猖狂之势耳。次日，用人参芦一两，逆流水煎服，不吐；又次日，与苦参煎汤服，又不吐，又与附子尖、桔梗芦，皆不吐。一日清晨，用藜芦末一钱，入麝香少许，酸浆水调与，始得大吐，至次日天明，吐方定，前后得顽痰及稠饮一小桶许，其痛如脱，后以软粥将理而安。（《医学正传》）

案 6

姑苏朱予明之妇，病长号，数十声暂止，复如前，人以为厉所凭，莫能疗。原礼曰：此郁病也。痰闭于上，火郁于下，故长号则气少舒。《经》云"火郁发之"是已。遂用重剂涌之。吐痰如胶者无算，乃复初。（《续名医类案》）

四、论戴元礼对临床医学的贡献

戴元礼，名思恭，浙江浦江人，为明代著名医学家之一。他先从朱丹溪学习性理之学，奠定了哲学与医学联系的思想基础。他的立论，在朱氏的基础上有了进一步的发展。他与同代医家刘宗厚、徐用诚等齐名。他的弟子有王彦昭、王仲光、盛启东诸人。

（一）学术渊源

戴氏在朱氏的学术思想指导下，有了新的见解。《四库提要》说："震亨用黄柏、知母补阴，致以苦寒伐生气；元礼能调剂，其所偏，尤为善学者矣。"他对虚损的论治，着重于脾。他说："有患精血不足，明知当补肾……又恐不利于脾……补肾不如补脾，以脾上交于心，下交于肾故也。"提出了"补脾重于补肾"的观点，受到东垣学说的影响很大。因此，用药方面也颇重视脾肾兼顾，常用黄芪、砂仁、石斛、菟丝子之品，取法温养润燥同用，是他对虚损辨治的特点。他对杂病的诊治，依据朱氏阴、阳、痰、郁的观点而来，不过在诊治中尤重痰、郁。此处仅就戴氏学说的特点，结合临床需要，扼要地介绍于后。

（二）阴阳即指气血

他指出"阳即言气，阴即言血"，使朱氏"阳有余阴不足"的论点更加晓畅而具体。他认为气血是维持人体脏器活动功能的主要物质，是由后天禀受自然之气和水谷化生而来的。因而气血生于水谷而源于脾胃，同出中焦；但二者的属性不同，功能各异，所主脏腑亦不同。

（三）气的作用

他认为气属阳，阳主动，动而中节，方能周流全身，循环无已，外则护卫体表，内则温养脏腑百节，而气之所以能周流不息、无微不至者，实有赖肺脏的不断敷布，所谓"肺主气而治节一身"。他说："当其和平之时，外护其表，复行于里，周流一身，循环无端，出入升降，继而有常，源出中焦，总统于肺，气曷尝病于人也！"以上说明阳气在人体中的正常情况。

当其气反常的时候，则气化而为火，故他提出"气属阳动作火论"的说法。此火，是指"邪火"。他说："捍卫冲和不息之谓气，扰乱妄动变常之谓火。"也就是朱氏所说的"相火妄动为贼邪"。因气动太过，也可造成反常，致清者变浊，行者留止，甚或一反顺降之势而变生冲逆之象。气行失常，则诸病蜂起，如喘、躁、惊骇、狂越和痈疽、疮疹等，皆属气火之为病。概括地说，常则为"气"，可以化生万物；变则为"火"，足以败乱生机。

（四）气化火的病机

戴氏认为，前人对气化火的讨论还有不足之处，故他提出了"火岂君相五志俱有论"。这一论说，实际上是他经钻研河间"主火论"、丹溪"相火论"、东垣"阴

170

火论"的精髓而提出来的。他将河间"五志过极皆从火化"的特点,结合东垣"火与元气不两立,一胜则一负",以及丹溪"阳常有余"等说法,使以前各家所论的狭义之义,变为广义之义。

为了阐明火的病机和变化,他说:"火之为病,其害甚大,其变甚速,其势甚彰,甚死甚暴。"又说:"《经》所以谓一水不胜二火之火,出于天造。"指气火若无所妄动,则为人体生理之火,不致为害。他认为火除君相而外,无脏不有,即五志遽发,七情之交攻,皆足以引起脏气化火。他又说:"大怒则火起于肝,醉饱则火起于胃,房劳则火起于肾,悲哀动中则火起于肺,心为君主,自焚则死矣……《经》所谓一水不胜五火之火,出自人为……而河间又广其说。"他认为五脏之气皆能化火,因而很重视火的病机。

（五）火证的治疗

对于火证的治疗,他认为必须先区别虚火还是实火。如属实火,多采用黄连、黄芩、知母、芍药、柴胡等品,以泻有余之火,是以苦寒直折其实火的治法。对虚火的治法,则认为不能直折,不能以水灭,应各顺脏气的特性而施治。他说:"若饮食劳倦内伤,元气火不两立,为阳虚之病,以甘温之剂除之,如黄芪、人参、甘草之属;若阴（正）微阳（邪）强,相火炽盛,以乘阴位,日渐煎熬,为火虚之病,以甘寒之剂降之,如当归、地黄之属;若心火亢极,郁热内实,为阳强之病,以咸冷之剂折之,如大黄、朴硝之属;若肾水受伤,其阴失以温热之剂济之,如附子、干姜之属;若胃虚过食冷物,抑遏阳气于脾土,为火郁之病,以升散之剂发之,如升麻、干葛、柴胡、防风之属。"他认为治火而能做到审证求因,方可避免虚虚实实之过。

（六）血的作用

戴氏认为血属阴,阴主静,静而有守,方能和调于五脏,洒陈于六腑,约束于血脉之中,故提出了"血属阴,难成易亏论"。他说:"常饮食日滋,故能阳生阴长,（液汗）取汁变化而赤为血也。"他又联系到脏腑间的相互作用与营血的关系,如说:"生化于脾,总统于心,藏于（脾）肝,宣布于肺,施泄于肾,灌溉一身;目得之而能视,耳得之而能听,手得之而能摄,掌得之而能握,足得之而能步,脏得之而能液（血液之濡润）,腑得之而能气（营气之营运）。"因血为水谷之精微所化,其中必然含有营养物质,循脉道而经过五脏六腑、四肢百骸,从而使人身的视听运动维持正常的活动能力。他又说:"生化旺则诸经恃此而长养,衰耗竭则百脉由此而空虚,可不谨养哉!"故曰:"血者神气也,持之则存,失之则亡,是知血盛则形盛,血弱则形衰,神静则阴生,形役则阳亢……"凡此,都说明了血的重要作用。

（七）血病的病机

他认为血病的病机变化,最易造成血亏,也就是"血属阴,难成易亏"的道理。若阴血既亏,复受阳扰,实为百病实生之由。他说:"妄行于上则吐衄,衰涸于外则虚劳,妄返于下则便红,膀胱癃闭溺血,渗透肠间则为肠风,阴虚阳搏则为崩中,温蒸热瘀则为滞下,热极腐化则脓血。火极似水,血色紫黑;热盛于阴,发于（为）疮疡;湿滞于血,则为痛痒癃疹;皮肤,则为冷痹;畜之在上则人喜忘,畜之在下则为喜狂……"说明了阴血亏乏的反面,就会发生阳扰,也就是阳气化火的根源。

如上所述,他在阐明阳即气、阴即血,以及气血盛衰的变化中,详述了各种病证之所以发生的见解。这对后来汪机著述《营卫论》治病重视气血的思想,也起到一定的影响。

（八）血证的治疗

由于戴氏相信"血难成易亏"的理论,故对血证的治疗,着重采用补血、清热、化湿法,或加用温润之药。有些方子亦多为今人所常用。如治疗吐衄出血之症,用山茶花末或郁金末以竹沥调服;吐血,用苏子降气汤加人参、阿胶;衄血,用四物汤加石菖蒲、阿胶、蒲黄;泻血属血热者,用连蒲饮;血寒者,用理物汤（即理中汤、四物汤合用）;癃闭者,主以五苓散调服琥珀末;溺血者,主以阿胶散或四物汤加小蓟;泻下脓血者,用白头翁汤或黄连阿胶丸;外科痈疡用复元通气散或千金内补散;癃疹用防风通圣散;冷痹用防己黄芪汤或五痹汤;妇女血崩用胶艾汤、震灵丹和四物汤加棕榈炭、白芷炭等。

（九）结语

1. 戴氏的医学理论,是以气血为主的,突出地论述了气血的病机 他在丹溪医学学术的基础上有所发展,以"气化火,血易亏"为主,来阐明阳盛阴衰的道理,使丹溪"阳有余阴不足"的理论更为明确。他对"阴阳即气血"的看法,是值得重视的。

2. 戴氏重视火的病机 他深入钻研了河间的"主火论"、东垣的"阴火论"、丹溪的"相火论",以三家之论综合的成果,说明五脏各有其火,不仅君、相二火。

3. 戴氏对各种疾病的治法是温凉并用 他既重视丹溪的滋阴凉润法,又兼收东垣的治重脾胃法,故有"益气以泻火,养血以润燥"的治疗特点。

4. 戴氏对于各种病证的论述,虽也说明其病因、病机、病象及治疗方法,但是叙述笼统,分析不够 可以看出,有许多地方仅仅是戴氏的片面论述,只不过根据前人或个人论述的一些见解而已。如他虽指出"火岂君相五志俱有",但对肾与命门之火的原理未能全面地发挥出来。对他某些不够全面的论述,我们还必须加以批判地继承。

五、王清任学术思想研究

王清任(1768—1831),字勋臣,清代直隶玉田(今河北省玉田县)人,著有《医林改错》一书。

王氏实事求是,从事尸体解剖。他的主要学术观点,认为人体的生理活动,在于气血流通;病之所伤,无非气血。气有虚实,血有亏瘀。他还联系临床实践,创立了活血化瘀法为主的治疗原则,以及标本同治的补气活血法,迄今仍广泛运用于临床各科疾病。王氏的革新思想及创造精神甚为突出,对我国传统医学的发展起到一定的推进作用。

(一)王氏主要学术观点

1. 治病以气血为主 王氏主张治病以气血为主,他制订的方剂是其几十年经验的总结。王氏在《医林改错·半身不遂论述》认为:"医家立言著书……必须亲治其病,屡验方法,万无一失,方可传与后人。若一症不明,留与后人再补,断不可徒取虚名。"可见王氏立言著书是极其认真负责的。

王氏认为治病重在辨明气血。他在《医林改错·气血合脉说》中说:"治病之要诀,在明白气血。气有虚实,实者邪气实,虚者正气虚。正气虚,当与半身不遂门四十种气虚之证,小儿抽风六二十种气虚之证,互相参考。血有亏瘀,血亏有血亏之因,或因吐血、衄血,或因溺血、便血,或破伤流血过多,或崩漏产后伤血过多。若血瘀有血瘀之证可查,后有五十种血瘀证,互相参考。"王氏的著作中批出气虚证有 60 种、血瘀证有 50 种之多,可见其有亲身经历的丰富经验。

王氏治病立方,强调活血、补气两法,他在《医林改错·方叙》说:"余何敢云著书,不过因著《医林改错》脏腑图记后,将平素所治气虚血瘀之证,记数条示人以规矩,并非全书。"关于补气活血之法,其理论始见于《黄帝内经》,其后张仲景在《金匮要略》里已有述及瘀血之说;及至王清任,则进一步总结了当时活血与补气两法的治病经验。王氏认为血瘀可归咎于元气之亏,然而瘀血已成,重在活血。这一点可补前人之未备。

2. 诊病当明脏腑　王氏对人体解剖生理的研究甚为重视,他敢于破除"泥古守旧"的保守思想,主张学医者必须明辨脏腑。因此,他在《医林改错·脏腑记叙》说:"夫业医诊病,当先明脏腑。"又说:"自恨著书不明脏腑,岂不是痴人说梦,治病不明脏腑,何异于盲子夜行。"但他受当时历史条件和科学水平的限制,对内脏真相的认识有些还是模糊不清,存在一些错误。王氏自己也说:"当尚有不实不尽之处,后人倘遇机会,亲见脏腑,精察增补,抑又幸矣。"

王氏具有革新思想,极为反对儒家那种崇古非今的守旧倒退思想。他严厉地批评说:"尝阅古人脏腑论及所绘之图,立方处处自相矛盾。"于是,他在《医林改错·脑髓说》中指出人的思维活动是由大脑进行的。"灵机记性,不在心在脑。"驳斥"有许多患者不知源,思至此又不得不说,不但医书论病,言灵机发于心,即儒家谈道德言性理,亦未有不言灵机在心者"的错误。同时,引申"脑为髓海"之说,"灵机记性在脑者,因饮食生气血,长肌肉,精汁之清者,化而为髓,由脊骨上行入脑,名曰脑髓,盛脑髓者,名曰髓海"。不仅阐明大脑的生理,而且有力地批判了"心外无物"等唯心主义谬论。

(二)对活血法与补气法的运用

王氏所用活血化瘀法和补气活血法,已为近人所广泛采用。从他临证总结提出的血瘀证有 50 种,气虚证有 60 种之多,包括内科、儿科、妇产科、外科等方面的疾病。现将王氏有关活血化瘀法和补气活血法的适应证和方药,扼要分别地论述于后。

1. 活血化瘀法　活血化瘀法是王氏用以治疗血瘀证的一种独特治法,创立四个方剂(通窍活血汤、血府逐瘀汤、膈下逐瘀汤、少腹逐瘀汤),治疗各科杂病,特别是为医治顽固的疑难杂症提供了有效的治法。

(1)通窍活血汤

临床应用:治头发脱落、眼痛白珠红(火眼)、糟鼻子、耳聋、白癜风、紫癜风、紫印面、牙疳、口出臭气等头面疾病,还可治妇人干血劳、男子劳病、小儿劳病、小儿疳症。

药物组成:赤芍、川芎、桃仁、红花、老葱、鲜姜、红枣、麝香。

(2)血府逐瘀汤

临床应用:治头痛、胸痛、胸不任物、天亮出汗、午晚潮热、心里热、心慌、瞀闷、急躁、夜睡梦多、不眠、小儿夜啼、干呕、呃逆、饮水即呛、肝气郁滞等胸部疾病。

药物组成：当归、生地黄、桃仁、红花、枳壳、赤芍、柴胡、甘草、桔梗、川芎、牛膝。

（3）膈下逐瘀汤

临床应用：治积块、小儿痞块且痛不移处、肾泻、久泻、卧则腹坠等腹部疾病。

药物组成：当归、赤芍、川芎、桃仁、红花、牡丹皮、灵脂、延胡索、香附、枳壳、乌药、甘草。

（4）少腹逐瘀汤

临床应用：治少腹积块疼痛，或有积块不疼痛，或疼痛而无积块，或少腹胀满，或经血见时先腰酸少腹胀；或经血一月见三五次接连不断，断而又来。其色或紫或黑，或成块，或崩漏，兼少腹疼痛；或色粉红兼白带、不孕等疾病。

药物组成：当归、赤芍、川芎、五灵脂、蒲黄、延胡索、小茴香、没药、肉桂、干姜。

以上各方都以活血化瘀为主。其中通窍活血汤多治上焦头面的疾病，血府逐瘀汤以治中焦及胸部疾病为主，膈下逐瘀汤和少腹逐瘀汤均治下焦腹部疾病。四张方剂所治疾病，包括耳、眼、口齿、皮肤、劳损、胃肠、痛证、情志、肿块及儿科、妇科等方面的疾病。

此外，王氏还制订"解毒活血汤"治霍乱吐泻转筋症，"通经逐瘀汤"治小儿痘疮，"会厌逐瘀汤"治出痘血瘀、饮水即呛，"膈下瘀血汤"治血鼓，"身痛逐瘀汤"治痛痹，"癫狂梦醒汤"治癫狂、哭笑咒詈等症。临床应用，都有一定的功效。

2. 补气活血法　王氏对补气法以重用黄芪为主，并且补气与活血同用，这是他标本同治的特点之一。王氏认为血之所以瘀，因为气虚，他在《医林改错·论抽风不是风》说："元气既虚，必不能达于血管，血管无气，必停留而瘀。"因而他的补益元气之法，旨在达到活血化瘀的目的。如他对半身不遂和痿证的论述，就是一个有力的例证。他指出"半身不遂，亏损元气，是其本源"，认为痿证"必见气亏诸态"。由于气虚则血行不畅，以致瘀血留滞经络，发为偏枯、瘫痪，故王氏"凡遇是症，必细心研究，审气血之荣枯，辨经络之通滞"（《半身不遂叙》），以补前人之缺。在运用补气活血法方面，他立"补阳还五汤"一方，为治疗半身不遂和痿证的著名方剂，至今行之有效，普遍运用于临床。现将有关补气活血法中的几张常用方剂分析如下。

（1）补阳还五汤

临床应用：治半身不遂、口眼歪斜、语气謇涩、口角流涎、大便干燥、小便频数、遗尿不禁。

药物组成：黄芪、当归、赤芍、地龙、川芎、桃仁、红花。

（2）黄芪赤风汤

临床应用：治瘫腿，或因病虚弱，服之皆效。此方能使周身之气通而不滞，血活而不瘀，气通血活，何患疾病不除？

药物组成：黄芪、赤芍、防风。

（3）黄芪桃红汤

临床应用：治产后抽风、口角流涎、项背反张、昏沉而不省人事。

药物组成：黄芪、桃仁、红花。

（4）黄芪防风汤

临床应用：治脱肛，不论十年八年皆有良效。

药物组成：黄芪、防风。

王氏补气活血法共有 11 个方剂。除急救回阳汤没有黄芪之外，其余各方都以黄芪为主药，有四方配以党参，并分别配伍桃仁、红花、川芎、当归、赤芍等活血化瘀药物和行气温通之药。

（三）小结

王氏对中医学的发展作出了一定的贡献。他的学术思想，主要贯穿在治疗方面，给后人以很大的启示。

王氏重视以气血为主的论点，阐述血瘀与气虚的发病原因，特别提出血瘀在病理变化上的特征，认为往往可因不同疾病的血瘀，而反映出相同的瘀血证候表现，以进行异病同治。

王氏在《医林改错》一书里对于血瘀的诊断，主要有疼痛、瘀斑、肿块 3 种征象，其中瘀斑是体征上最容易观察到的，如皮肤、唇舌出现青、黑、紫、红等瘀点或斑片现象，就是提示瘀血的有力依据。根据目前临床经验，经用活血化瘀法后，可促使瘀斑消除、疾病治愈，因而活血化瘀法的应用，越来越引起医药界的重视。

王氏创制的活血化瘀方剂和补气活血方剂，证诸临床病案记载，均有较满意的疗效。近年来，活血化瘀法的临床应用是相当广泛的，在研究"瘀血学说"理论方面,王氏的学说也作为一个重要的借鉴。

王氏在尸体解剖方面虽下了不少功夫,在今天看来,还存在不少缺点。这是因为他受到历史条件的限制,有其不可克服的时代局限性,例如"心无血说""出水道记"等叙述是错误的。此外,他对《黄帝内经》藏象、经络等学说,以及脉诊、舌诊等宝贵经验的重视不够,也是错误的。因此,我们对王氏的学说也须批判性地继承。

六、脾胃学说对妇产科的临床指导意义

脾胃学说是藏象学说的一部分,起源于《黄帝内经》《难经》,及至李东垣著《脾胃论》之后,才发展成为"脾胃学说"。这一学说广泛地涉及各科基础理论和临床应用,尤其与妇产科学方面联系密切,如与妇女月经、生育、胎产的生理作用更为密切。现就脾胃学说对妇科病有关经、带、胎、产的证治分述如下。

(一)月经病以脾胃为主的证治

月经病以健脾和胃法为主,是妇科临床上常用的方法之一,为历代医学家所推崇。有因脾经血虚、中气不足,致月经不调,经行先期或后期而至者,方用《太平惠民和剂局方》人参养营汤(当归、熟地黄、白芍、黄芪、人参、白术、茯苓、甘草、肉桂、五味子、远志、陈皮、姜、枣)或圣愈汤(党参、黄芪、当归、熟地黄、白芍、川芎);有因脾经血燥者,方用良方加味逍遥散(当归、白芍、茯苓、甘草、白术、柴胡、牡丹皮、栀子);脾经郁火、心火乘脾者,方用济生归脾汤(党参、黄芪、白术、当归、甘草、茯神、远志、酸枣仁、桂圆肉、木香、姜、枣)合东垣朱砂安神丸(黄连、朱砂、甘草)。有因中气不足、气虚下陷、气不摄血、血不归经,而见月经过多、崩中漏下者,方用东垣补中益气汤(黄芪、人参、甘草、升麻、柴胡、当归、白术、陈皮),或用景岳举元煎(人参、黄芪、升麻、白术、甘草)合《太平惠民和剂局方》震灵丹(紫石英、代赭石、赤石脂、禹余粮、乳香、没药、五灵脂、朱砂)。或因气虚脾不统血而致血崩或老年经不断者,方用傅氏固本止崩汤(熟地黄、白术、黄芪、当归、炮姜)加鹿角胶(霜)、鹿衔草,或傅氏固气汤(人参、白术、熟地黄、当归、甘草、杜仲、山茱萸、远志、茯苓、五味子)。或因气虚夹血瘀而致血不归经者,亦用东垣升阳举经汤(黄芪、人参、熟地黄、当归、川芎、白芍、桃仁、红花、炙甘草、柴胡、附子、细辛、防风、藁本、羌活、独活、肉桂)。有因脾虚而气血俱虚,而见闭经者,方用正体八珍汤(四物汤合四君子汤,或圣愈汤)。室女月经不通,有因郁结伤脾致闭经者,方用良方加味归脾汤(归脾汤加柴胡、栀子);因胃经积热致闭经者,用良方加味

清胃散(犀牛角、生地黄、牡丹皮、黄连、当归、连翘、甘草、升麻)。有因脾虚痰脂阻滞胞宫、胞脉,体胖而经闭者,方用《太平惠民和剂局方》四物汤(当归、熟地黄、白芍、川芎)合济生导痰汤(半夏、陈皮、茯苓、甘草、枳实、天南星),或丹溪星芎丸(天南星、苍术、川芎、香附)。有因寒湿伤脾而见痛经者,方用傅氏温脐化湿汤(白术、山药、白扁豆、巴戟天、白果、莲子肉、茯苓)。有因脾虚夹湿、清气下陷,或木旺侮土,而见经行泄泻者,方用《太平惠民和剂局方》参苓白术散(党参、白术、茯苓、炙甘草、山药、白扁豆、桔梗、薏苡仁、砂仁、莲子肉),或景岳痛泻要方(炒白术、炒白芍、防风炭、陈皮)。经行呕吐者,方用香砂六君子汤(人参、白术、茯苓、甘草、陈皮、半夏、木香、砂仁)。综上所述,可见妇女月经病多伤气血,多见心脾郁结,或肝脾同病,或脾肾两亏,故调经必先健脾和胃,有着重要意义。

(二)带下病以脾胃为主的证治

带下病或因脾虚湿重,或为湿热之邪。傅青主立方完带汤(党参、白术、苍术、白芍、山药、陈皮、柴胡、黑荆芥、车前子、甘草),以补益脾土之元、疏泄肝木之气,用药平正,已为临床常用的治带方剂。《济阴纲目》引证"治带下当以壮脾胃升阳气为主"之说,白带用补中益气汤加白芷炭。有因脾之湿热而见黄白带下,多属脾肾同病,方用《良方》六君子汤(人参、白术、茯苓、甘草、半夏、陈皮)加黄柏、知母,或傅氏易黄汤(山药、芡实、黄柏、车前子、白果)加白槿花。有"论带下久不止当补胃厚脾"一法,用升阳收敛法,方用兰室固真丸(柴胡、白芍、当归、白石脂、白龙骨、黄柏、炮姜),或兰室升阳燥湿汤(又名助阳汤,柴胡、高良姜、防风、郁李仁、干姜、白葵花、陈皮、黄芩),以治白带下、阴户中痛。有"论带下虚寒宜温补"之法,方用《金匮》黄芪建中汤(黄芪、白芍、桂枝、甘草、饴糖、姜、枣)加芡实、山药。白带属于脾胃气虚者,治宜健脾除湿、益胃升阳为主,或佐以疏肝补肾,以固任督二脉,则带脉约束有权、带下可止。

(三)妊娠病以脾胃为主的证治

妊娠病有因脾胃虚弱者,常见妊娠恶阻、妊娠腹痛、妊娠肿胀、气虚胎漏、胎动不安等症。妊娠恶阻,最早记载于《金匮要略·妇人妊娠病脉并治》:"妊娠呕吐不止,干姜人参半夏丸主之。"妊娠腹痛,当归芍药散(当归、白芍、茯苓、白术、泽泻、川芎)主之,加乌药少许,有止痛安胎的效果。妊娠肿胀,治宜健脾渗湿、温肾扶阳为主,方用全生白术散(白术、茯苓皮、陈皮、甘草、乌药、木瓜、紫苏叶、姜),或傅氏加减补中益气汤(原方加重茯苓一两,约 30 g),以补脾渗湿、利水消肿。气虚胎漏、胎动不安等症者,多因气虚不能摄血载胎,以致胎漏下血或胎动不安,方用景岳举元煎加阿胶、艾叶,以益气升阳、止血安胎。以上皆取法培补脾胃,以安胎元法为主。

（四）产后病以脾胃为主的证治

产后病而属诸脾胃失调,有虚、实之分,一般虚多实少。如产后郁冒,即产后体虚而见昏迷,喜汗出,实为产后常见之病。但与产后血晕不同,本病多属阴虚阳盛,阴阳不和,脾虚胃热,夹有实邪。如因寒邪外侵,宜先用仲景小柴胡汤（柴胡、黄芩、半夏、人参、炙甘草、姜、枣）扶正祛邪,以和解之;大便坚者,胃家实,宜用大承气汤（大黄、芒硝、厚朴、枳实）,先通利之。正因为产后是虚、病邪是实,当新产妇体力尚健,应及时取法祛邪扶正,以恢复脾胃的气化作用。产后血崩,此由阳气大虚,气不摄血,脾不统血,方用补气养血汤（《产孕集》,人参、黄芪、当归、白术、白芍、阿胶、川芎、艾叶、青皮、香附、甘草、熟附子、砂仁）,以补气回阳、收摄止血;或见心脾受伤者,归脾汤主之。产后恶露不绝,略同于产后血崩治法。如属脾气虚不能摄血,六君子汤加蒲黄炭、贯众炭;脾气下陷不能摄血者,宜景岳举元煎主之。产后在哺乳期内,中气虚弱,心烦呕吐,当取安中益气法,方用《金匮》竹皮大丸（竹茹、石膏、桂枝、甘草、白薇）,以甘寒和胃、通阳化气,则呕止气顺,所以有"安中益气"之义。产后自汗盗汗,兼有虚热者,多因胃气虚弱,卫虚腠理不密,方用《良方》麻黄根汤（麻黄根、人参、黄芪、当归、煅牡蛎、炙甘草）,以益气敛汗、养血解热。《女科经纶》曰:"产后乳汁不行,宜壮脾胃以滋化源。"可用傅氏通乳丹（人参、黄芪、当归、麦冬、木通、桔梗）,以益气健脾、生津和胃,促使阳生阴长,生降调顺,则化源充沛,因乳汁为血所化,血气足则乳汁自通。产后脾胃气虚之乳泣,方用八珍汤。

（五）妇科杂病以脾胃为主的证治

妇科杂病中脾胃为主的病证,有见虚热不解,如偶发高热,而形体日益消瘦。属脾胃气虚血弱者,方用补中益气汤加银柴胡、白薇,即所谓"甘温除热法"。阴挺下脱（子宫脱垂）,属分娩伤气、中气不足、胞宫弛缓者,方用补中益气汤加枳壳、益母草。不孕症之属脾虚湿困,痰脂闭塞胞宫、胞脉,影响受精,而致不孕者,方用启宫丸（《医方集解》,半夏、苍术、香附、神曲、茯苓、陈皮、川芎）加路路通、泽泻、川椒,以健脾燥湿、疏利胞脉,则痰脂壅塞得通、胞脉通利,而胞宫温暖,得以摄精成孕,自能有子。

妇科病腹部手术后,有发生腹胀者,中医理论认为"腹乃脾之分野",脾虚则运气失职,气滞不利,多为虚中夹实的病因,今称"肠胀气",包括剖宫产及全子宫切除等手术引起者,轻者仅见腹胀,重则肚腹膨胀如鼓,着重治理脾胃。轻者方用四物汤加柴胡、枳实、厚朴、大腹皮、炒莱菔子、木香等理气除胀之药;重者取攻补兼施、扶正理气法,方用大承气汤或当归承气汤(刘河间方,当归、大黄、芒硝、甘草、姜、枣)加党参、白术、厚朴、青木香;伴有胀痛甚者,加血竭、五灵脂、败酱草、红藤等药;如肚腹膨胀者,加服药粉,方用黑丑、白丑各 10 g,炒五灵脂 10 g,大黄 10 g,共研细末,分成 20 包,每日服 1 包,膨胀减轻即停服。如因脾虚水湿内聚者,根据东垣说"治湿不利小便,非其治也",方用琥珀 3 g、沉香 3 g,共研细末,分成 4 包,每日 1 包,并用承气汤加泽泻、冬葵子、半边莲等以利尿消胀。如果肚腹膨胀逐渐消散,中气不足,精神不振者,方用香砂六君子汤加虎杖、公丁香、木香、海藻、蛇莓、秦艽、薏苡仁、枳壳、青皮、陈皮等,均有良好的疗效。

七、脏腑辨证对妇科临床治疗的指导意义

脏腑辨证,是中医各学科脏腑辨证有关妇科方面的生理活动和病理变化的反映,结合了妇女生理上的特点,以及妇科脏腑病变与经、带、胎、产所发生的关系,并着重指出妇科脏腑辨证以心、脾、肝、肾四脏为主的理论依据,特别是肝、肾二脏,关系到胞宫、胞脉和气血、经络所起的特殊作用。

马克思在《资本论》第一卷第二版跋中指出:"研究必须充分地占有材料,分析它的各种发展形式,探寻这些形式的内在联系。只有这项工作完成以后,现实的运动才能适当地叙述出来。"在医学科学领域里,为了做好妇女保健防治工作,特别关系到掌握中医妇科学理论联系实践的规律,同样"必须充分地占有材料",在先理解中医妇科脏腑辨证部分材料的基础上,进一步贯彻中西医结合的治疗方向,使之更好地为我国的妇女服务。现将有关妇科脏腑辨证理论和辨证特点及治疗原则,主要从心、脾(胃)、肝、肾 4 个方面扼要地分述于后。

(一)心的病机与辨证论治

1. 心主血脉与血瘀胞宫胞脉的病机 心主血脉,心统诸经之血。血的来源,生化于脾,总属于心。《女科经纶》有"妇人经血属心脾所统论"的论述。薛立斋说:"东垣所谓脾为生化之源,心统诸经之血,诚哉是言也。心脾和平,则经候如常。"心血旺,则心气下通,心血虚,则心火上行,月经不来。心主血脉对于胞

宫、胞脉的影响有两种含义。

（1）指心气、心血作用于胞宫、胞脉。

（2）指心气下通于肾，肾精上承于心，水火相济，下系于胞中。正如《素问·评热病论》曰："胞脉者，属心而络于胞中。"心气下通胞脉，则任脉通，血海充盈，而有益于月经和孕育的作用；心肝火旺、心肾失济时，可出现月经不调、情志失常和胎产之疾。

2. 心的辨证特点

（1）心火上炎的病变：心火上炎所引起的月经病，有虚实之分，多数为实证，亦有属于虚证。实证多因心火内炽，可引起血热，血热妄行，而致冲任失摄，症见月经过多、崩漏（功能失调性子宫出血）等症；有因心火亢盛，心气不得下通，则胞脉闭塞，而致闭经。虚证多因心阴不足，阴不敛阳，心阳偏亢，汗为心之液，腠理不密，导致产后汗出之症；或因忧思伤心，心血不足，引动浮火上扰，神明不安，而患脏躁。

（2）心与脾（胃）同病：心脾同病亦有虚、实之分。实者正如《素问·阴阳别论》所说"二阳之病发心脾，有不得隐曲，女子不月"，以致心、脾、胃三经同病，而出现闭经；虚者多因伤于心脾，心主血，脾统血，心脾不足，则血脉不固，或夹血瘀，冲任约制失常，症见崩漏，或漏下不止，心慌气短。心开窍于舌，脾开窍于口，心脾湿火熏蒸，肺气不清，往往发生经行口舌碎腐、狐惑之症。正如《金匮要略》所谓"蚀于喉为惑，蚀于阴为狐"之说。

（3）心与肝同病：多因心主血、肝藏血，心肝之阴血两亏，则引动心肝火旺，上扰而患子痫，下逼而患月经先期之症。

（4）心与肾同病：多因心血不足，肾精亏损，而致心肾失济、精血两亏，引起闭经、不孕等症；有因心气不得下通于肾，心火上炎，引起血海扰动，精血不能封藏固守，多见崩漏（功能失调性子宫出血）。

3. 心病治疗原则

（1）心火上炎证治：月经过多者，方用清经四物汤。崩漏（功能失调性子宫出血）者，方用清经止血汤。闭经者，方用芩连四物汤。产后汗出者，方用当归六黄汤或止汗散。脏躁者，方用甘麦大枣汤。

（2）心与脾（胃）同病证治：闭经者，方用柏子仁丸合四君子汤。崩漏者，方用归脾汤。行经口舌碎腐者，方用甘草泻心汤加白残花。狐惑者，方用甘草泻心汤，外用苦参汤熏洗。

（3）心与肝同病证治：子痫者，方用羚羊钩藤汤。月经先期者，方用丹栀逍遥散。

（4）心与肾同病证治：闭经者，方用补肾地黄丸。不孕者，方用温肾丸。崩漏（功能失调性子宫出血）者，方用右归丸或左归丸。

（二）脾（胃）的病机与辨证论治

1. 脾统血和脾胃升降失常的病机　脾胃为气血生化之源泉，脾有化生精血、统摄血液之功能。如果脾气虚弱，可引起元气不足，中气下陷，血失统摄（气不摄血）而妄行，导致冲任二脉虚损，不能统制经血，而发生月经过多、崩漏、胎漏、堕胎之症。或由劳伤血气，损伤冲任二脉，下则经血衰少，上则乳汁不充，而致经行过少、乳汁缺乏。

脾主升，胃主降，脾升是指清气上升，胃降是指浊气下降，浊气不降可影响清气之上升，清浊相干为病理之变化，导致脾阳不振，湿浊内聚，升举无力，可出现经行泄泻、妊娠恶阻、阴挺、带下等症。

此外，脾肾不足，则脾虚不能制水，水湿停留，积而成肿，以致妊娠肿胀；脾肾阳虚，可使清阳下陷，肾气不固，不能约制膀胱气化，而致产后小便频数与失禁；或脾虚致痰脂闭塞胞脉，肾虚不能摄精成孕，以致外形体胖，内则宫寒不孕。

2. 脾（胃）的辨证特点

（1）脾不统血的原因：由于脾虚气衰，不能约制其经血，血不归经，血失统摄，有因阳气下陷于阴，阴络伤则下血，而致发生经血过多、崩漏出血、胎漏、堕胎等症；或脾虚血少，而致经行过少、乳汁缺乏等，正如东垣所说"脾胃虚弱，乃血所生病"之义。

（2）脾胃升降失调：由于脾气不升，中气下陷，温运失职，阳气下陷于阴，湿浊下注，而致经行泄泻、阴挺、带下之症。有因清阳下陷，浊阴上干，或因痰饮阻塞中焦，而出现妊娠恶阻；或因元气不足，阴火上僭，而致虚热不解。

（3）脾与肾同病：脾肾同病，多表现为脾肾阳虚，脾阳不足，脾胃运化功能减弱，必然导致肾阳衰微，所谓"命门火衰"，则出现脾肾阳虚的病变，如妊娠肿胀、产后小便频数与小便失禁、体胖不孕等症。

3. 脾胃的治疗原则

（1）脾不统血证治：月经过多者，方用举元煎。崩漏者，方用固本止崩漏。治漏者，方用胎元饮加苎麻根。堕胎者，方用胶艾汤合所以载丸。经行过少者，方用人参滋血汤。乳汁缺乏者,方用通乳丹。

（2）脾胃升降失调证治:经行泄泻者,方用参苓白术散。阴挺者,方用补中益气汤加枳壳、益母草。带下者,方用完带汤。妊娠恶阻者,方用小半夏加茯苓汤。虚热不解者,方用补中益气汤。

（3）脾与肾同病证治:妊娠肿胀者,方用白术散合天仙藤散。产后小便频数与小便失禁者,方用黄芪当归散。体胖不孕者,方用启宫丸合毓麟珠。

（三）肝的病机与辨证论治

1. 肝藏血和肝郁化火、肝阳化风的病机　肝为藏血之脏,其有余部分,下注冲脉(血海),肝与冲脉相连,故为产生月经的来源之一。另一方面,肝主疏泄,性喜条达,肝气舒畅,血脉流通,则经血按期来潮。

若因肝气郁结,血为气滞,影响冲脉之旺盛,可引起月经病。或因肝血不足,肝郁化火,肝阳化风;或缘怒气伤肝,则影响情志不安,多发痫、痉之疾;或因肝火上逆,影响肺胃,则血随气升,损伤阳络,血从上溢,而见经行吐衄;或因肝气犯胃,胃失降和,而兼见呕吐之疾。

乳头属肝,乳房属胃的关系,根据经络路线,认为足厥阴肝经之支脉经过胃的络脉,上循乳中、乳头,故肝气肝火上逆,则易患乳疾。

2. 肝的辨证特点

（1）肝气、肝火、肝风的病变:肝气郁结者,可引起月经后期、痛经、闭经。气为血之帅,气滞则血瘀胞宫胞脉,而发生血瘀崩漏之症。肝体阴而用阳,是指其生理上的作用,但肝血不足,则阴不恋阳,引动肝气化火、肝阳化风,而致月经过多、经行头痛、经行吐衄、赤带、青带;甚则引起心肝火旺,而患经行发痫、子痫和产后发痉之症,肝经郁热的缺乳与乳汁自出,以及肝火下移的外阴白斑症。

（2）肝与脾同病:由于肝藏血,脾统血,肝脾统藏失职,则症见崩漏、暴崩;或因肝脾气滞,腹乃脾之分野,胎气受阻,则见妊娠腹痛;以及肝脾不足、气血两亏的乳汁不通与乳汁自出;或因肝脾湿火下注带脉,则见带下多、阴痒、前庭大腺炎等症。

（3）肝与胃同病:妊娠期阴虚阳亢,肝旺犯胃,胃失降和,而致妊娠恶阻。由于乳房属胃、乳头属肝的关系,多见经行乳胀、乳头痒、乳头痛、乳头出血水、乳癖之症。

（4）肝与肾同病:肝藏血,肾藏精,精血两亏,冲任通盈失常,则见月经失调、月经先期、闭经、痛经,以及精血瘀阻胞脉而致的宫外孕。

3. 肝的治疗原则

(1) 肝气、肝火、肝风证治：月经后期者，方用逍遥散。痛经者，方用通瘀煎。闭经者，方用红花桃仁煎。血瘀崩漏者，方用逐瘀止血汤。月经过多者，方用清经汤。经行头痛者，方用四物汤合石楠白芷苦丁茶汤。经行吐衄者，方用顺经汤加牛膝。赤带、青带者，方用清肝止淋汤或龙胆泻肝汤。经行发痉者，方用泽兰汤合钩藤汤。子痫者，方用钩藤生地竹沥饮。产后发痉者，方用三甲复脉汤加钩藤、全蝎。肝郁缺乳者，方用下乳涌泉散。外阴白斑症者，方用苏甲马鞭散，兼用外洗外敷方。

(2) 肝与脾同病证治：崩漏（功能失调性子宫出血）者，方用胶艾汤。产后出血者，方用生血止崩汤合花蕊石散或升举大补汤。妊娠腹痛者，方用当归芍药散。乳汁不通者，方用通肝生乳汤。乳汁自出者，方用十全大补汤。带下过多者，方用清肝止淋汤。阴痒者，方用萆薢渗湿汤，兼用外洗方。前庭大腺炎者，方用龙胆泻肝汤，兼用外敷药。

(3) 肝与胃同病证治：妊娠恶阻者，方用苏叶黄连汤合橘皮竹茹汤。经行乳胀者，方用逍遥散加路路通、薜荔果、橘核。乳头痒痛者，方用丹栀逍遥散。乳头出血水者，方用丹栀逍遥散加槐角、全瓜蒌、生白芷、山海螺、小金丹。

(4) 肝与肾同病证治：月经先期者，方用两地汤。功能失调性子宫出血者，方用滋肾固冲汤。闭经者，方用调肝补肾汤。痛经者，方用温肾疏肝汤。宫外孕者，方用宫外孕汤。

(四) 肾的病机与辨证论治

1. 肾藏精，主封藏之本的理论　肾为先天之本，主藏精气。《素问·六节藏象论》曰："肾者，主蛰，封藏之本，精之处也。"故肾为贮精之处，不可轻易走泄。同时，精能化气，精生髓，髓聚脑，为人体生长发育和生殖功能的根本。

肾与任脉有密切关系。女子发育成熟后，肾中精气旺盛，肾为肝母，肝肾同源，精盛则血亦充盛，于是任脉通、冲脉盛，从而促使产生月经和孕育的功能。反之，精血之封藏不固，而影响胞宫、胞脉之调节，引起月经失调、胞胎不固。肾与督脉相贯，督脉与肝脉皆络阴器，而引起妇女阴部之疾。肾与膀胱相为表里，肾阴不足或肾阳衰微（命门火衰），可使膀胱气化失常，而致小便失其常度。

2. 肾的辨证特点

(1) 肾阴虚：肾精亏损和先天不足之称。如因肾精亏损，则经血的源流衰少，往往出现月经初潮推迟、月经后期、月经过少，或经行后又见闭经之症。损及冲任,则见月经过多、崩漏(功能失调性子宫出血);损及督脉,则见胎漏、滑胎、带多之症。

(2)肾阳虚:肾阳衰微和命门火衰之称。在妇女疾病中多见血崩、痛经、带下过多、不孕症。

(3)肾与肝同病:肾藏精,肝藏血,肾为肝之母,正所谓"精血同源"之义。肾肝同病,则精血两亏,于是导致任脉虚、太冲脉衰少,而出现月经失调和月经断绝到来,在病理上将产生绝经前后诸证、年老经水复行,以及外阴白斑、小便淋漓不利等症。

(4)肾与膀胱同病:肾主水液,赖肾阳之气化以调节水液,同时通过膀胱气化而排泄尿液。故肾之气化失调,关门不利,可引起"膀胱不利为癃,不约为遗溺"(《素问·宣明五气》)。妇女病多见妊娠肿胀、产后小便频数与小便失禁、产后小便不通等。

3. **肾的治疗原则**

(1)肾阴虚证治:经行后期者,方用大营煎。闭经者,方用归肾丸加牛膝。月经过多者,方用固经汤或固经丸。崩漏(功能失调性子宫出血)者,方用滋肾固冲汤。胎漏者,方用苎根汤。滑胎者,方用泰山磐石散。带下过多者,方用大补阴丸。

(2)肾阳虚证治:血崩者,方用参附龙牡汤或小牛角鰓散。痛经者,方用温肾四物汤。带下过多者,方用补宫汤。不孕者,方用温肾丸。

(3)肾与肝同病证治:绝经前后诸证者,方用六味地黄汤合二仙汤。年老经水复行者,方用安老汤。外阴白斑症者,方用石楠散,兼用外洗外敷方。小便淋漓不尽者,方用滋肾生肝饮。

(4)肾与膀胱同病证治:妊娠肿胀者,方用真武汤。产后小便频数与小便失禁者,方用《金匮》肾气丸或缩泉丸。产后小便不通者,方用生津止渴益水饮加冬葵子。

(五)结语

妇科脏腑辨证,是妇科学中的一项新课题。综上所述,从脏腑机制来说,应重视妇女"以血为主"的理论,如心主血、脾统血、肝藏血、肾藏精。精血为妇女生理上的重要物质基础,所以,脏腑失调就会导致精血虚损,而影响生理上的正常功能,可引起各种妇科疾病。因此,脏腑辨证对于了解妇科疾病,是十分重要的。

脏腑辨证是辨证论治的一个方面,必须结合四诊八纲辨证。掌握脏腑辨证,就可了解到各种妇科疾病中有关脏腑的关联、脏腑的强弱、脏腑的机转,从而作为临床上辨别许多复杂病变和证候的分析归纳方法。例如心火上炎是它独立的病变；心与脾同病，则心为火邪，脾为湿邪，而转变为心脾湿火的因素；心与肾同病，则重在水火相济，转变为心肾失济的因素。从辨证来说，心火可致闭经，心脾胃同病可见闭经，而心肾同病也可致闭经，虽同样关系到心的病机，但它的治疗原则不同，即所谓"同病异治"。因此，上述所作出的辨证分析，贯穿着脏腑基本理论作为其判断疾病的依据，这样有助于全面地进行妇科脏腑辨证，提出有效的治疗方剂，做到理论和实际相联系，进而加强妇科教学中的分析能力，相应地提高妇科教学质量。

附部分方剂说明如表 4-2-2。

表 4-2-2　部分方剂说明

方　名	药物组成	来　源	方　名	药物组成	来　源
清经止血汤	鲜生地黄、当归炭、白芍、牡丹皮、槐花、墨旱莲、仙鹤草、炒蒲黄、熟大黄炭	沈仲理方	调肝补肾汤	当归、丹参、柴胡、泽兰、赤芍、白芍、黄精、鸡血藤、覆盆子、肉苁蓉、香附、怀牛膝、甘草	
止汗散	人参、当归、熟地黄、麻黄根、黄连、浮小麦、大枣	《傅青主女科》	温肾疏肝汤	当归、白芍、白术、紫石英、小茴香、柴胡、青皮、陈皮	沈仲理方
胎元饮	人参、当归、杜仲、白芍、白术、熟地黄、陈皮、炙甘草	《景岳全书》	宫外孕汤	丹参、乳香、没药、赤芍、桃仁	《中医妇科学》
所以载丸	人参、白术、茯苓、桑寄生、杜仲	《女科要旨》	固经汤	熟地黄、龟甲、黄柏、山药、白芍、墨旱莲、仙鹤草、艾叶	沈仲理方
石楠白芷苦丁茶汤	石楠叶、生白芷、苦丁茶	沈仲理方	小牛角䚡散	牛角䚡、鹿茸、禹余粮、当归、干姜、川续断、阿胶、海螵蛸、龙骨、赤小豆	《千金方》

方　名	药物组成	来　源	方　名	药物组成	来　源
钩藤生地竹沥汤	钩藤、生地黄、当归、白芍、天麻、川芎、川贝、半夏、陈皮、紫苏梗、川朴、桔梗、竹沥	《产孕集》	温肾四物汤	当归、川芎、白芍、熟地黄、紫石英、胡芦巴、石楠叶、五灵脂	沈仲理方
苏甲马鞭散	苏木、炙鳖甲、马鞭草	沈仲理方	安老汤	人参、黄芪、熟地黄、山茱萸、阿胶、当归、白术、香附、甘草、黑荆芥、木耳炭、贯众炭	《傅青主女科》
生血止崩汤	川芎、当归、黑姜、炙甘草、桃仁、黑荆芥、乌梅、蒲黄、大枣	《傅青主女科》	石楠散	石楠草、淫羊藿、蛇床子	沈仲理方
升举大补汤	黄芪、白术、陈皮、人参、炙甘草、升麻、当归、熟地黄、麦冬、川芎、白芷、黄连、黑荆芥	《傅青主女科》	滋肾生肝饮	山药、山茱萸、熟地黄、当归、泽泻、茯苓、白术、柴胡、牡丹皮、五味子、甘草	《妇人良方大全》
通肝生乳汤	白芍、当归、白术、熟地黄、甘草、麦冬、通草、柴胡、远志	《傅青主女科》	生津止渴益水饮	人参、麦冬、五味子、当归、生地黄、黄芪、葛根、升麻、炙甘草、茯苓	《傅青主女科》
萆薢渗湿汤	萆薢、薏苡仁、黄柏、赤茯苓、牡丹皮、泽泻、滑石、通草	《疡科心得集》	滋肾固冲汤	生地黄、枸杞子、龟甲、黄柏、煅龙骨、煅牡蛎、墨旱莲、侧柏叶、贯众炭、藕节炭	沈仲理方

八、妇科疾病治法概要

妇科疾病的治疗方法，与其他临床各科一样，首先必须具有正确的辨证观点,明晰妇科病理上的特征,也就是说与其他临床科相比的不同特点。由于妇女有月经、孕育、胎产、哺乳方面的原因,多伤于精血,而引起气滞、气虚的变化;在血的病理方面,可见血瘀与血亏的变化。脏腑则如上述,会影响肾、肝、心、脾(胃)的正常功能,以及影响冲、任、督、带四脉的调节,或称奇经失调(八脉中的四脉失调)。如上所述的各种因素往往会导致妇科疾病变得错综复杂,找出它的主要矛盾而进行治疗,则是关键所在。

例如刘河间《素问病机气宜保命集·妇人胎产论》曰:"妇人童幼,天癸未行之间,皆属少阴(肾)。"指童年和少年时期,或成人青春期,月经应来未来的时期,皆当属少阴肾经。主要指出少年时期的月经病治法着重在肾的方面。治疗方药如大补阴丸、大补元煎、固经丸之类。

"天癸既行皆从厥阴论之",指出月经来后,都属厥阴肝经的关系。主要指出中年时期着重在肝的方面。治疗方药如逍遥散、一贯煎、柴胡四物汤之类。

"天癸既施,乃属太阴经",指出围绝经期至绝经期阶段,与足太阴脾经的关系最为密切,就是说在老年经断前后,应着重脾和胃的治疗。治疗方药如八珍汤、补中益气汤、归脾汤之类。总之,三者之间既有区别,又有联系,还应重视辨证施治,以对个案进行个性化对待。此外,我们在诊治妇科疾病和决定治法的时候,必须对复杂的病情进行深入的分析研究,提出内服、外治、针灸等治疗方法,并有机地结合使用,才能有效地治愈各种妇科疾病,提高妇科疾病的医疗水平。

现根据妇女疾病的特点,将其治疗法则分成 7 种治法,分述如下。

(一) 滋肾补肾法

滋肾者是滋肾阴,补肾者是补肾阳。因此,对肾的治法,有治肾阴与肾阳之不同。肾为先天之本,主藏精气,是人体生长、发育、生殖的根本。它对天癸的成熟和冲任二脉的通盛,有着极为重要的作用。肾有肾阴、肾阳,是发育、生殖的基本物质与动力。二者必须充盛协调,才能维持机体的生理常态。若肾阳不足,或肾阴亏损,或阴虚阳亢,或阴阳两虚,不能维系,以致天癸、冲任功能失调,可发生经、带、胎、产诸疾。因此,滋肾补肾是治疗妇科疾病常用的一种方法。

凡肾阴不足,或真阴亏损者,宜滋肾养阴、填精益髓。代表方剂如左归饮,使阴精充盛,则阴平阳秘,精神乃治。若阴精亏损,阴不敛阳,而致阳失潜藏,出现阴虚阳亢诸候者,宜滋阴潜阳,即"壮水之主,以制阳光";可于左归饮中,选加生龙骨、生牡蛎、炙鳖甲之类。

此外,肝肾同司下焦,肝藏血,肾藏精,精血相生,肝肾同源。肝肾又为冲任之本,肝肾病变,可影响冲任;冲任损伤,亦可涉及肝肾。因此,肝肾不足、冲任损伤所引起的妇科疾病,治疗上往往以滋养肝肾为主。养肝肾即是益冲任之源,源盛则流自畅,而病自愈。

凡肾阳不足、命门火衰者,宜温肾补肾,即"益火之源,以消阴翳"。代表方剂如右归丸,取其"孤阳不生,独阴不长"之意,使阳有所附,阴得温化,阴阳协调,其病乃愈。若肾中阴阳俱虚者,则宜阴阳双补。

总之,滋肾补肾是治疗妇产科疾病的重要法则。诊疗时,除辨别阴阳盛衰外,还必须了解阴阳不仅是对立的统一体,而且彼此间又是可以相互转化、相互依存的。因此,在辨证论治的过程中,一定要掌握阳中求阴或阴中求阳的方法。如《景岳全书》云:"善治阳者,必于阴中求阳,则生化无穷;善补阴者,必于阳中求阴,则泉源不竭。"说理精审,临证时应着重细心体会和运用。

（二）疏肝养肝法

疏肝法是因妇女多由肝气郁结致病,养肝法是因妇女病多损耗肝血。肝藏血,主疏泄,宜条达。全身血液的贮藏与调节,筋脉、关节的濡养,无一不依赖于肝。冲为血海,冲脉附于肝。如情志不舒,或暴怒伤肝,肝失条达,疏泄失常,冲任不调,可致病变。故疏肝养肝亦是妇科常用的治疗方法之一。

凡肝失条达、肝气郁结者,宜疏肝解郁,或调肝理气,代表方剂如逍遥散,取其"木郁达之"之义。若肝郁化火者,则宜疏肝清热,代表方剂有丹栀逍遥散。若肝经湿热、肝胆火盛者,法当泻肝清热,代表方剂如龙胆泻肝汤。

凡营血不足、肝失濡养者,宜滋阴养肝,代表方剂如四物汤加味。若肝血不足,而兼有气郁气滞者,则宜滋阴疏肝,如一贯煎之类。切不可一见气滞,便妄投辛温香燥之品,劫津伤阴,致肝血愈亏,变证蜂起。故临证时,不可不慎。

凡肝血不足、肝阳上亢者,宜养血柔肝、育阴潜阳。若阴虚火旺、肝风内动者,宜滋阴潜阳、镇肝息风。代表方剂如羚角钩藤汤、镇肝息风汤等。

（三）健脾和胃法

健脾法是因脾统血,脾气主升,脾为生痰之源;和胃法是因胃气主降,以降为和。同时,脾胃为气血生化之源,故调理脾胃是妇科病非常重要的治法之一。脾胃为后天之本、气血生化之源,人体五脏六腑、四肢百骸皆赖以养。冲脉隶于阳明,精微充盛,气血充沛,则经、孕、产、乳正常。脾主运化、升清,喜燥而恶湿;胃主受纳、降浊,喜湿而恶燥。脾与胃共为表里,相互资生,有益气生血、统血摄血及运化转输之功。若脾胃失调,则易引起多种疾病。因此,健脾和胃亦为妇科所常用的方法之一。

凡脾胃虚弱、生化之源不足,则宜调和脾胃,以资化源,代表方剂如参苓白术散。若中焦虚而夹滞者,当配山楂、谷芽、麦芽、神曲、鸡内金等健胃消积之药。若中气下陷者,宜补中益气、升阳举陷,代表方剂如补中益气汤、举元煎之类。若因气虚不能摄血者,当于补气摄血中略佐止血、涩血之药,如仙鹤草、棕榈炭、茜草炭、海螵蛸、五倍子、赤石脂、禹余粮、藕节炭等。

凡脾胃不和、胃气上逆者,当辨其寒热。胃热而逆者,宜清热降逆,代表方剂如苏叶黄连汤。若伴有胃阴不足,宜酌加沙参、石斛、麦冬、玉竹、芦根之类,以益胃生津。胃寒而逆者,宜温中降逆,代表方剂如小半夏加茯苓汤。

临证时,即或病邪未伤脾胃,用药亦须予以照顾,不宜过用滋腻、克伐药物,以免损伤脾胃正气,导致运化失常。

(四)调理气血法

由于妇女以血为主的学说,是因妇女经、带、胎、产等病多与肝、脾、心有关,肝藏血、脾统血、心主血,因此都离不开为血之源流。再说气为血帅、气行血行、气固血止的原因,故妇女病多以调补气血,使其在治疗中收到更良好的效果。气血是维持人体生命活动的基本物质与动力,藉经络运行周身、循环不息,维持着人体正常的生理活动。妇人以血为本,血赖气行。气血调和,则五脏安和,经脉通畅,冲任充盛。若气血失调,影响冲任为病,便可产生经、带、胎、产诸疾。因此,调理气血在治疗妇科疾病中占有十分重要的地位。

调理气血的方法,首先要分辨病是在气或在血,然后确定其治法。病在气者,当以治气为主,并佐以养血活血之药。临床常见的有气虚、气陷、气郁、气逆之不同。治法应虚者补之,陷者举之,郁者散之、行之,逆者降之、平之。若气运不畅、郁结受阻者,宜理气通滞、行气散结,代表方剂如加味乌药汤之类。至于气虚、气逆的治法,已于健脾和胃法中介绍。

病在血者,则以治血为主,佐以补气、理气、行气之品。临床常见的有血虚、血瘀、血寒、血热之分,治宜分别运用补、消、温、清四法。若营血亏损,则宜养血补血,代表方剂如四物汤、归脾汤之类。若瘀血内阻者,则宜活血化瘀,代表方剂如桃红四物汤、少腹逐瘀汤之类。若瘀血内着、积结成癥者,宜破瘀消癥、软坚散结,代表方剂如大黄䗪虫丸等。若血分蕴热、热迫血行者,则宜清热、凉血、止血,代表方剂如清经汤、两地汤等。血寒之治,见温经散寒法。

调理气血之目的,务必使气血调和、冲任通盛,则病自愈。但用药不宜过于滋腻或耗散,以免滞气滞血,或伤气损血。

（五）温经散寒法

温经散寒法对妇女疾病的治疗功效,与其他各法同样重要。寒邪所伤,多为脾肾阳虚的现象。寒主收引、凝涩,寒邪客于胞中,则血行不畅,冲任受阻,常可引起月经方面的改变。故温经散寒一法,亦为临床所常用。寒证有虚寒、实寒之分。虚寒者,治宜养血温经,代表方剂如桂枝四物汤或参附汤。实寒者,治宜温经散寒,代表方剂如温经汤加紫石英、小茴香、艾叶,或艾附暖宫丸等。

（六）清热解毒法

该法是因妇女病中多见湿热相杂。有因湿郁化热,热甚化火,酿成热毒之邪,多见月经过多、黄带、赤带、阴痒、阴肿,以及宫颈炎、盆腔炎之症,多治宜清热解毒法而见效。感受邪热,蕴结成毒,治宜清热解毒,代表方剂如五味消毒饮、银翘红酱解毒汤之类。热邪伤人,最易劫阴,故在治疗中常需佐以生地黄、玄参等养阴清热之品,使热去而阴不伤。也有热毒蕴结,以致气血煎熬成块者,宜在清热解毒中佐以活血化瘀之品,代表方剂清营汤、犀角地黄汤之类。

（七）渗利水湿法

渗利水湿法,多主脾肾同病。故湿邪为病,多责之于脾、肾二脏。若脾虚失运,水湿停滞为患,则宜健脾升阳、淡渗利湿,代表方剂如温脐化湿汤或完带汤。若为肾阳不振,不能温化水湿,治宜温肾化湿或温阳行水,代表方剂如健固汤或真武汤之类。若湿邪郁久化热、湿热内阻者,代表方剂如萆薢渗湿汤或三黄四物汤之类。妇科病还应包括外治法,如盆腔炎灌肠法、阴痒外洗坐浴法、消肿外敷法等。

九、"巧克力囊肿"诊治概要

近十多年来,为了解决妇女肿瘤病的疾苦,我作了诸多努力,其间特别致力于对"巧克力囊肿"（卵巢子宫内膜样囊肿）的研究。以中药的非手术疗法提供有效的内服药品,是妇女中患有"巧克力囊肿"者,所梦寐以求的。为此,我为治好患者的"巧克力囊肿"进行了一番精心钻研。一次，我大儿子同学的妻子，趁着学校暑期来上海休假，询及此病有没有内服方面的药品。我给予汤药处方先服，在适应服用中药的情况下，患者认为汤药暑天保存不便，要求改服丸药。于是将服用药丸的前后情况记录如下：当时患者经 B 超检查发现左侧卵巢囊肿，确诊为子宫内膜异位所形成的囊肿，直径约 6 cm 大小；经服用 1 个月的丸药，患者急于返回外省工作单位，为了及早了解病灶（囊肿）是否好转，经上海市妇科医院等 3 个医院的妇检与 B 超复查，发现囊肿已完全消失。从此，我一直用丸药治疗成百上千名患者。她们服用后囊肿消失或缩小，均恢复了健康。

（一）"巧克力囊肿"的病名来源

"巧克力囊肿"是来自"卵巢子宫内膜样囊肿"的正式病名，由于病理和形态上的不同而定名，故又叫作"卵巢子宫内膜样囊肿"。本病如用宫腔镜窥视可看到子宫内膜样组织，由于这种囊腔内的沉积血液如巧克力糊状颜色，故称它为"巧克力囊肿"。虽然这种病初起只见有小型囊肿，但拖延日久不去重视治疗或坚持服药，则每次月经来潮前后腹痛剧烈，仅靠注射止痛针或服止痛片是无济于事的，必须认真正确诊断，然后才能在服用药物还是手术之间作出抉择，如使用内服中成药"消囊肿片"是非常合理的治疗。

（二）"巧克力囊肿"的病因病理

中医的妇科学早在 2 000 年前对该病已有所认识，如《黄帝内经》所论述"肠覃"一症，就与现代妇科学的"卵巢囊肿"极为相似。正如《灵枢·水胀》说："肠覃何如？寒气客于肠外（接近今卵巢部位），于卫气相搏，气不得荣，因有所积，癖而内着，恶气乃起，瘜肉乃生。其始生也，大如鸡卵，稍以益大，至其成，如怀子之状，久者离岁。按之则坚，推之则移。"这一论述虽然较早，但十分接近这个病的症状和病因病机。然而从临床特征来说，本病的成因，不仅限于此。近代中医妇科学认为，多系于经期或产后忽视调摄，六淫之邪内侵，或因七情所伤，脏腑功能失调，致使瘀血阻滞胞脉，或气滞痰饮（即指液性物质）内阻，蓄之既久，则搏结成块，形如鸡卵。凡未婚、已婚妇女，都可出现此病。

现代妇科学称之为"卵巢子宫内膜样囊肿"，顾名思义，患者多因异位的子宫内膜组织，在卵巢激素的影响下，发生周期性充血、出血及子宫内膜剥落等月经样变化。起初在卵巢内有多数内膜异位性小囊泡，各小囊亦可融合成一个大囊腔，大者可达手拳大。但这种囊肿常因表面出血或因囊壁破损而易与邻近器官发生粘连,而引起下腹部疼痛或剧痛,从而形成周期性的行经期腹痛,与通称的"痛经"有关,实较一般性痛经而无囊肿者为甚。因此,本病的发生,让未婚少女与已婚女性都感到苦恼而很难得到理想的解决。我常为解决此类患者之痛苦而深究其病因病理,希望找到囊肿者避免手术之苦而能治好此病的办法。

(三)"巧克力囊肿"的临床表现

1. 确诊来自B超检查 平日妇女们互相倾诉苦衷时,都已大略了解到"巧克力囊肿"是临床常见的妇女疾病。此病往往在妇女保健普查中发现,患者为数较多,至于确诊此病,首先要进行B超检查才能确诊。在高频率声波所反映的电子屏幕上可看到下腹卵巢部位的直径大小,还可看到附件的单侧或双侧性的卵巢囊肿,是圆形或是椭圆形的肿瘤,无论所属何种性质的卵巢囊肿,大小不一,有质软或质硬的,均可被看到而提示有无阴影,并可从电子屏幕上的阴影摄取照片图影,以供医生诊断参考。

2. "巧克力囊肿"的临床症状 本病多见于20～45岁,初起多为单侧囊肿,延久可见双侧囊肿。一般要先行妇科检查,则是以手探查或双合诊等诊断方法,在附近部位也会摸到囊性肿块,而凭医生的指端感觉可提示卵巢囊肿大小,表面光滑而活动者为良性肿瘤。从临床所见,未婚少女,症兼月经失调,经行腹痛,或绞痛,或小腹吊痛,最严重的则见腹部剧烈疼痛,甚至昏迷。已婚妇女,症见经量过多,或淋漓不尽,二者交替出现,头昏脑涨,乳房胀痛,腰部酸痛,伴有带下色黄、有腥气,或带下黏稠色白,或赤白带下等。

3. 什么情况下可不动手术 一般囊肿大小不超过直径5～6 cm者,可以不动手术,而考虑服用中药治疗,并按照服用疗程达到囊肿缩小或消除的疗效;即使动过手术而复发者,亦可服中药使之再消除,这是服用中成药的特点。

那么,哪种情况下可以服药治疗? 哪种情况下必须手术治疗? 则应根据B超检查提示,以及宫腔镜的探查结果来作出决定。囊肿大小在直径6 cm以上而较大者,笔者从临床观察,认为服药已无法减轻或消除者,则以手术切除治疗为宜。

4. "巧克力囊肿"是否会恶变 "巧克力囊肿"属于良性卵巢肿瘤范畴,因此,从属性来说是不会恶变的,只是应该及早发现、及早服中药为好。临床可见频发月经过多,且常伴有不孕症。因此,愈早治疗,可使月经调整,促使妊娠,恢复健康。但是有一点要注意,良性肿瘤往往有可能发展为恶性肿瘤,对于原有肿瘤呈良性者在发现囊肿迅速长大、变硬、疼痛不止等症状时,借助于各种检查诊断和病理切片检查,可以很快作出诊断,看是否有恶变倾向,切不可掉以轻心。

(四)"巧克力囊肿"运用中药治疗的特色

通过多年对卵巢囊肿的探索和研究,联系临床实践,我对巧克力囊肿的治疗方药摸索出一些规律。治疗单侧巧克力囊肿,如一味用汤剂攻伐,一时难以奏效,且长期服用汤剂,亦难为患者所接受。所以我在钻研治疗本病的开始,参考了较多古今方剂,制定了2个方案,一是有时为了便利患者,服用市场上出售的中成药,可常服艾附暖宫丸或四制香附丸以温肠止痛,兼服用金匮鳖甲煎丸或化癥回生丹,按其说明服用,也有一定疗效;二是参考古方金匮鳖甲煎丸、桂枝茯苓丸、大黄䗪虫丸、膈下瘀血汤,以及东垣散肿溃坚汤、济生方香棱丸、吴瑭化癥回生丹等。遵从古方中可能对活血化瘀、消散痰饮有效果而使之起到消除囊肿的作用,为了选用消散囊肿的有效药物,我从各方剂中筛选出具有特效的无毒性药品配制成片剂。用药不多,取效敏捷,已为国内外患者所信任和服用。它的药名为"消囊肿片",目前由上海市岳阳医院中药房试制成药片,由以下几种药物组成。由当归、川芎、桃仁、牡丹皮、刘寄奴、石见穿、海藻、蛇床子、党参等配制而成(药量从略)。除针对治疗巧克力囊肿外,还可治疗各种良性囊肿、附件囊性囊肿等。

试将典型病例介绍如下。

张某,31岁。左侧卵巢囊肿,直径约6 cm,素有痛经,属于子宫内膜异位所形成的囊肿(即巧克力囊肿)。服用药片1个半月而消除。

倪某,36岁。妇检发现左侧卵巢囊肿有直径5 cm液性暗区,提示为左侧卵巢囊肿,服药2个多月而消除。B超复查提示子宫左侧未见明显液性暗区,提示已治愈。

十、章次公先生轶事二则

时值章次公先生百年诞辰之际,回溯章先生生前从事医教和临床经验,有些轶事可供借鉴,开拓视野,增长才智。

轶事一:章次公先生于新中国成立前已在沪渎(今上海黄浦江下游)私人开业,并负责一所慈善事业的治疗所,包括中医部门,中西医一应俱全,相当于一座小型医院。章先生为中医部负责人,我则被聘为中医病房主任医师。与章先生共事数年,颇感其相处诚恳直率,和蔼可亲。他于临床重视辨证望色,得出病因,还往往参照现代医学辨病立法进行处方，此为其独到之处，并能更加提高其所用中药的疗效。章先生一贯提倡中西医结合，曾提出"发皇古义，融会新知"的主张。在理论联系实际中，对内科辨证施治，多宗张仲景经方，参照西医实验诊断，以定病种，尤擅诊治妇科疾病，运用古方验方为准则。

轶事二：约于1951年，章次公加入上海中医学会。作为发起人，他非常热情地承担认购国家建设公债，又发动会员踊跃认购。为及时完成认购任务，又分立小组进行工作，每组3位成员。当时我所在的一小组以章先生领头，一位是黄宝忠老先生。我们一行三人，约定当天下午1点拜访妇科名家蔡松春先生诊所。蔡先生的诊所位于西藏南路恒茂里，候诊的妇科患者已有20多人。蔡先生的学生招待我们，请我们就坐，略等几分钟。其间，我们观察了两位患者，第一位是月经病，第二位是月经病合并心脏病。当看到蔡先生认真看患者的心电图记录时，章先生对我说，我们作为中医师也要了解心电图记录，才能正确地说出是什么心脏病，切忌没有依据地信口开河，我深感其言正确。蔡先生诊毕，前来会客，章先生就说明来意，是代表学会来访，请其认购国家建设公债。蔡先生当即同意认购一定数额的公债。我们三位代表随即告辞，继续走访另两位名家。认购工作很顺利，我们圆满完成学会交待的任务。

十一、人参对人体增强免疫力和抗病能力的研究

古老的"人参"，日益受到现代医药科学研究者的重视，当今国际上愈加崇尚以天然药物防治疾病，因而对人参及其品类相近的参药越来越引起国内外有关人士的兴趣和钻研，如日本、朝鲜、韩国、德国、美国、东欧和俄罗斯的专家都曾通过药理实验，为提出新的论证而作出贡献。人参是我国一种奇妙而弯曲的如人体形态而名的特有珍贵植物药。人参，*Panax ginseng* C. A. Mey. 为五加科植物，药用以人参根部为主体。此外，人参花、人参果、人参茎叶、人参须、人参芽等都有与根部类似的有效成分。

人参有野生与人工栽植的不同，也可分为山参、移参、养参三种品名。产地不同，以中国产为最佳，国外如高丽（朝鲜）、韩国、日本、美国等也有生产。朝鲜产人参又名别直参、高丽参，商品有朝鲜红参、朝鲜白参之分，以红参为优质；日本栽培的人参，习称东洋参，也分红、白两种。中国产地面广，以吉林、辽宁的野山者为上品，其他以河北、山西、云南、安徽、关东等地产者次之。又如生长于砂

质肥沃土壤、湿润寒冷、空气清新、没有强阳光高温的天然山野、有得天独厚的地理优越条件下为适宜。其外皮葱黄色,内部类似白色,稍带柔韧性的为最佳品种。依据中药学来说,人参的性味甘平、微苦,具有芳香气,但有因产地、品种上的不同性味略异,效力自有区别。如野山参、生晒参、吉林参性味甘润,补气养阴;红参、石柱参、别直参、朝鲜参则性味多偏甘温。可见人参有寒、温的不同性质,以及天然物与炮制过的差别。众所周知,人参为上佳补药,但一则味甘凉而清润养阴,一则甘温而温升助阳,正如《月池人参传》指出"人参,生用气凉,熟用气温"的道理,故于处方之际,应斟酌慎用,不可稍有忽视而致差错。

人参的药用功效,中药学有探讨其归经的作用,认为人参归脾、肺二经,以及心、肾、肝、胃经,故能补五脏六腑,调和阴阳,大补元气。本品主要用以健脾养胃、生津保肺、补血养血、滋肾固脱、平肝降(虚)火,起到扶正祛邪的积极作用,即今所谓具有预防疾病与治疗功效的保健作用,已为人们所共识。

人参的现代药理证明,人参的成分含人参苷、人参辛及人参宁,并含挥发油。油中主要为人参倍半萜烯,是人参特异香气的来源。此外,人参尚有多种氨基酸、植物甾醇、维生素 B_1、维生素 B_2、糖分、黄酮类、有机锗,以及镁、铝、磷、钾等矿物质。日本学者从人参中提取的有效成分,称为"蛋白合成促进因子"。

人参的药理作用:

(1)人参对中枢神经系统的作用,主要是使兴奋和抑制两种过程得到平衡,能缩短神经反射的潜伏期,加快神经冲动的传导,增强条件反射的强度,增强分析功能,故能改善人的脑力活动和体力劳动的能力,对抗疲劳,提高思维及体力,对改善智力、记忆力减退和思维迟钝有效。

(2)人参能作用于垂体而兴奋垂体——肾上腺系统,从而增强对有害刺激的抵抗力,提高动物对低温或高温的耐受力,并有促进男女性腺功能的作用。

(3)人参能使心脏收缩力加强,作用特点与强心苷相似,乙醇浸液的作用强于水浸液。

(4)人参对代谢的影响,能降低血糖,并与胰岛素有协同作用;又能调节胆固醇代谢,抑制高胆固醇血症的发生,当已形成高胆固醇血症时,则能使胆固醇水平降低;少量人参又能使末梢血管收缩,血压轻度上升。

(5)人参的抗利尿作用与去氧皮质酮相似,由于使醛固酮分泌增加,从而促进钠潴留而使排尿减少。

（6）人参能减弱由于马血清引起的过敏性休克，对过敏性水肿也有显著的抑制作用，其原理可能与人参的抗组胺作用有关。

（7）人参能刺激造血器官，使造血功能旺盛。

综上所述，人参确有预防疾病的良好作用，又有较多的治病功用，通过国内外学者的研究，总结出人参于平日适量服用，对人体具有增强免疫力的作用，对虚弱体质及中老年人保健防病方面起到改善整体素质与免疫功能的作用，从而延缓衰老，使精力旺盛。至于人参治疗疾病的应用颇为广泛，但应根据中医学基础的辨证论治进行分析配伍而运用于临床，例如人参中的野山参、红参对危重患者的应用尤为有效；又如人参与附子配伍，用以抢救休克者，用以治气脱亡阳的心悸气短、完全性房室传导阻滞等症；独参汤的一味人参，可治出血不止引起的周围循环衰竭、休克型肺炎；人参与枳实配伍，可治心肌梗死；人参与蛤蚧配伍，可治严重哮喘；人参与黄芪配伍，可治萎缩性胃炎、慢性肾炎；红参与桂枝、海马配伍，可治心动过缓；红参与甘草配伍，可治产后尿崩症、希恩综合征；人参与茶树根、毛冬青配伍，可治冠心病；人参与淫羊藿、黄精复方制剂，对中老年有强身作用；人参与蜀羊泉、白花蛇舌草配伍，可治恶性肿瘤；人参与八味丸同用，可治糖尿病；人参与附子理中丸同用，治五更泄泻、久泻不止等症。人参对有关急性、慢性疾病的治疗，应用范围既普遍又有效，值得我们进一步研究，为人类延长寿命、守护健康作出贡献。

十二、西洋参临床医学与保健作用的研究

西洋参为众所周知的一种补气、养阴、生津的高级补药及保健药品，并为药业市场所热销的商品药之一。我们需要了解该药的性能与成品上的不同作用，以及其药理知识、药品的真伪鉴别，还有关于如何服法为妥，使患者放心服用，有所选择。下面对西洋参的临床应用、保健作用等方面情况，扼要地阐述于后，以飨读者。

（一）西洋参古今记载及其临床考证

考证西洋参作为中药的应用，最早的正式记载和阐述，见于清乾隆年间的《本草从新》（吴仪洛），继见于同时代《本草纲目拾遗》（赵学敏）。对于西洋参的性味、功用及归经知识，经二书鉴定而使中医临证时有所依据。西洋参归类为滋阴药，性凉，味甘、微苦，入心、肺、胃、肾四经，功能补肺滋阴、清心除烦、养胃生

津、降火解热。当时尚缺乏临证体验的言论，及至清朝宫廷御医的重视，搜用西洋参处方，已有认可其药用功效。尔后，清代名医对西洋参用于临证颇为广泛，如吴鞠通《温病条辨·保胎论》，方用通补奇经丸、天根月窟膏，均有大剂量西洋参配伍，以达到阴阳两补，通守兼施复方法，值得重视。无锡名医王旭高《环溪草堂医案》中的"内伤案"，宗生脉散，以人参易用西洋参，具有养正生津之效。同时期温病学家王孟英主张"六气皆从火化"之说，常用白虎汤、竹叶石膏汤、犀角地黄汤加西洋参、石斛、天花粉以生津清火法。至清末民初，武进孟河名医丁甘仁《孟河丁氏医案》中的"暑温案"，因患者高热不退，口渴引饮，伤阴劫液，方用人参白虎汤合清营增液汤；"吐血案"，为上失血，下便血，发热咳嗽，方用清燥救肺汤，均以西洋参代人参而见效。《金子久医案》中的"温病案"，对壮热发斑、神识不清、口唇燥裂患者，重用犀角、羚羊角、金银花、连翘、西洋参、霍石斛，以泻火息风、生津解毒。以上历代各大名家，都适当地取用了西洋参的功用特点，更加丰富了西洋参的用途。故中医临证治疗，西洋参多用于温热病，如高热伤阴、肺虚咳嗽、虚热咯血、消渴引饮、肌肤干燥等症。其他用于产后潮热体弱、自汗盗汗，以及败血症等。西洋参与清热、凉血、解毒药同用，可起到扶正、生津、解热的作用。西洋参虽有人参补益的功用，但无偏温性能，而有养阴清火的特性，一温一凉，为人参所不逮。药用无国界，何况国内已有栽植西洋参，为我国中药界增添了新的品种，是值得珍视的。

（二）西洋参的现代药理研究与临床应用

1. 西洋参的有效成分　主要含有人参皂苷和少量挥发油、树脂、糖类和淀粉，以及有机酸、氨基酸、微量元素、胡萝卜苷等。

2. 西洋参的现代药理研究　对西洋参的现代药理研究日益扩大，现就其重点的药理作用摘要综述如下。

（1）对中枢神经的作用：西洋参茎叶总皂苷对大脑有抑制作用，对生命中枢则有兴奋作用；对中枢神经的作用来说，是倾向于抑制和安定神经。

（2）对抗缺氧的作用：实验表明，西洋参对缺氧有明显的对抗作用，经小鼠实验，提示其作用对肾上腺皮质功能有依赖关系，并能对抗异丙肾上腺素的氧耗。

（3）对抗疲劳的作用：西洋参水煎液及总皂苷能明显延长小鼠游泳时间，显示出抗疲劳作用；并认为西洋参与人参有同样显著的抗疲劳作用。

（4）对物质代谢的影响：如对糖代谢方面，人参皂苷有降糖作用，肝糖原显著减少。

（5）对抗休克的作用：在实验中，可明显提高失血性休克大鼠5小时存活百分率。西洋参茎叶皂苷能加强失血性休克鼠的心肌收缩力，从而改善微循环的灌流状态。

（6）对心血管系统的作用：西洋参注射液动物实验表明，其可明显增加心肌血流量，降低冠脉阻力，并减少心肌耗氧量及心肌耗氧指数。对家兔实验性心肌梗死，具有明显的保护作用，可抑制梗死后高凝状态的发展，使心功能得到改善。如因药物诱发的心律失常和治疗冠心病等，都有预防和对抗作用。

（7）对免疫功能的影响：西洋参茎叶总皂苷在动物实验中有促进幼鼠胸腺器官发育，还有刺激小鼠脾细胞增殖反应等药理作用，以及能促进幼鼠的体重增长。又如口服西洋参蜂王浆，能降低血清胆固醇水平。西洋参水煎服，或西洋参冲剂、西洋参丸、西洋参片，对防治因放疗或化疗所引起的副反应，有较好的抑制作用，相当于中药所起到的扶正生津、清火解渴效用。

西洋参的毒副作用实验中，未见明显的毒性反应，故临床上应用较广泛，但仍要重视遵医嘱服用。因西洋参既用于临床重病的配伍主药，又为平日的口服药，因此，充分说明了西洋参可以作为日常的预防保健滋养药，属于清凉性滋养强壮药。

（三）西洋参真伪鉴别参考

任何事物都有真伪之分，有真才能灼见其伪，从而去伪存真。以西洋参言之，涉及人身健康，又来自远洋，更应辨其真伪。据医学家曹炳章说："按西洋参形似辽参而小，产于美国，向来只有光白二种，更增毛皮参一种。而有某国原皮伪毛参混售市上，伪毛参皮纹深陷，质坚实，味微苦中兼微甘，后即淡而兼涩味粘舌者伪品。"近人则以小枝生晒参伪充洋参者有之，以假逼真，抬高售价，不可不辨。如在难以排伪时，可将原物出示于老药工以鉴别之，免受其害。

（四）西洋参保健作用的发展前景

西洋参是一味药物，在临床应用中疗效十分显著，特别是补而不温、补而滋阴的作用，既为日常补品，又可作为扶正生津的治疗药物。因此，近人称西洋参为清补珍品。由于其采用广泛，目前已作为中药材参茸业市场所推崇的高级滋补保健药品之一。商品市场为了推广销售范围，有以单味西洋参制成品出售，可分为西洋参原枝、切片、研粉、胶丸。精制西洋参冲剂等畅销市场，取用简便，可立见功效，深为市民所需求的一种药用保健补品。因此，我国既有温补的吉林人参，又有清补的西洋参，可以充分应用于医疗与保健市场。尤其在中国特色社会主义经济建设中，经济的高速发展，人们生活工作节奏的迅速加快，西洋参作为预防保健药品，可以更广泛地为各界人士提供营养与医疗上的帮助，增强体力，保障健康，必将具有较好的发展前景。

第五章
名医工作室团队心得体会集萃

第一节　月经失调的诊治

　　月经失调是月经病中最为常见的,临床可见月经先期、月经后期、月经先后无定期、经期延长、月经过多、月经过少、经间期出血等,如果不及时治疗,可以发展为崩漏、闭经等症。中医认为,月经产生的机制(表5-1-1),除了胞宫和胞脉为其生理(生殖)上的主体外,气血、脏腑(尤其是肾、肝、脾、心)及经络亦与之密切关联。因此,治疗月经失调,也要从气血、脏腑、经络出发,以八纲(表、里、寒、热、虚、实、阴、阳)为准则,四诊合参,得出结果,以处方用药。

一、辨证特点

表5-1-1　病因病机及症状特点

证　型	病　因　病　机	症　状　特　点
气虚	气不摄血,可导致月经先期、月经量多、经期延长	色淡、质稀,兼气虚症状
血热(实热、虚热、湿热、郁热)	迫血妄行,可导致月经先期、月经量多、经期延长、经间期出血	色鲜红或暗红、质稠,兼实热、虚热、湿热、郁热症状
血虚	化源不足,血海不能按时满溢,可导致月经量少、月经后期	色淡、质稀,兼血虚症状
血寒(虚寒、实寒)	寒阻冲任,血为寒凝,胞脉不畅,血海不能按时满溢,可导致月经后期、月经量少	虚寒:色淡、质稀,兼阳虚症状 实寒:色紫暗或有块,兼实寒症状

续　表

证　型	病　因　病　机	症　状　特　点
肾虚	肾虚冲任不固,血海不能按时满溢,可导致月经后期、月经先后无定期、月经过少	色淡、质稀,兼肾虚症状
脾虚	脾虚统摄无权,气血化生不足,冲任气血失调,血海蓄溢失常,可导致月经先期、月经先后无定期、经间期出血	色淡、质稀,兼脾虚症状
气滞(肝郁)	冲任不畅,气血运行迟滞,血海不能按时满溢,可导致月经后期、月经先后无定期	色暗或有血块,兼气滞或肝郁症状
痰湿	痰湿下注冲任,壅滞胞脉,气血运行缓慢,血海不能按时满溢,可导致月经后期、月经过少	色淡、质黏,兼痰湿症状

二、月经失调的治法与方剂

月经失调的治疗,首先必须具有正确的辨证,分析它的性质及有关的联系。该病的形成有在气、在血、属肾、属肝、属脾(胃)、属心之分。由于人的体质不同和工作种类不同等,往往会引起疾病的不同变化,增加其复杂性,这是由各方面因素共同决定的。治法与方剂的选定,也必须是用不同的方法去解决不同的矛盾。

(一)调补气血法

月经的产生,是依赖于气血作用于胞宫的正常生理现象。气血与月经的关系,主要是血,血赖气以生化,气靠血以营养,气血调和,冲任通盛,血海满盈,则下行为月经。反之,气血失调,或气血亏损,或气血逆乱,甚至气不摄血,冲任二脉不固,则引起月经失调。调补气血的方法如下。

(1)补血调经法:方用四物汤。

(2)补气养血法:方用归脾汤。

(3)补血止血法:方用胶艾四物汤。

(4)温阳固脱法:方用独参汤、参附龙牡汤。

上述调补气血的方剂,仅是月经病的一部分治疗方法,如兼见肾亏、肝旺、血瘀等情况,应参考其他方剂合用,或于原方剂中加减常用药物。如气虚者,重用党参、黄芪;血虚者,重用熟地黄、阿胶;血热者,加用生地黄、牡丹皮、槐花、苎麻根、芒种草、贯众等；出血过多者，加用仙鹤草、鹿衔草、花蕊石、煅牛角鳃、煅龙骨、炮姜等。

（二）健脾和胃法

脾胃为气血生化之源，为人身营养之本，而冲脉隶属于阳明（胃），谷气盛而营养充沛，则血海溢而月经正常。如果脾胃生病，脾虚则血失统摄（气不摄血）而妄行，可出现血不循经的病理现象，在临床上常见月经过多，甚者发为崩漏，或经行过少，甚或发为闭经。还有因体胖脂痰凝塞，脾虚生痰，阻塞胞宫，则出现月经后期、月经量少，甚至闭经；脾虚气陷，则出现月经过多；胃虚而阴血不足，则出现经行过少。在这种情况下，首先要健脾和胃，资其化源，则病自愈。健脾和胃的方法如下。

（1）健脾调经法：方用八珍汤。

（2）健脾摄血法：方用补中益气汤。

（3）健脾化痰法：方用苍附导痰丸。

（4）健脾理气调经法：方用七味白术散加益母草。

（三）滋肾温肾法

肾为先天之本，主精气。肾精即肾阴，肾气即肾阳，又称"命门火"。精能化气，精生髓，髓聚脑，所以肾是人体生长发育和生殖功能的根本。女子发育成熟后，肾气旺盛，则任脉通，冲脉盛，特别是肾与任脉有着密切的关系。肾气盛，才有促生月经和孕育的功能。因此，肾与人体的生长、发育、生殖、衰老都有关系。如果肾精（阴）或肾气（阳）不足时，就会发生月经初潮推迟、月经失调、崩漏、闭经等病证，治疗上多从补益肾阴或肾阳着手。因此。补肾阴或补肾阳，或阴阳并补，是治疗妇科疾病的一个重要法则。尤其是对于青春期女子，肾中精气未充，围绝经期肾中精气衰退，补肾法是必要的措施。至于补的方法，又有滋补和温补之分。肾阴虚的宜滋肾益精，肾阳虚的宜温肾助阳，肾阴阳俱虚的宜并补之。其治法与方剂如下。

（1）滋肾调经法：方用两地汤。

（2）滋肾止血法：方用滋肾固冲汤。

（3）温肾调经法：方用大营煎。

（4）温肾固血法：方用固本止崩汤。

（四）疏肝养肝法

肝主藏血，其性喜疏泄条达。若情志舒畅，肝气平和，则气血流通，血海宁静,月经来潮正常。肝和冲脉,在妇科发病机制上有着密切的关系。若肝病,势必损及冲脉,而影响血海的盈亏安宁。如因忧郁忿怒,损伤肝气的条达,致肝气郁结,则血为气滞;肝气上升,则血随气升;或因肝血不足,肝阳上亢,甚而化火,肝火炽盛,影响藏血功能,均可引起气血失调,损及冲任,而导致月经失调。根据这一理论,在治法上宜以疏达肝气为主;肝血不足者,补其肝血;肝体阴而用阳,并宜佐用育阴潜阳之法。因此,疏肝养肝的具体方法是:郁结者疏之,上逆者抑之,不足者补之,阳亢者柔之。总之,肝气疏泄和平,则冲脉之血正常充盈。故妇科多用疏泄肝气法,兼用补养肝血法。

(1) 疏肝理气、和营调经法:方用逍遥散。

(2) 疏肝理气、养阴调经法:方用一贯煎。

(3) 疏肝解郁、调经止痛法:方用通瘀煎。

(五) 活血化瘀法

活血化瘀法,适用于瘀血阻滞的各种疾病。月经病多因气滞、血瘀、寒凝,而形成瘀血的因素,使冲任通盛失常,以致月经过少、闭经、痛经、崩漏和癥瘕等症。根据气滞血瘀、气虚血瘀、寒凝血瘀的不同原因,可采取行气逐瘀、补气化瘀、散寒化瘀等法。

(1) 活血调经法:方用红花桃仁煎。

(2) 祛瘀止血法:方用逐瘀止血汤。

(3) 活血化瘀、理气止痛法:方用膈下逐瘀汤。

(4) 补气散寒、活血通经法:方用温经汤。

第二节　闭经的诊治

女子年逾 18 周岁,月经尚未来潮,或月经来潮后又中断 6 个月以上者,称为"闭经"。前者为"原发性闭经",后者为"继发性闭经"。"闭经"病名最早记载于《黄帝内经》,称为"女子不月""月事不来"等。《景岳全书·妇人规》中称为"血枯""血隔"。现代医学认为,闭经的发生由下丘脑—垂体—卵巢—子宫生殖轴功能出现障碍引起。根据出现障碍的环节,可以分为下丘脑性闭经、垂体性闭经、卵巢性闭经和子宫性闭经。中医对于闭经的病因病机分析,认为主要由冲任气血失调所致,不外乎虚、实两大类:虚者有气血不足、肾虚、虚寒;实者有气滞、血瘀、寒凝、痰湿。

一、辨证要点

（一）重在益血之源，不专攻伐

沈仲理认为，闭经虽分虚、实两端，但临床上以虚证及虚实夹杂证为多见，冲任血海空虚，则无血可下，而在月经的产生过程中，肾是起主导作用的。明代医家虞天民曰："月水全赖肾水施化，肾水既乏，则经水日渐干涸。"因此在治疗闭经的过程中，首先应注重滋养肝肾、健脾养血，使血海充盈，则经血可下。

（二）注重心、肝、脾、肾三脏

肾为先天之本，主生殖，经水出于肾；肝藏血，主疏泄；脾为后天之本、气血生化之源；心主火，心肾相交，经水正常来潮。故在治疗闭经时，强调肝、脾、肾三经同治，再配伍降心火之品，如张元素所言："女子月事不来者，先泻心火，血自下也。"

（三）辨证与辨病相结合

在闭经一病中，因多囊卵巢综合征导致的闭经较为多见，临床表现为肥胖、多毛、月经稀发或闭经，B超或腹腔镜下可见双侧卵巢增大、包膜增厚。治疗上有一定难度，颇为棘手。依据其临床表现，中医辨证多属痰湿证型，如《女科切要》指出："肥人经闭是痰湿与脂膜壅塞之故。"《丹溪心法》云："躯脂满，经闭者，以导痰汤加黄连、川芎。"因闭经的原因是持续不排卵，而中药补肾养血对促进排卵切实有效，所以沈仲理治疗此病时常以化痰与补肾相结合的方法。

二、经验方

（一）温养通络法（四乌贼骨一藘茹丸为底方）

当归 15 g，川芎 10 g，红花 10 g，泽兰叶 15 g，鸡血藤 30 g，生茜草 30 g，海螵蛸 15 g，覆盆子 15 g，柴胡 10 g，刘寄奴 30 g，紫石英（先煎）30 g，炙甘草 10 g，大枣 15 g。

（二）泻心火通经络法（芩连四物汤）

当归 15 g，丹参 20 g，大生地 20 g，赤芍 12 g，黄芩 10 g，川连 6 g，柴胡 10 g，凌霄花 15 g，益母草 20 g，桃仁 10 g，红花 6 g，生甘草 10 g。

（三）凉血通经法

当归 20 g，益母草 30 g，虎杖 20 g，凌霄花 15 g，桃仁 10 g，马鞭草 20 g，刘寄

奴 30 g,卷柏 15 g,苏木 10 g,怀牛膝 10 g,生甘草 10 g,月季花 10 g。

（四）滋阴通络法

紫丹参 20 g,天花粉 30 g,赤芍 15 g,桃仁 10 g,石斛 15 g,王不留行 10 g,凌霄花 10 g,泽兰叶 15 g,生甘草 10 g。

（五）导痰通经法

当归 15 g,赤芍 15 g,大生地 20 g,川芎 10 g,苍术 10 g,制南星 10 g,制半夏 10 g,枳实 10 g,泽兰叶 15 g,柴胡 6 g,生甘草 10 g,王不留行 15 g。

第三节 痛经的诊治

痛经是指妇女正值经期或者行经前后出现周期性小腹疼痛,或痛引腰骶,甚至剧痛昏厥。痛经者时常伴有经前或经期头痛、乳胀、腹泻、呕吐、发热,甚至情绪急躁和忧郁等诸多症状。西医将痛经分为原发性痛经和继发性痛经,伴随月经的诸症,定义为"经前紧张综合征"。相对于西医以止痛药为主的对症治疗而言,中医中药不仅疗效确切,毒副作用小,而且中药复方对经行诸症亦有兼顾治疗的作用。笔者曾见沈仲理以健脾疏肝、益气养血、行气活血等法辨证论治此类沉疴宿疾,寥寥数十剂,即有神效,嗟叹不已！对于血瘀日久结而成癥所致的腹痛（例如子宫内膜异位症、子宫腺肌病、盆腔炎）,沈仲理亦有良方对策。然此症当属"癥瘕"范畴,治疗上应以"岁月求之",故不在本节叙述范围之内。

一、辨证论治

（一）疏肝为先,通则不痛

痛经之发病,病位在冲任胞宫,变化在气血,发为痛证。《沈氏女科辑要笺正》云:"经前腹痛无非厥阴气滞,络脉不疏。"沈仲理集多年临床经验提出:"肝司血海,主疏泄,肝气条达则经行畅。女子以肝为先天,即便无外邪侵袭,其性多于思虑,易致肝郁,肝属木,舒则通畅,郁则不达,经欲行而肝不应,易拂其气而痛生。"更何况当今社会竞争压力大,人际关系复杂,女子易为七情内伤。肝为将军之官,主疏泄,诸脏情志所伤,气机不畅,亦发为肝郁之象。诚如《张氏医通》所录:"经行之际若郁怒则气逆,气逆则血滞于腰腿心腹背肋之间,遇行经时加重。"肝失条达日久,冲任气血必有瘀滞,经血不利,不通则痛,肝经循行之处气机不